다이어트와 건강체중 개정판

Diet & Healthy Weight

머리말

현대인에게 체중관리는 평생의 과제입니다. 체중은 건강과 관련성이 높으며, 유전적 요인보다는 식생활이나 신체활동량과 같은 환경적 요인에 의해 주로 결정됩니다. 현대인의 생활방식은 환경적 요인을 더욱 악화시켜 건강체중을 갖지 못하도록 위협하고 있습니다. 세계 주요 국가에서 성인 비만율이 30% 이상이며, 우리나라도 성인 세 명 중 한 명이 과체중 이상으로 조사되었습니다. 또한 비만 관련 질환인 대사증후군, 심혈관계질환, 당뇨병 등의 유병률 역시 동반 상승을 보이고 있습니다. 이런 실태 때문에 주요 국가들은 국민의 비만율을 낮추기 위해 비만과의 전쟁을 선포하고 관련 정책을 추진하기 위해 다방면으로 노력하고 있습니다. 이뿐만 아니라 체중은 학계의 주요 연구 주제가 되고 있으며, 산업계의 주력 사업 분야가 되고 있습니다.

체중에 대한 높은 관심만큼이나 다이어트 방법도 다양하게 제시되고 있지만, 잘못된 방법을 적용함에 따른 건강 부작용이 자주 발생하고 있습니다. 따라서 현대사회에서 체중관리에 관한 체계적이고 실용적인 정보를 알려주는 교육에 대한 요구가 높습니다. 이런 현실에 맞춰 체중관리와 밀접한 관련이 있는 영양학과 운동학을 전공한 저자들은 《다이어트와 건강체중》이라는 교양 또는 전공기초 수준의 교재를 만들기로 뜻을 모았습니다. 저자들은 대학과 현장에서 다년간 쌓아온 경험을 살려, 책의 지향점을 다이어트에 관한 무수한 정보 중 과학적이고 현장감 있는 내용 중심으로 다루면서 기초가 없어도 편안하게 기본 이론과 최신 동향을 익히고 건강체중을 큰 틀에서 이해할 수 있는 식견을 갖추게 하는 데에 두었습니다. 이 책은 대학의 식생활, 운동, 의학, 간호학, 보건학 등의 전공자, 일선의 영양상담기관이나 체력단련센터, 다이어트에 관심이 높은 일반인들이 체중관리 정보를 익히는 데에 활용될 수 있습니다.

이 책은 총 3부로 구성하였는데, 제1부는 '건강체중 바로 알기'로서 건강체중, 비만, 비만과 질병에 관한 기본 내용으로 건강체중에 관한 기초를 다루고 있습니다. 제2부는 '건강체중 만들기'로서 체중조절의 원리, 식사요법, 운동의 역할과 실전, 행동수정요법, 의료적 접근에 관한 내용으로, 건강체중을 만들기 위한 핵심적인 다이어트 방법과 실전을 소개하고 있습니다. 제3부는 '건강체중 유지하기'로서 생애주기별 비만관리, 다이어트 부작용 방지하기, 유행 다이어트 바로 알기에 관한 내용으로, 생애주기에 따른 체중관리의 주안점과 함께 잘못된 다이어트 방법의 건강 부작용과 허구를 파악하여 전 생애에 걸쳐 바람직한 체중관리 습관을 실천하도록 안내하고 있습니다.

이 책은 학술 이론에 충실하면서 최신 사례, 실전, 직접 제작한 사진을 풍부하게 담아 전문성과 실용성 겸비에 초점을 맞춰 기획하였습니다. 또한 각 장의 편집은 '시작하며 생각하기', '포인트 잡기', '자료', '미니사전', '장 다시 보기', '연구 문제' 등의 패턴을 적용하여, 학습자가 쉽게 공부하면서 점진적으로 깊이 있는 지식으로 옮겨가고 학습내용을 스스로 요약하고 점검할 수 있도록 구성하였습니다. 그리고 이 책은 2013년 4월에 처음 출간되었고 2018년 3월에 개정판을 내게 되었습니다. 이번 개정판에서는 한국인 영양소 섭취기준, 체중판정기준 등의 각종 기준 및 통계자료 등을 새로운 내용으로 바꾸고, 최근의 연구동향을 반영하여 학문 흐름에 맞추고자 하였습니다. 아무쪼록 독자 여러분이 평생 건강체중을 유지하며 건강하고 활기찬 삶을 사는 데에 바른 길잡이가 될 수 있기를 바랍니다. 앞으로도 독자들의 고견을 반영하여 미흡한 점을 보완하고 장점을 더욱 강화해 개정을 거듭하면서 발전시킬 것을 약속드립니다. 끝으로 책이 출간되기까지 헌신적으로 지원해주신 파워북 유제구 사장님과 김재원 전무님을 비롯한 편집부원들께 심심한 감사를 드립니다.

저자 일동

차 례

Part 3 건강체중 유지하기

Part 1

건강체중 바로 알기

여러분은 건강체중의 주인공이 될 수 있습니다!

지금 세계는 건강체중을 갖기 위한 열풍으로 뜨겁기만 하다. 건강체중은 몸과 마음의 건강뿐만 아니라 외모에 대한 자신감을 지켜주므로 행복한 삶을 살게 하는 기본 요소이다. 건강체중은 건강한 식생활과 체계적인 운동을 생활화할 때 얻어지는 산물이다. 왜냐하면 체중을 판정하는 기준인 체중과 체지방량은 자신의 식생활과 운동을 그대로 반영하기 때문이다. 따라서 건강체중에 대한 바른 이해와 비만과 질병의 관계에 대한 인식을 바탕으로 건강체중을 갖기 위한 전략을 수립해야 한다. 자신의 생애를 설계하면서 평생 과업으로 삼아야 할 건강체중 만들기를 위해 지금부터 건강체중에 관한 이야기를 조목조목 짚어 주는 '건강체중 나라'로 여행을 떠나보자.

CHAPTER 1

건강체중

시작하며 생각하기

건강체중에 대한 정확한 개념을 가지려면 건강의 정의, 건강체중에서 건강 중시 의미, 잘못된 체형 인식으로 인한 건강손상에 대하여 이해해야 한다. 그리고 사람의 신체조성, 체격지수 · 체지방 분포 · 체지방량에 의한 체중판정방법을 익혀야 한다. 따라서 이 장에서는 이들 내용을 중심으로 학습해 건강체중을 바르게 이해할 수 있는 기반을 마련하도록 한다.

CHAPTER 1

1. 건강과 건강체중
2. 신체조성
3. 체중판정

1. 건강과 건강체중

1) 건강의 정의

(1) 건강이란?

건강health에 대해 세계보건기구WHO는 '단지 질병이 없거나 허약하지 않은 상태만이 아니라, 신체적 · 정신적 · 사회적으로 완전하게 안녕한 상태'라고 정의하였다 그림 1-1. 따라서 건강을 '신체적인 질병이 없는 상태'로만 보아서는 안 되고, '정신적 건강'을 합한 심신의 개념에, 사회생활에 잘 적응하고 대인관계를 원만하게 할 수 있는 '사회적 건강'까지 포함하는 개념으로 보아야 한다.

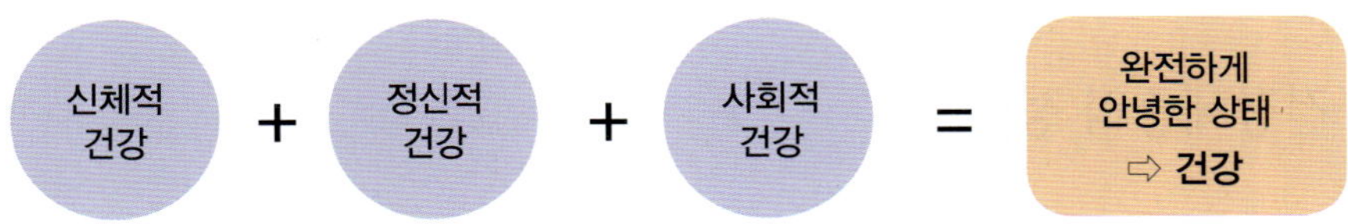

그림 1-1 건강의 정의

(2) 건강의 위험요인

현대인의 건강 위험요인에는 생활습관, 환경, 유전, 건강진료 등이 있으며, 이 중에서 생활습관이 차지하는 비중이 높다**자료 1-1**. 따라서 우리나라를 비롯한 대부분의 국가에서 사망의 주요 원인 질환인 암, 심혈관계질환, 당뇨병 등을 '생활습관질환'이라고 부르고 있다. 생활습관 중에서도 잘못된 식습관과 적게 움직이는 신체활동습관은 이들 질환의 발생 위험을 높인다. 그리고 잘못된 생활습관은 건강체중을 갖지 못하게 하고 비만하게 하여 건강을 위협하므로 생활습관 · 체중 · 건강은 상호 관련성이 높다.

미니 사전

생활습관질환과 만성퇴행성질환

생활습관질환은 주로 영양적으로 편중된 고열량 음식 위주의 식생활을 하면서 대부분의 시간을 앉아서 지내 신체활동량이 낮은 생활습관 때문에 발생한다.

비만, 암, 심혈관계질환, 당뇨병, 골다공증 등의 생활습관질환은 한번 발생하면 만성화되고 노화에 따른 퇴행현상으로 주로 발생하므로 만성퇴행성질환이라고도 한다.

자료 1-1

만성질환은 치료제보다 생활습관 개선이 중요

비만, 고혈압, 당뇨병 등 만성질환에 걸린 성인(30세 이상)이 증가하고 있다. 그 원인으로는 생활습관 탓이 크다. 2016년 국민건강영양조사 결과, 흡연 · 음주 · 운동 등 건강행태는 개선 속도가 정체하거나 둔화했다. 걷기 실천자는 3명 중 1명에 불과해 신체활동이 부족한 사람이 많은 것으로 조사됐다. 식생활습관도 마찬가지로 악화했는데, 아침식사를 거르는 사람은 3명 중 1명이며 지방섭취도 꾸준히 증가했다. 특히, 20~30대의 젊은 층이 흡연 · 폭음 · 결식 등 대부분의 건강행태가 다른 연령에 비해 나빴다. 만성질환은 치료제에 의존하기보다 평소 생활습관을 개선하는 것이 중요하며, 이를 위해 과식을 피하고 꾸준히 운동하며 절주와 금연을 실천해야 한다.

출처 : 헬스조선(2017. 11. 7)에서 발췌.

2) 건강체중의 정의

(1) 건강체중이란?

건강체중heatlhy weight이란 자신의 성별, 연령, 신장에 대해 통계적으로 만성퇴행성질환에 의한 사망률이 가장 낮을 때의 체중을 말한다그림 1-2. 따라서 건강체중은 체중과 건강의 관계를 중요시한다**포인트 잡기 1-1**. 건강체중은 삶의 질뿐만 아니라

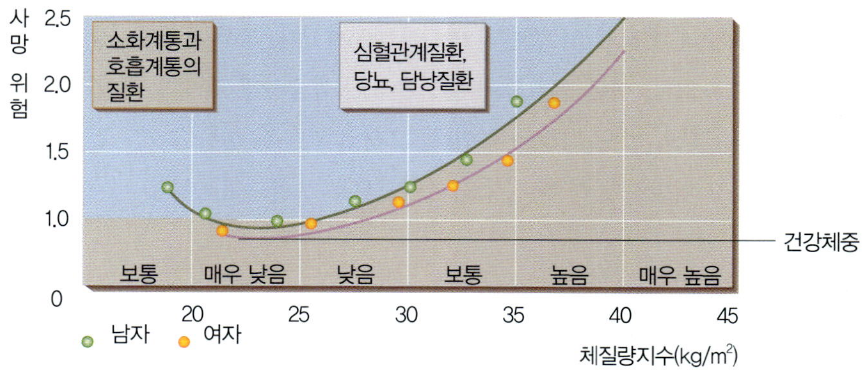

그림 1-2 **체질량지수와 질병으로 인한 사망 위험의 관계**

국력에도 영향을 미치는 중요한 요소인 만큼, 개개인이 건강체중을 갖게 하기 위해 정부 · 학계 · 사회가 공동으로 노력하고 있다**자료 1-2, 자료 1-3**.

건강체중이라는 용어는 미국의 농무성과 보건성이 1990년대 후반에 이상적인 체중과 체격에 대한 논란을 단순화하기 위해 체중은 건강을 유지할 수 있는 범위 내에 있어야 한다는 점을 전제하면서 도입되었다. 이에 따라 최근에는 국내 · 외 학계에서 종전에 사용하던 표준체중, 이상체중, 정상체중이라는 용어를 대신하여 건강체중을 공식용어로 사용하고 있다.

건강체중 이전의 용어인 표준체중, 이상체중, 정상체중은 체중을 건강과 관련지어 생각하게 하기보다는 체중 수치에만 집착하게 하거나, 이들 체중을 갖지 못할 때 자신의 체중이 비정상에 속한다고 판단하게 하여 무리한 체중감량을 시도하게 하는 등의 문제점을 가지고 있었다.

포인트 잡기 1-1

체중을 건강 · 수명과 관련시킨 배경

일찍이 미국의 메트로폴리탄 생명보험회사는 체중을 건강 · 수명과 관련시키는 시도를 하였다. 또 최근에는 비만과 질병 발생 간에 양의 상관관계가 있음을 보여 주는 연구 결과가 다수 발표됨에 따라 체중 · 건강 · 수명의 관계가 더욱 강조되고 있다.

자료 1-2

건강체중을 위한 각계의 노력

❶ 정부의 노력

정부는 국민이 바른 생활습관 실천으로 건강체중을 갖게 하기 위해 「식생활 지침」을 제정하여 식생활교육에 힘쓰고 있다. 국민 공통 식생활 지침(자료 1-3)에 '과식을 피하고 활동량을 늘리자'라는 내용이 포함되어 있다. 또 보건복지부는 매년 국민건강증진계획을 수립하고 지역보건소가 주민건강체중사업을 전개하게 하고 있다. 외국의 경우도 마찬가지여서 일본, 미국은 비만이 의료비 지출 과다, 생산력 저하 등으로 국가 경쟁력을 추락시키는 위기요인임에 주목하여, 국가 차원에서 '비만과의 전쟁'을 선포하고 국민의 건강체중을 위해 행정력을 쏟고 있다.

❷ 학계의 노력

한국영양학회는 한국인의 비만 예방을 위해 건강한 식사와 활기찬 신체활동의 중요성을 보여 주는 식사 모형인 '식품구성자전거'와 함께, 건강한 식사 구성의 실례를 보여 주는 '식사구성안'을 제정하여 보급하고 있다. 대한비만학회는 비만 관련 전문 연구를 수행하며 '비만 주간'을 설정하여 대국민교육에 앞장서고 있다.

❸ 사회의 노력

직장에 따라서는 '직원의 체력이 곧 사력'이라는 정책하에 '사내 헬스센터'를 운영하고 '뱃살 매니저'까지 배치하면서 직원의 체중관리를 돕고 있다. 또 신입사원 선발 시 체중상태도 고려하여 직장인으로서 건강체중을 갖는 것이 필요함을 보여 주고 있다.

자료 1-3

국민 공통 식생활 지침

1. 쌀 · 잡곡, 채소, 과일, 우유 · 유제품, 육류, 생선, 달걀, 콩류 등 다양한 식품을 섭취하자.
2. 아침밥을 꼭 먹자.
3. 과식을 피하고 활동량을 늘리자.
4. 덜 짜게, 덜 달게, 덜 기름지게 먹자.
5. 단 음료 대신 물을 충분히 마시자.
6. 술자리를 피하자.
7. 음식은 위생적으로, 필요한 만큼만 마련하자.
8. 우리 식재료를 활용한 식생활을 즐기자.
9. 가족과 함께 하는 식사 횟수를 늘리자.

출처 : 보건복지부, 농림축산식품부, 식품의약품안전처(2016).

(2) 한국인의 건강체중 기준

건강체중을 갖기 위해서는 체중을 신장의 제곱으로 나눈 체질량지수body mass index, BMI, 체중kg/신장m^2와 체지방률이 각각 정해진 기준 내에 있어야 한다**자료 1-4**. 따라서 건강체중은 체중과 신장만으로 구하는 종전의 표준체중, 이상체중, 정상체중에 건강을 위해 적절한 체지방량을 가져야 한다는 개념이 더해진 것이다. 이처럼 건강체중에서 적절한 체지방량을 강조하는 이유는 체중과다overweight보다는 체지방과다overfat가 질병 발생과 관련이 높기 때문이다.

한국인의 건강체중에 해당하는 체질량지수에 대해, 대한비만학회는 세계보건기구WHO에서 우리나라를 비롯한 아시아·태평양지역의 성인에게 고혈압 및 당뇨병의 발생률이 낮은 체질량지수로 발표한 18.5~22.9kg/m^2를 적용하는 것으로 정하였다. 또한 한국인의 건강체중에 해당하는 체지방률은 남자 15~18%, 여자 20~25%로 정하였다.

한편, 성장기 아동의 건강체중에 해당하는 체질량지수는 질병관리본부 등이 체

미니 사전

체질량지수 백분위수

전체 집단을 체질량지수 크기에 따라 정렬한 뒤 100등분 하였을 때, 몇 번째에 해당하는지를 나타내는 값이다. 예를 들어, 체질량지수 97 백분위수는 체질량지수가 100명 중에서 97번째에 해당한다는 의미이며, 백위분수가 클수록 집단 내에서 체질량지수 값이 크다.

자료 1-4

19세 이상 성인의 건강체중 판정

❶ 1단계

- 자신의 체질량지수를 구한 후 판정한다.
  체질량지수(kg/m^2) = 체중(kg)÷키(m)÷키(m)
- 우리나라 성인의 건강체중에 해당하는 체질량지수는 18.5~22.9kg/m^2이다. 건강체중에 대한 체질량지수 범위에서 체중 중 근육량의 비율이 낮은 사람은 하한 값을, 높은 사람은 상한 값을 갖는 것이 바람직하다.

❷ 2단계

- 기기를 이용하여 자신의 체지방률을 구한 후 판정한다.
- 건강체중에 해당하는 체지방률은 남자 15~18%, 여자 20~25%이다.

❸ 건강체중 판정

1단계와 2단계를 모두 충족하거나 2단계만을 충족하면 건강체중으로 판정한다.

자료 1-5

과체중 이상인 사람은 체중감량으로 건강 향상 효과를 얻을 수 있다

과체중 이상인 사람이 다음의 위험인자 중 세 가지 이상을 가지고 있다면, 체중감량으로 건강이 향상될 수 있다. 이때 건강체중 수준까지 감량하지 않고 현재 체중보다 10%만 감량하더라도 건강이 향상될 수 있어, 이를 'healthier weight'라고 한다.

- 개인적으로 또는 가족력의 심장질환을 가지고 있을 때
- 45세 이상의 남성이거나 이미 폐경이 된 여성일 때
- 흡연을 하고 있을 때
- 좌식생활을 하고 있을 때
- 고혈압, 고지질혈증(고중성지방혈증, 고LDL-콜레스테롤혈증, 저HDL-콜레스테롤혈증), 당뇨병을 가지고 있을 때

출처 : 미국인을 위한 식사지침(2000).

미니 사전

중성지방 triglyceride
중성지방은 1개의 글리세롤 분자를 뼈대로 하여 3분자의 지방산이 결합한 형태이다. 이때 어떤 종류의 지방산이 글리세롤의 몇 번째 수산기(-OH)에 결합하느냐에 따라 다양한 종류의 중성지방이 될 수 있다.

LDL-콜레스테롤 low density lipoprotein-cholesterol
지질이 혈액 내에서 운반되려면 물(혈액)에 잘 섞여야 하므로 체내에서 지질은 단백질에 의해 감싸지는 지단백질(lipoprotein) 형태를 취하고 있다. 지단백질은 밀도에 따라 여러 형태가 있다. 이 중 밀도가 낮은 LDL은 간에서 말초혈관 내부벽으로 콜레스테롤을 운반해 쌓는 역할을 하므로, 혈액의 LDL-콜레스테롤 함량이 높을수록 심혈관계질환의 발생 위험이 높아진다.

HDL-콜레스테롤 high density lipoprotein-cholesterol
밀도가 높은 지단백질인 HDL은 말초혈관 내에 쌓여 있는 콜레스테롤을 걷어서 간으로 보내 주는 역할을 하므로, 혈액의 HDL-콜레스테롤 함량이 높을수록 심혈관계질환의 발생 위험이 낮아진다.

질량지수 백분위수가 5~85 백분위수 미만일 때로 정하였다. 체질량지수 백분위수는 아동의 체질량지수를 산출한 후 성장도표의 해당 성별과 연령에 대한 체질량지수 백분위수부록 1 참조를 이용하여 구한다.

3) 잘못된 체형인식과 건강손상

(1) 잘못된 체형인식이란?

잘못된 체형인식이란 자신의 체중을 과대평가 또는 과소평가하는 것을 말한다. 최근에는 '가는 체형thinness'을 선호하는 사회 분위기 때문에 자신이 건강체중을 가지고 있으면서도 과체중이나 비만으로 과대평가하는 경향이 높다. 잘못된 체형인식은 외모에 민감한 십대 소녀나 젊은 여성 사이에서 자주 나타나고 있다. 특히, 우리나라의 젊은 여성은 다른 나라의 젊은 여성에 비해 잘못된 체형인식으로 인해 체중감량을 시도하는 비율이 높은 것으로 나타나 건강문제가 되고 있다**자료 1-6**.

자료 1-6

10명 중 9명, "난 뚱뚱해"… 외모지상주의가 낳은 비극

우리나라 만 13~59세 남녀 1,050명을 대상으로 2017년에 '비만' 및 '다이어트' 관련 설문조사를 실시한 결과 응답자 절반 이상은 자신을 '살찐 편'이라고 평가했다. 그리고 응답자 10명 중 9명이 현재 자신의 체중에 불만족하는 것으로 나타났다. 한편, 응답자 10명 중 8명은 다이어트가 필요하다는 생각을 계속한다고 답했다. 다이어트의 필요성을 느끼는 사람들의 비중은 예전과 비슷한 편이었으며, 상대적으로 남성(77.1%)보다는 여성(83.8%), 그리고 20~30대(10대 69%, 20대 84.7%, 30대 85.2%, 40대 79.2%, 50대 78.7%)가 체중조절의 필요성을 보다 많이 느끼고 있었다. 따라서 다이어트의 필요성을 느끼는 사람의 비율이 스스로를 살이 찐 편이라고 평가한 응답자(56.3%)보다도 훨씬 많은 수준이어서 정상체중인 경우에도 다이어트의 필요성을 느낄 만큼 한국사회가 '마른 몸매'를 선호하는 경향이 뚜렷한 것으로 해석했다.

출처 : 아시아경제(2017. 11. 7)에서 발췌.

(2) 잘못된 체형인식을 부추기는 배경

잘못된 체형인식을 부추기고 있는 분위기가 사회 전반에 걸쳐 고조되어 있다. 패션업계에서는 'thin look'을 강조하는 몸에 꽉 붙는 작은 사이즈의 옷을 유행시키고 있으며, 이 영향으로 젊은 여성 사이에 가장 작은 옷인 '44사이즈 옷 입기'가 유행하고 있다. 또 영향력 있는 방송인과 광고모델을 통해 마른 것은 곧 아름다움, 젊음, 지성, 성공을 상징한다는 메시지가 직·간접적으로 강하게 전달되고 있다. 뿐만 아니라 식품업계는 저칼로리 다이어트 신제품을 날씬한 S라인 용기에 담아 수시로 내놓고 있어, 잘못된 체형인식을 부추기는 실태가 만연해 있다.

(3) 잘못된 체형인식으로 인한 건강손상

자신이 건강체중을 가지고 있음에도 잘못된 체형인식으로 인해 살을 빼기 위해 불법 다이어트 제품 섭취, 약물 복용, 단식, 절식, 지나친 운동, 찜질방 등에서 땀빼기, 심지어는 비전문가에게 지방흡입술이나 지방분해술을 받는 등의 온갖 무모한

자료 1-7

'깡마른 모델 NO!' 거식증 경계 나선 패션계

세계 최대 명품 기업 루이뷔통 모에헤네시(LVMH)와 케링(Kerring) 그룹의 패션 브랜드들이 프랑스 기준으로 34 사이즈(한국 기준 44 또는 XS) 아래의 모델을 기용하는 것을 전면 금지했다. 패션계가 지나치게 마른 모델들을 앞세워 거식증을 확산시키고 있다는 비판 때문이다. 최근 모델들뿐만 아니라 마른 몸매를 선호하는 연예인, 체조 · 피겨 선수들이 거식증을 앓게 되는 사례가 늘어났다.

출처 : 연합뉴스(2017. 9. 8)에서 발췌.

방법을 동원하고 있다. 이 때문에 소화기계질환, 간기능손상, 골다공증, 식사장애, 모성기능 저하, 대인기피 같은 심리장애 등의 건강문제가 심각한 실정이다. 이런 부작용을 우려해 사회적으로도 자정의 움직임이 일어나고 있다**자료 1-7**. 따라서 잘못된 체형인식으로 인한 건강손상의 심각성을 인식하고 건강을 위해 바른 신체상body image을 갖도록 노력해야 한다.

2. 신체조성

포인트 잡기 1-2

신체 구성원소와 화합물

사람 체중의 약 95%는 탄소, 수소, 산소, 질소 등 4가지 원소로 구성되어 있으며, 이들 원소는 다양한 결합을 통해 신체의 수분, 지방, 단백질, 글리코겐 등을 만든다. 또 체중의 나머지 5%는 칼슘과 인 위주에 철, 칼륨, 나트륨, 염소, 마그네슘 등의 무기질로 구성되며, 이들 원소는 뼈를 만든다. 이렇게 만들어진 수분, 지방, 단백질, 글리코겐, 뼈는 우리 몸이 정상적인 형태와 기능을 유지하도록 해준다.

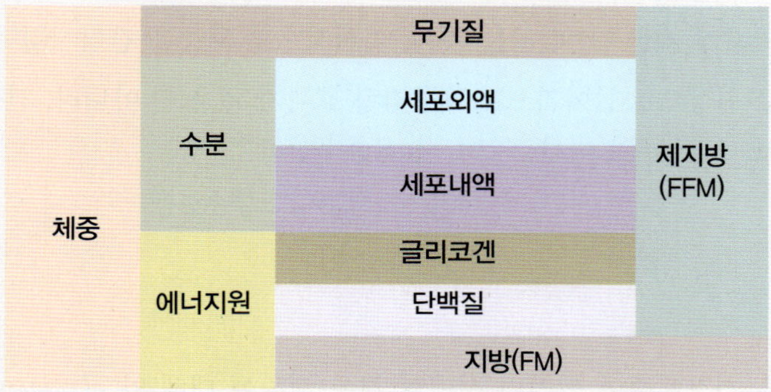

체중의 구성성분

한편, 우리 몸은 건강체중을 판정하는 기준인 지방을 중심으로 지방조직(fat mass, FM)과 제지방조직(fat free mass, FFM 또는 lean body mass, LBM)으로 나누기도 하는데, 제지방조직에는 수분 · 근육 · 뼈가 포함되나 협의로는 근육만을 의미하기도 한다.

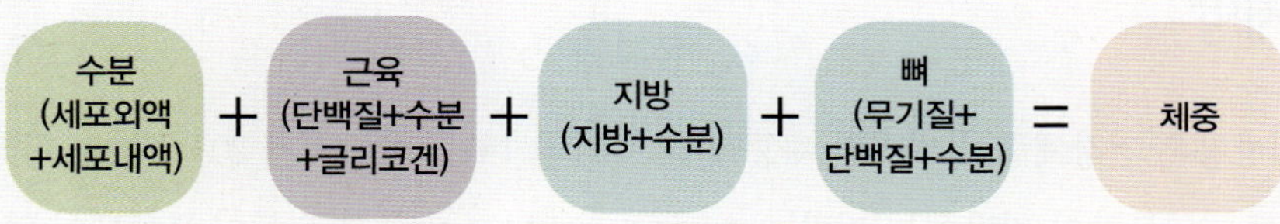
수분
(세포외액
+세포내액)
+
근육
(단백질+수분
+글리코겐)
+
지방
(지방+수분)
+
뼈
(무기질+
단백질+수분)
=
체중

수분, 근육, 지방, 뼈의 구성성분

1) 수분

수분은 체중의 60%를 차지하므로 신체의 주요 구성성분이다. 수분은 세포외액과 세포내액에 분포하며, 체중 중 수분이 차지하는 비율은 나이, 다이어트, 약물 복용, 신체활동수준, 환경조건 등에 의해 영향을 받는다. 체수분율은 나이가 들수록 낮아진다. 이는 체수분 중 70~75%는 제지방조직에 분포하고 나머지 10~20%는 지방조직에 분포하고 있는데, 나이가 들면서 체수분율이 상대적으로 높은 제지방조직량근육량이 점차 감소하기 때문이다.

체중감량을 위해 수분 제한 다이어트, 이뇨제 복용, 격심한 운동, 사우나 등으로 수분을 무리하게 제한 · 손실하는 것은, 일시적으로 체중을 감량시킬 수는 있으나 체중이 바로 원상으로 돌아가므로 체중감량 효과가 없을 뿐 아니라, 건강에도 지장을 줄 수 있으므로 피해야 한다.

2) 근육

근육량은 건강체중이 되려면 성인의 경우 체중에 대해 약 40%남성은 44%, 여성은 36%를 유지해야 한다. 사람의 근육에는 단백질단백질은 체중의 15%를 차지함, 수분, 글리코겐이 포함되어 있다. 적당량의 근육을 갖기 위해서는 균형 잡힌 영양섭취와 함께 유산소운동과 근력운동을 병행 실시해야 한다.

3) 지방

지방량은 건강체중이 되려면 체중에 대해 남자 15~18% , 여자 20~25%를 가져야 한다표 1-1. 사람의 지방에는 지방지방은 체중의 10~20%를 차지함과 수분이 포함되어 있다.

체지방은 신체가 정상적인 기능을 수행하기 위해 반드시 필요하며**포인트 잡기 1-3** 필수지방과 저장지방으로 나눌 수 있다. 필수지방은 뇌 · 신경조직 · 심장조직 · 세포막과 같은 신체구조가 정상적인 기능을 수행하기 위해 필요한 지방으로, 성인의 경우 체중에 대해 남자 3%, 여자 12~15%가 필요하다. 여자가 남자보다 필수지방

표 1-1 체중 분류별 체지방률

구분	체지방률(%)	
	남자	여자
건강체중	15~18	20~25
경계비만	19~24	26~29
비만	≥ 25	≥ 30

출처 : 대한비만학회편(2001).

포인트 잡기 1-3

적당량의 체지방은 신체기능의 정상화를 위해 필요

체지방은 열량저장, 체온유지, 장기보호(쿠션 역할) 등의 기능을 한다. 뿐만 아니라 여성의 체지방량이 너무 적거나 많으면 생리, 배란, 수태, 태아발달에 이상이 생겨 모성기능이 저해되므로, 신체기능의 정상화를 위해 적당량의 체지방을 반드시 가지고 있어야 한다.

량이 더 많은 이유는, 여자는 생식을 위해 필요로 하는 양이 많기 때문이다. 저장지방은 사람이 섭취한 열량 중 소비하고 남은 열량이 저장된 형태로 저장지방량의 정도는 개인차가 있다.

또한 체지방은 체내 분포에 따라 피하지방과 내장지방으로 구분하는데, 내장지방은 인체의 깊은 곳, 특히 복강 내의 장기 주변에 분포되어 있다.

4) 뼈

뼈 무게는 체중의 12~15%를 차지한다. 사람 뼈 무게 중 약 50%는 수분이며, 나머지의 약 50%는 단백질과 무기질(무기질은 체중의 5%를 차지함)의 고형물질로 되어 있다. 무리한 다이어트와 운동부족은 골질량을 감소시켜 작은 충격에도 뼈가 금이 가거나 부서지는 골절이나 골다공증을 초래하므로 주의해야 한다.

미니 사전

골질량bone mass
골질량은 콜라겐 및 다른 단백질로 만들어진 기질(matrix)에 인산칼슘 등이 축적되어 있는 정도를 의미한다. 골질은 뼈를 견고하게 해주므로 골질량이 낮으면 골다공증의 발생 위험이 높아진다.

3. 체중판정

체중을 판정하기 위해 체격지수, 체지방분포, 체지방량을 사용하는데, 이들 지표는 체중판정뿐만 아니라 건강 위험 예측, 개인의 체중조절 전략 마련을 위해서도 적용되고 있다. 체중판정 시 건강과 관련성이 높은 체지방량을 적용하는 것이 바람직하지만, 편의상 신장 대비 체중이나 허리둘레 등을 적용하기도 한다**포인트 잡기 1-4**.

포인트 잡기 1-4

체중판정방법

구분		비용	사용방법	체지방분포 측정
체격지수를 이용한 판정	체질량지수	$	쉽다	−
	상대체중(이상체중비)	$	쉽다	−
체지방분포를 이용한 판정	허리-엉덩이둘레비	$	쉽다	+
	허리둘레	$	쉽다	+
	컴퓨터단층촬영법	$$$	어렵다	++
체지방량을 이용한 판정	피부두겹두께측정법	$	중간	+
	생체전기저항분석법	$$	쉽다	+
	이중에너지방사선흡수법	$$$	어렵다	+
	수중체중밀도법(비중법)	$$	쉽다	−

출처 : 김용성(2002).

- **성인의 체중판정을 위한 합리적인 방법**

  성인의 체중은 체질량지수, 허리둘레, 생체전기저항분석법에 의한 자료를 종합하여 판정하는 것이 편리하고 정확하나, 형편에 따라 이 중에서 선별하여 판정할 수도 있다.

1) 체격지수를 이용한 판정

(1) 체질량지수

체질량지수body mass index, BM(kg/m²)는 신장과 체중만을 가지고 구하므로 편리하며, 체지방량과 높은 상관관계를 가지고 있어 간접적인 방법임에도 체지방량을 잘 반영해 준다. 뿐만 아니라 이 방법은 전 연령층에 적용할 수 있는 이점이 있어 체중판정을 위해 세계적으로 널리 사용되고 있다.

그런데 이 방법은 몇 가지 문제점을 가지고 있다. 우선 체질량지수와 체지방량의

자료 1-8

체질량지수의 사각지대, '근육질 체구'와 '마른 비만'

일반적으로 체질량지수는 체중을 정확하게 판정해 준다. 그러나 신체조성에 따라 체질량지수로 체중을 판정하면 오류를 범할 때가 있는데, 바로 근육질 체구와 마른 비만일 때이다. 근육질 체구인 사람은 체중이 많이 나가서 체질량지수로는 비만이라 해도, 체지방량이 적당하기 때문에 건강체중인 경우가 많다. 반면에 마른 비만인 사람은 체중이 적당해서 체질량지수로는 건강체중이라 해도, 체지방량이 많기 때문에 비만인 경우가 많다. 젊은이 사이에 흔히 볼 수 있는 마른 비만은 겉보기에는 날씬해 보이지만 체지방량, 특히 내장지방량이 많은 상태이므로 이상지질혈증, 고혈압, 당뇨병, 심혈관계질환에 걸릴 위험이 높다. 마른 비만은 대개 운동량이 부족하고 저단백 · 고열량 식사를 주로 하는 사람에게 나타나므로, 마른 비만인 사람은 생활습관을 개선하여 체지방은 감량하고 근육은 증량해야 한다.

관련 정도는 체지방량, 앉은키, 체수분율수화상태hydration의 차이 때문에 성별, 연령 등에 따라 다소 다를 수 있다. 즉, 같은 체질량지수에서도 여자는 남자보다, 노인은 젊은 사람보다 각각 체지방량이 더 많으며, 부종이 있는 사람은 부종이 없는 사람보다 체지방량이 더 적을 수 있다. 또 운동선수 등 근육량이 많은 경우 체지방이 많지 않아도 체질량지수가 커서 비만으로 진단될 수 있다. 이밖에 흡연자나 근육량이 부족한 노인, 임신부, 수유부, 척추측만증 환자의 경우 체질량지수와 체지방량 간의 상관관계가 감소해 체질량지수를 적용하기 곤란하다**자료 1-8**.

(2) 상대체중(이상체중비)

상대체중percent of ideal body weight, %IBW은 측정체중을 표준체중**자료 2-7**으로 나눈 값에 100을 곱하여 %로 나타내며, 상대체중으로 체지방률을 유추할 수 있다. 여기에서 표준체중은 성별 및 골격에 따라 해당되는 신장에서 사망률이 가장 낮은 체중을 말한다.

$$상대체중(\%) = \frac{측정체중\text{kg}}{표준체중\text{kg}} \times 100$$

2) 체지방분포를 이용한 판정

(1) 허리–엉덩이둘레비

허리–엉덩이둘레비waist-hip ratio, WHR는 허리둘레를 엉덩이둘레로 나눈 값이며, 이 비가 클수록 복부에 지방이 많다는 의미이다. 체중과다로 인한 질환은 체지방량보다는 체지방분포에 따른 복부비만에 의해 더 영향을 받는다는 점이 알려지면서, 신장 · 체중비보다는 복부비만과 상관관계가 높은 허리–엉덩이둘레비가 사용되고 있다.

그러나 허리–엉덩이둘레비가 같아도 복부의 내장지방량에 차이가 있기도 하므로로, 허리–엉덩이둘레비는 복부지방량을 정확하게 반영하지 못하는 문제가 있다. 허리둘레는 허리 부위의 가장 작은 값을**자료 1–9**, 엉덩이둘레는 엉덩이 부위의 가장 큰 값을 측정한다.

자료 1–9

체중 측정은 이렇게! 허리둘레 측정은 이렇게!

❶ 체중 측정은 이렇게!

- 식전에 체크하세요.
- 탈의 상태에서 체크하세요.
- 화장실에 다녀와서 체크하세요.

❶ 허리둘레 측정은 이렇게!

- 거울을 보면서 측정해요.
- 허리의 가장 가는 곳을 수평선으로 측정해요.
- '아' 소리를 내면서 측정해요.

출처 : 서초보건소. Waist Size Story 리플릿.

(2) 허리둘레

허리둘레waist circumference, WC는 체지방분포 및 복부비만을 평가하는 방법이다. 그동안 허리–엉덩이둘레비에 대한 자료가 많았지만, 최근 허리둘레가 복부내장지방의 적절한 지표이며 동반질환 발생 위험과 관련이 높음이 확인되어 허리둘레만으로 복부비만을 판정하고 있다. 또 체중조절 기간 동안 체질량지수는 변화되지 않아도 허리둘레는 변화될 수 있으므로 체중조절 기간에는 체중의 변화를 보기 위해 허리둘레를 측정하는 것이 유용하다.

(3) 컴퓨터단층촬영법

컴퓨터단층촬영법computed tomography, CT은 복부비만에서 피하지방과 내장지방을 구분하여 보여 주므로 내장지방형비만을 알아보기 위해 임상에서 널리 사용되고 있다그림 1-3. 복부 내장지방은 복부 피하지방보다 비만 동반질환과 관련이 더 높으므로, 비만 시 동반질환의 발생 위험이나 이들 간의 연관성을 보기 위해 복부 내장지방을 정확하게 평가할 필요가 있다. 이 방법에서는 방사선 피폭을 줄이기 위해 보통 요추 4, 5 부위의 사진으로 내장지방면적과 피하지방면적을 계산한다. 이 방법은 방사선에 노출되며 비용이 많이 드는 문제가 있어 임상에서 자주 사용하지는 않는다.

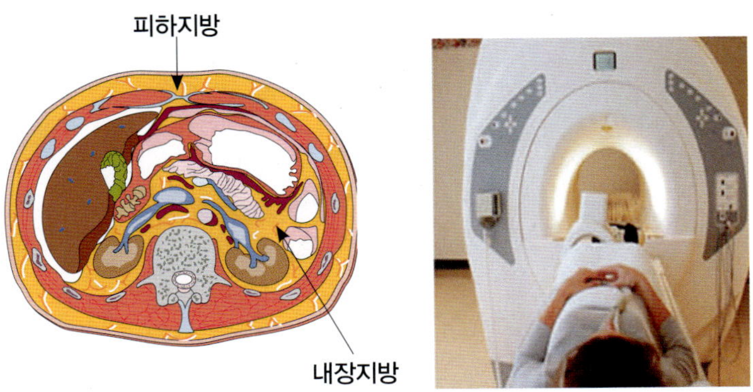

그림 1-3 컴퓨터단층촬영법에 의한 복부지방 분포 측정

3) 체지방량을 이용한 판정

(1) 간접 측정법

① 피부두겹두께측정법

피부두겹두께측정법skinfold thickness measurement, SFT measurement은 캘리퍼caliper로 피하지방두께를 측정하여 체지방량의 정도를 추정한다. 이 방법은 체지방의 50% 이상이 피하에 있다는 원리를 이용하며, 대개 이두박근, 삼두박근, 견갑골하부, 장골릉상부를 포함하는 네 부위의 피부두겹 두께를 측정한다그림 1-4. 이들 두께나, 이들 중 이두박근과 장골릉상부 대신에 복부와 허벅지의 피부두겹두께를 회귀방정식에 대입시켜 체지방량을 구하거나자료 1-10, 단순히 피부두겹두께의 백분위수를 구하여 체중을 판정한다. 이 방법은 비용이 저렴하고 측정이 쉬운 장점이 있으나, 정확도와 재현도가 낮으며 피하지방이 너무 많을 때는 측정이 어려운 문제가 있다. 또 내장지방량을 반영하지 못하므로 최근에는 체중판정을 위해 사용하지 않는 추세이다.

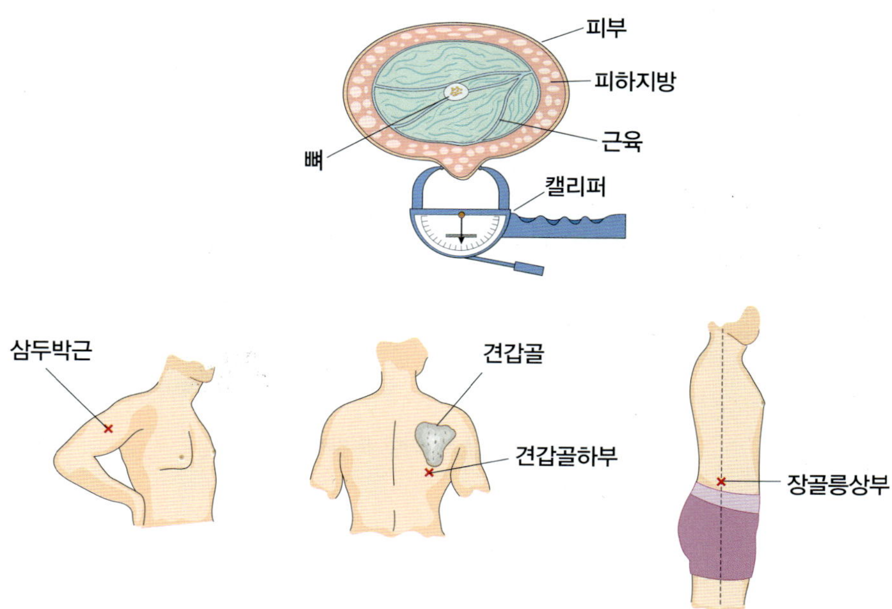

그림 1-4 캘리퍼를 이용한 피부두겹두께 측정

자료 1-10

우리나라 성인의 피부두겹두께를 이용한 체지방률 추정식

- 남자 성인의 체지방률(%) = −3.8488 + 0.1687 × (견갑골, 복부, 삼두박근 및 허벅지의 피부두겹두께의 합) + 0.6728 × 체질량지수
- 여자 성인의 체지방률(%) = 4.8385 + 0.1928 × (견갑골, 복부, 삼두박근 및 허벅지의 피부두겹두께의 합)

출처 : 김은경 외(1990).

② 생체전기저항분석법

생체전기저항분석법bioelectrical impedance analysis, BIA은 피측정자의 다리와 팔에 약 50kHz의 약한 전류를 통하게 하여 신체의 전기저항값을 측정하고, 이 값을 회귀방정식에 대입시켜 체지방량을 구하는 방법이다그림 1-5. 이는 체내 수분은 전해질을 함유하고 있어 전류를 잘 통하여 전기저항이 낮은데, 체지방은 수분 함량이 적어 전류를 잘 통하지 않아 전기저항이 크다는 원리를 이용한 방법이다. 생체전기저항분석법은 세포내액, 세포외액, 단백질, 무기질, 지방의 무게를 각각 측정하여 근육량, 제지방량, 골격근량, 체지방량, 체지방률을 각각 구할 수 있으며 재현도가 높다. 또 측정자와 피측정자 모두에게 간편하고, 비용이 적게 들며, 기기를 이동할 수 있

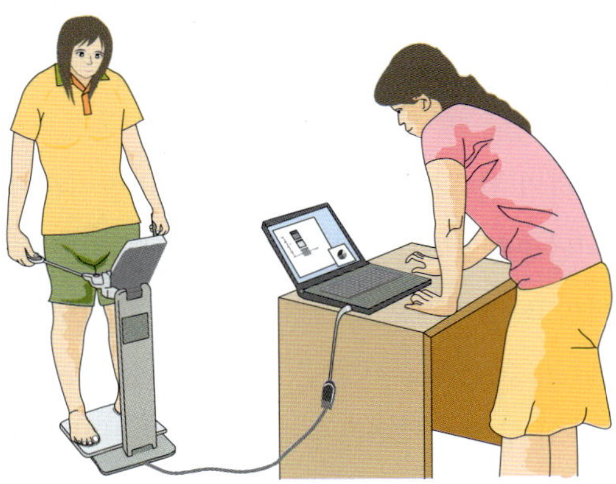

그림 1-5 생체전기저항분석법에 의한 체지방량 측정

자료 1-11

인바디 측정 시 주의사항

- 측정 전 1주일 이내에 이뇨제를 복용하지 않는다.
- 측정 48시간 전부터 음주를 하지 않는다.
- 측정 12시간 전부터 운동을 하지 않는다.
- 측정 4시간 전부터 음식물과 음료를 섭취하지 않는다.
- 측정 전 30분 이내에 소변을 본다.
- 옷은 최대한 가볍게 입는다.
- 측정 시 전기 전도에 영향을 미치는 금속 장신구 등을 빼준다.
- 맨발로 측정한다.
- 설사, 사우나, 운동 등으로 체내 수분을 잃었을 때 측정하면 체지방률이 높게 나오는 오류를 범할 수 있다.
- 여성의 생리주기로 인해 부종을 느끼는 시기에는 측정하지 않는다.

는 장점을 가지고 있어 현재 신체조성(체성분) 측정을 위해 널리 사용되고 있다. 측정 시에는 몇 가지를 주의해야 한다**자료 1-11**. 우리나라는 이 원리를 적용한 인바디Inbody를 생산하고 있으며 현재 이 기기가 널리 보급되어 있다.

③ 이중에너지방사선흡수법

이중에너지방사선흡수법dual energy X-ray absorptiometry, DXA은 서로 다른 에너지를 가진 두 개의 저에너지 X선을 인체에 투과시켜 광자의 흡수 정도를 측정하여 체지방량을 산출한다. 이 방법은 원래 골밀도를 측정하는 목적으로 개발되었으나 체지방 분포와 양을 측정하기 위해서도 사용되고 있다. 이 방법은 방사선에 노출될 위험이 아주 적고 컴퓨터단층촬영법과 동일한 정확도로 체지방량을 측정할 수 있다. 그러나 측정기기가 비싸고, 정기적으로 기기의 표준화를 해주어야 하는 문제가 있다. 또 매우 비만한 사람(체중 150kg 이상)은 측정 테이블의 크기가 맞지 않아 누워서 스캔할 수 없고, 몸통의 두께가 두꺼울수록 정확성이 떨어지므로 임상에서 자주 사용하지 않는다.

(2) 직접 측정법

직접 측정법의 일종인 수중체중밀도법(비중법)underwater weighing, hydrodensitometry은 물 밖(공기 중)과 수중에서 각각 체중을 측정한 후 공식에 넣어 체밀도를 산출하고 이를 적용해 체지방량과 체지방률을 구한다그림 1-6. 이는 체지방은 제지방보다 밀도가 낮다는 가정하에, 체지방은 물에서 뜨지만 제지방은 물에서 가라앉는다는 원리를 이용한 방법이다. 따라서 체지방량이 많은 사람일수록 물 밖과 수중에서 측정한 체중 간에 차이가 크다. 이 방법에서 인체의 지방층 밀도를 0.9g/cm^2, 제지방층 밀도를 1.1g/cm^{2}로 가정한다.

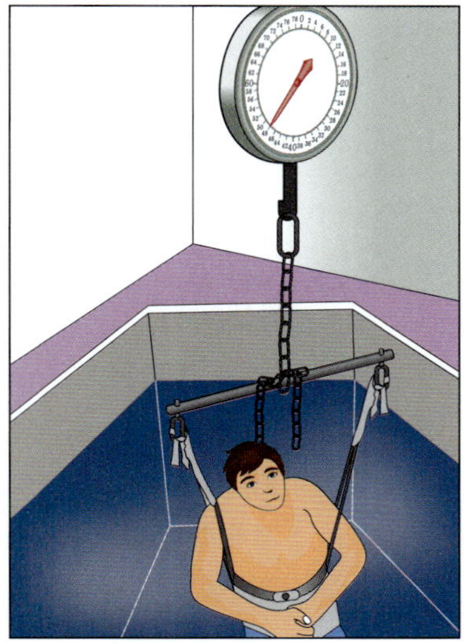
그림 1-6 수중체중밀도법에 의한 체지방량 측정

이 방법은 체지방량을 가장 정확히 측정할 수 있는 표준법이라는 장점을 가지고 있다. 그러나 시설이 필요하고 잠수가 가능한 사람에게만 적용할 수 있다는 단점이 있다. 또 소아, 거동이 불편한 사람, 폐기종, 심혈관계질환이 있는 사람은 적용할 수 없으므로 임상에서의 사용은 드물며, 주로 학술 연구를 위한 목적으로 사용되고 있다.

$$\text{체밀도} = \frac{\text{물 밖에서의 체중} / (\text{물 밖에서의 체중} - \text{수중 체중})}{\text{물의 비중}} - \text{잔여 공기}^{*}$$

$$\text{체지방률(\%)} = \frac{4.57}{\text{체밀도}} - 4.412 \times 100$$

* 잔여 공기 : 숨을 내쉬고 나서도 폐에 남아 있는 공기로서 최대폐활량으로부터 구함.

CHAPTER 1 다 시 보 기

건강

건강은 신체적 · 정신적 · 사회적으로 완전하게 안녕한 상태이다.

건강체중

건강체중은 자신의 성별, 연령, 신장에 대해 통계적으로 만성퇴행성질환에 의한 사망률이 가장 낮을 때의 체중이다. 한국인의 건강체중 기준은 체질량지수가 18.5~22.9kg/m^{2}에 속하며 체지방률이 남자 15~18%, 여자 20~25%에 속하거나, 체지방률만이 이 범위 내에 있을 때로 정해져 있다. 따라서 건강체중은 체중과 신장만으로 구하는 종전의 표준체중, 이상체중, 정상체중에 건강을 위해 적절한 체지방량을 가져야 한다는 개념이 더해진 것이다. 성장기 아동의 건강체중 기준은 체질량지수 백분위수가 5~85 백분위수 미만에 속할 때로 정해져 있다.

신체조성

인체는 수분, 지방, 단백질, 글리코겐, 무기질로 구성되어 있는데, 건강체중을 판정하는 기준인 체지방을 기준으로 지방조직(지방과 수분으로 구성)과 수분 · 근육 · 뼈로 이루어진 제지방조직(수분, 단백질, 글리코겐, 무기질로 구성)으로 구분하기도 한다. 또한 제지방은 좁은 의미에서는 근육만을 의미하기도 한다.

체중판정

체중을 판정하기 위해 체격지수, 체지방분포, 체지방량을 적용한다. 체격지수를 이용한 판정에는 체질량지수와 상대체중(이상체중비)이 있으며, 체지방분포를 이용한 판정에는 허리-엉덩이둘레비, 허리둘레, 컴퓨터단층촬영법이 있다. 그리고 체지방량을 이용한 판정에는 간접 측정법으로 피부두겹두께측정법, 생체전기저항분석법, 이중에너지방사선흡수법이 있으며, 직접 측정법으로 수중체중밀도법(비중법)이 있다.

CHAPTER 1 연구문제

01 다음 중 성인의 건강에 가장 큰 영향을 주는 요인은 무엇인가?

① 유전 ② 환경 ③ 생활습관 ④ 건강진료

02 다음의 건강체중에 대한 설명 중 틀린 것은?

① 건강체중은 종전의 표준체중이나 이상체중과 비슷한 개념이다.
② 건강체중에서 강조하는 것은 체중과다 문제보다 체지방과다 문제이다.
③ 신장과 체중에 의해 단순하게 건강체중을 판정하는 것은 주의해야 한다.
④ 자신의 성별, 연령, 신장에 대해 통계적으로 만성퇴행성질환에 의한 사망률이 가장 낮을 때의 체중을 의미한다.

03 다음 중 신체구성에 대한 설명 중 틀린 것은?

① 제지방 체중이란 체중에서 체지방 무게를 뺀 것을 말한다.
② 제지방조직은 수분, 단백질, 글리코겐, 무기질로 구성된다.
③ 인체 체중의 약 50%는 탄소, 수소, 산소, 질소로 구성된다.
④ 인체 체중의 5%는 무기질인 칼슘, 인, 철, 칼륨 등으로 구성된다.

04 신장과 체중을 이용하며 모든 연령층이 가장 많이 사용하는 대중적인 체중판정방법은 무엇인가?

① 상대체중
② 허리둘레
③ 체질량지수
④ 허리-엉덩이둘레비

05 다음 중 생체전기저항분석법에 대한 설명 중 틀린 것은?

① 식사나 운동 직후에는 측정하지 않는다.
② 체지방은 수분 함량이 높아 전류를 잘 통하는 원리를 이용한 것이다.
③ 알코올 섭취나 이뇨제 복용에 따라 측정치가 다르게 나타날 수 있다.
④ 신체에 약한 전류를 통하게 하여 신체의 전기저항값을 구해 총체지방량을 평가한다.

정답 1. ③ 2. ① 3. ③ 4. ③ 5. ②

CHAPTER 2

비만

시작하며 생각하기

비만은 식품산업의 발달로 고열량 음식을 자주 섭취하고 생활의 자동화로 신체활동량이 적은 현대사회에서 발생률이 높아 '현대병'이라고 하며, 삶의 질을 낮추므로 '공공의 적'이라고도 한다. 따라서 현대인은 비만을 피하기 어려운 환경 속에 살고 있는 만큼 체중관리에 소홀하면 비만해지기 쉽다는 점에 경각심을 가져야 한다. 이처럼 우리를 위협하고 있는 비만으로부터 자신을 보호하려면 무엇보다도 비만에 대해 제대로 알아야 하므로 이 장에서는 비만의 원인과 판정 등 비만에 관한 전반적인 내용을 학습하도록 한다.

CHAPTER 2

1. 비만의 정의
2. 비만의 원인
3. 비만의 판정
4. 비만의 분류

1. 비만의 정의

1) 비만의 개념

비만obesity은 음식섭취량은 많고 신체활동량은 적어 섭취 열량이 소비 열량보다 많을 때, 체내에서 사용되지 않고 남은 열량이 지방으로 전환되어 피하조직과 내장 주변에 과다하게 축적된 상태로서 질병으로 분류된다**포인트 잡기 2-1**. 비만은 체중 중 체지방 비율이 남자 25% 이상, 여자 30% 이상인 상태를 말한다.

포인트 잡기 2-1

비만을 질병으로 분류하게 된 배경

세계보건기구는 1996년에 비만은 분명히 '치료가 필요한 병'이라고 경고하였다. 이처럼 비만을 질병으로 분류하게 된 것은 ① 비만한 사람이 질병으로 인해 생존기간이 현저히 줄어든다는 임상적 · 역학적 증거가 다수 보고되었고, ② 체중감량이 질병 발생 위험을 줄일 수 있다는 연구 결과가 다수 있으며, ③ 비만 치료를 위해 특이적인 약물이 도입되었고, ④ 가장 중요한 계기는 비만 유전자의 발견에 근거한다.

2) 비만 실태

(1) 성인의 비만 실태

우리나라 성인의 비만율은 비만이 건강상의 문제로 인식되기 시작한 1990년부터 매년 꾸준히 증가하고 있다. 2016년 국민건강통계에 따르면 체질량지수 25kg/m^2 이상 기준으로 성인(만 19세 이상) 비만율은 34.8%에 이르렀다. 성별로는 남자는 1998년 이후 지속적으로 증가하여 2016년에 40%를 넘었으며, 여자는 1998년 이후 23~28%를 유지하고 있다. 연령별로는 남자는 30대가 45.4%, 40대가 49.0%로 가장 높았으며, 여자는 폐경 후 급증하여 60대가 40.7%, 70대가 42.2%로 가장 높았다그림 2-1. 주요 국가에서도 비만율이 계속 증가하고 있어 심각한 문제가 되고 있다**자료 2-1**.

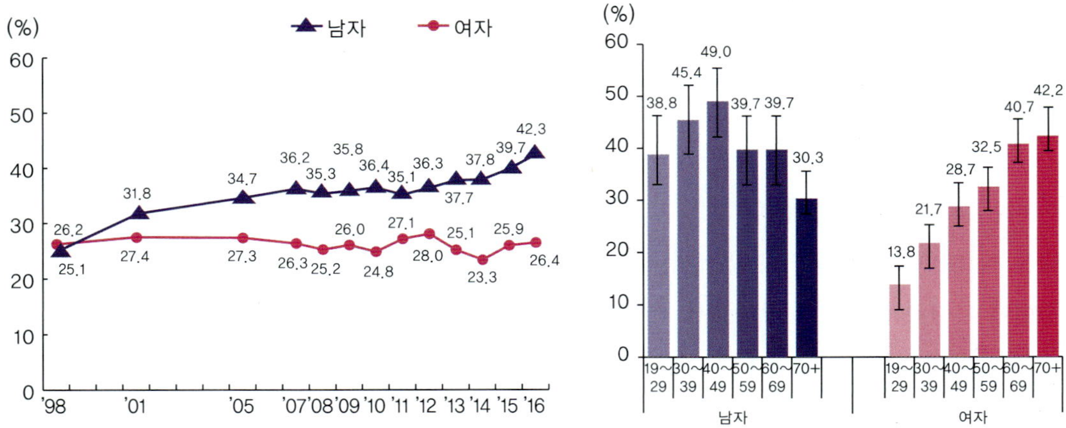

그림 2-1 우리나라 성인(만 19세 이상)의 비만율 추이와 2016년 연령별 비만율 (체질량지수 25kg/m^2 이상인 분율)

출처 : 보건복지부 외(2017).

자료 2-1

미국 성인 '10명 중 4명' 비만… 비만율 고공행진

미국의 비만율이 새로운 최고치에 도달했다. 미국 연방질병통제센터(CDC) 통계에 따르면 미국의 2015~2016년도 비만율은 성인 39.6%, 만 2~19세 미성년자의 경우 18.5%로 나타났다. 성인 비만은 체질량지수(BMI) 30kg/m^2 이상으로 정의된다. 이번 비만율은 성인은 1999~2000년 통계치(30.5%)에서 약 9%, 어린이는 1999~2000년 통계치(13.9%)에서 약 5% 상승했다. 특히, 이번 통계는 1970~1980년대와 비교했을 때, 미국인들에게 경종을 울렸다는 평가가 나온다. 1976~1980년 동일 조사에서 당시 비만 인구는 성인의 약 15%, 어린이의 5.5%로 조사되어, 이후 미국의 비만인은 거의 2~3배가 된 것이다.

출처 : 다음뉴스(2017. 10. 13)에서 발췌.

(2) 아동의 비만 실태

우리나라 아동의 비만율은 최근 지속적으로 증가하고 있다. 교육부의 학생 건강검진 등 표본분석 결과에 따르면 2015년 초·중·고 학생의 비만율은 15.6%로 2006년보다 4%, 전년도보다 0.6% 증가하였다. 이들 집단의 고도비만율도 증가해 2006년 0.8%에서 2015년 1.6%로 10년 사이에 2배 증가하였다그림 2-2.

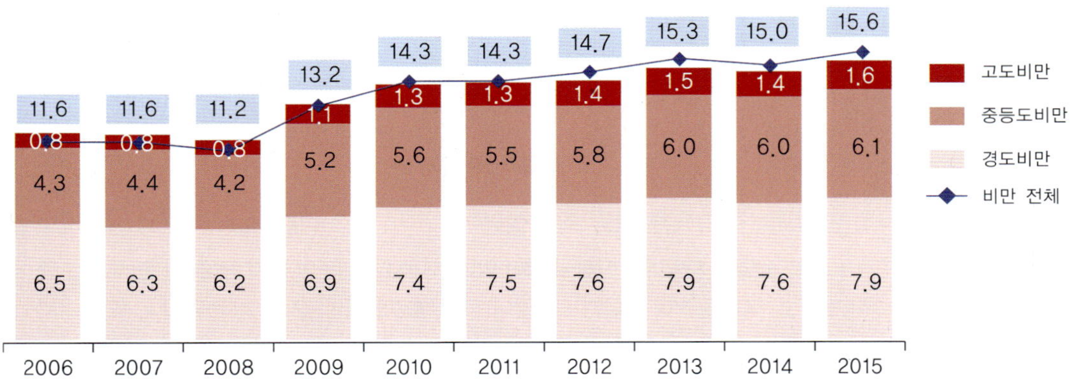

※ 산출 방식 : 측정 학생의 체중이 성별, 신장별 표준체중 대비 초과하는 정도를 백분율로 산정하여 경도비만(20~30% 미만), 중등도비만(30~50% 미만), 고도비만(50% 이상)으로 구분

- 비만율 산출(%) = (측정체중 − 표준체중) / 표준체중 ×100
- 표준체중은 질병관리본부, 대한소아과학회에서 제시한 성별·연령별 표준체중 사용

그림 2-2 우리나라 초·중·고 학생의 비만율 추이(%)

출처 : 교육부 보도자료(2016. 2. 25).

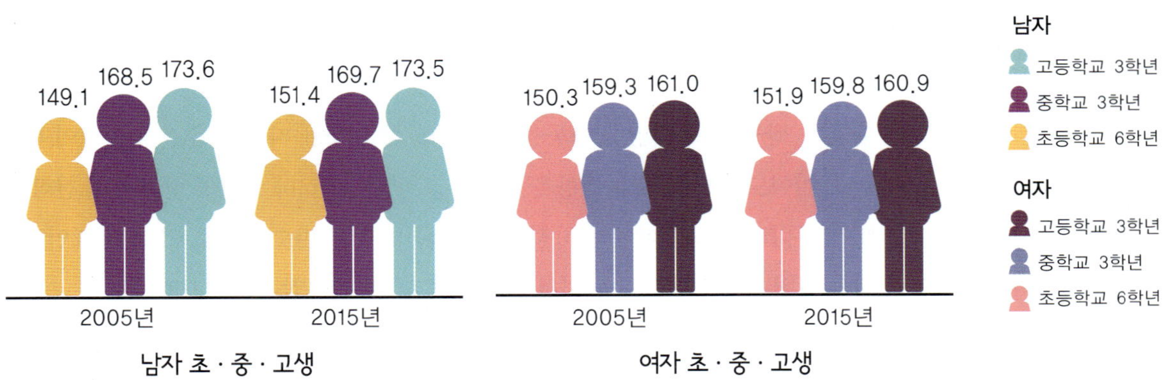

그림 2-3 우리나라 초·중·고 학생의 신장 추이(cm)

출처 : 교육부 보도자료(2016. 2. 25).

한편, 초 · 중 · 고 학생의 평균 신장은 2005~2015년 10년 사이에 초등학교 6학년은 남자 2.3cm, 여자 1.6cm 컸으며, 중학생은 남자 1.2cm, 여자 0.5cm 컸다. 그리고 고등학생은 남자, 여자 모두 0.1cm 줄었다. 따라서 아동의 비만율 증가 정도와 달리 신장은 조금씩 크거나 둔화 추세이다그림 2-3.

2. 비만의 원인

포인트 잡기 2-2

비만의 원인, '다원론 이론'으로 설명

비만의 원인은 사람마다 달라서 많이 먹어 에너지 섭취량이 많기 때문에 비만해지는 경우가 있고, 적게 움직여 에너지 소비량이 적기 때문에 비만해지는 경우도 있다. 또 에너지 섭취량과 소비량은 정상이나 에너지대사에 이상이 있어 비만이 되는 경우도 있다. 따라서 비만의 원인으로 특별한 결정 요소가 있다는 견해보다는 유전과 환경이 상호작용하여 비만이 발생한다는 '다원론 이론'이 수용되고 있다. 이 이론에 따르면 개인이 지니는 유전적 요인이 체지방의 최소량을 결정짓고, 환경적 요인인 개인의 식습관이나 신체활동량이 체지방의 최대량을 결정한다고 한다.

1) 유전

유전과 비만의 관계는 비만이 가계와 연관되어 집중 발생한다는 사실에 의해 입증되었다. 쌍둥이 및 입양한 아동을 대상으로 한 연구에 따르면 유전적 원인이 비만 발생에 적어도 30~50%의 영향을 미친다고 한다. 그러나 가족구성원은 유전적 소인뿐만 아니라 식습관이나 문화적 배경, 행동양식도 비슷하므로, 유전적 요인만을 분리하여 비만의 원인으로 규명하기는 쉽지 않다**포인트 잡기 2-3, 자료 2-2**.

포인트 잡기 2-3

비만이 유전에 의해 발생됨을 입증하는 예

❶ 예 1 : 체중고정점 이론(set point theory)

체중이나 체지방량은 개인마다 유전적으로 정해져 있어서, 신체가 이 수치를 유지하기 위해 식생활과 체내 대사율을 조절한다는 이론이다. 이 이론으로 에너지 섭취량이 상당히 변화함에도 오랫동안 안정된 체중이 유지되는 현상을 설명할 수 있다.

❷ 예 2 : 절약유전자(thrifty gene)

유전적으로 비만 체질인 사람은 에너지 섭취 · 흡수는 증가시키고, 에너지 소비는 감소시키며, 체지방 합성은 촉진시키는 절약유전자를 가지고 태어나 다음과 같이 '에너지절약형 체질'을 갖는 것으로 보고 있다.

- 에너지 섭취 · 흡수를 증가시킴 : 식사 섭취량을 증가시키고 위장운동과 위장액의 분비를 증가시키는 쪽으로 체내 대사가 이루어져 에너지 흡수율을 높임
- 에너지 소비를 감소시킴
  - 체내 에너지대사에서 낭비회로가 발달되어 있지 않음
  - 갈색지방조직에서 열을 발생시키는 능력이 저하되어 있음
  - 비만인이 건강체중인보다 같은 정도의 신체활동을 할 때 기초대사량이 낮고, 식품섭취 시 식사성 발열효과도 낮음
- 체지방 합성을 촉진시킴 : 섭취한 에너지가 체지방으로 전환되어 저장되는 비율은 비만인이 건강체중인보다 높음

❸ 예 3 : 사람의 체형

사람의 체형에는 내배엽형, 중배엽형, 외배엽형이 있으며 체형은 부모로부터 유전된다. 내배엽형은 체중과 체지방량은 쉽게 증가하나 운동을 해도 근육 형성은 잘 안 되며, 비만한 사람 중에 많다. 중배엽형은 신체 균형이 잘 이루어져 있고 골격이 큰 편이며 운동을 하면 근육 형성이 잘된다. 외배엽형은 근육량과 지방량이 적고 골격구조가 가는 체형이며 운동을 해도 근육 형성이 잘 안 된다.

미니 사전

갈색지방세포brown fat cell
영양소의 산화에 의해 나온 에너지를 ATP 형태로 전환하지 않고 열로 발산함으로써 체온을 조절하는 지방세포이다. 따라서 갈색지방세포가 발달하면 비만을 막는 데 유리하다.

백색지방세포white fat cell
흔히 말하는 지방 덩어리로 몸 안에 축적되어 있으며 에너지원으로 쓰이는 지방을 의미한다.

기초대사량basal energy expenditure, BEE
심장박동, 호흡, 체온유지 등 생명유지에 필요한 최소한의 에너지로, 1일 에너지 소비량의 60~75%를 차지한다.

식사성 발열효과(식사성 열발생에너지)thermic effect of food, TEF
영양소의 소화, 흡수, 운반, 대사, 저장을 위해 사용되는 에너지를 말하며, 혼합식사 섭취 시 이를 위해 1일 에너지 섭취량의 10% 정도가 사용된다. 식사성 발열효과는 탄수화물 · 지방 · 단백질의 열량영양소 중 단백질이 가장 높고 지방이 가장 낮으며**자료 2-4**, 시간에 따라 아침에 높고 저녁에 낮다.

자료 2-2

비만과 유전자 연구 동향

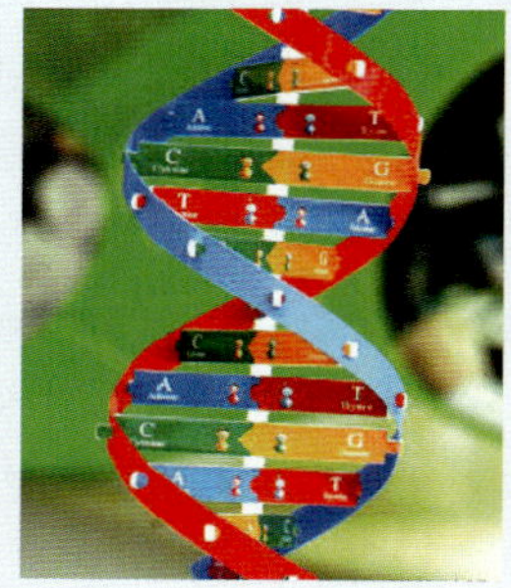

비만과 유전에 관한 연구는 과거에는 일란성쌍둥이 간의 비만 상관도, 친부모 또는 양부모와 자녀 간의 비만 상관도 등을 밝히는 데에 집중되었다. 그러나 최근에는 분자생물학을 적용한 GWAS(genome-wide association studies)가 활발해지면서 비만과 관련된 유전자에 대해 규명되고 있다.

비만 관련 유전자로 처음 발견된 것이 렙틴(leptin)이다. 렙틴은 지방세포에서 분비되는 호르몬으로서 뇌의 시상하부에 있는 렙틴 수용체와 결합하여 식욕을 억제하고 에너지 소비량을 상승시켜 비만 발생을 막는 작용을 한다. 렙틴 발견 당시 인류는 비만마저도 유전적 치료로 해결될 수 있다는 희망에 부풀었다. 연이어 식욕, 섭식, 에너지 소비, 지방대사장애 등 비만 발생요인과 관련된 비만 유전자나 염색체 부위가 수백 개가 되는 것으로 보고되었으며, 지금까지 비만 유전자로 확실하게 밝혀진 것만도 100여 개가 넘는다. 아직 이 유전자들이 비만을 설명하는 정도나 예측력에서 매우 낮지만 비만병태생리 연구 및 향후 치료제 개발에 도움이 될 것으로 예측하고 있다.

비만 관련 유전자는 독립적으로 때로는 연합적으로 기능하면서, 결코 하나가 아닌 여러 개의 유전적 인자가 서로 유기적인 관계 속에서 비만에 관여한다. 이런 사실은 우리가 단 몇 개의 비만 유전자만 발견하여 이것만 조절하면 비만을 극복할 수 있으리라는 애초의 기대감을 무너뜨렸으며, 비만 치료에 유전자를 이용하는 것이 쉽지 않은 일임을 보여주었다. 또한 동일한 비만 관련 유전자형을 가진 사람에서도 비만율이 같지 않는다는 사실에서 비만이 유전적 요인에 의해서만 발생하지 않고, 환경적 요인에 의해서도 발생한다는 점을 인식하게 되었다. 나에게도 비만 유전자가 있을까? 이에 대한 대답은 이제 그다지 중요하지 않다. 비만 유전자의 보유 여부가 실제 비만으로 이어지지 않는 경우가 많을 뿐만 아니라, 단지 하나의 유전자 때문에 비만이 될 만큼 사람의 몸은 단순하지 않기 때문이다. 이는 비만 유전자를 가지고 있는 사람이라도 적절한 식사와 운동 등 생활습관을 개선하면 건강체중을 가질 수 있음을 일깨워주어 우리에게 긴장감과 희망을 주므로 다행스럽기도 하다.

2) 환경

환경과 비만의 관계는 식생활이 풍요로워지고 신체활동량이 감소한 현대사회에서 과거에 비해 비만율이 급증한 점에 의해 입증된다. 현대인의 비만은 주로 환경적 요인에서 기인한다. 환경이 비만의 원인이 된다는 구체적인 예로 가족은 비슷한 식습관과 신체활동습관을 가지므로 체형이 비슷한 경우가 많은 점을 들 수 있다. 또 식량이 부족하거나 노동하는 사람이 많은 나라에서는 비만한 사람이 거의 없으며 직장생활, 결혼, 이민 등 생활환경이 바뀌면서 그전보다 체중이 증가하는 사람이 종종 있다는 점을 들 수 있다.

(1) 식생활

① 식사횟수

하루에 섭취하는 열량이 같아도 음식을 한두 번으로 몰아서 먹는 것이 여러 번에 걸쳐 먹는 것보다 체지방 축적량이 더 많다.

② 식사시간

같은 열량을 내는 음식이라도 아침에 먹을 때와 저녁에 먹을 때 체지방으로 쌓이는 정도는 차이가 있다. 이는 식사성 발열효과가 아침에 높고 저녁에 낮기 때문에, 같은 열량을 가지는 음식이라도 저녁에 먹으면 그만큼의 여분 에너지가 체지방으로 더 저장된다. 따라서 저녁에 폭식을 하거나 야식을 즐겨 먹을 경우에는 비만이 되기 쉽다.

③ 식사속도

비만한 사람은 식사속도가 빠르고 잘 씹지 않는 특유의 섭식행동을 갖는 경우가 많다**자료 2-3**. 식사속도가 빠르면 소화・흡수가 더디게 되어 혈당 상승이 천천히 일어나, 만복중추를 늦게 자극하므로 과식하게 된다. 식사를 할 때 너무 배가 고픈 상태에서 하면 식사속도가 빨라지고, 또 혼자서 먹을 경우 고열량 음식으로 단번에 식사를 끝내려는 경향이 있다. 따라서 가급적 너무 허기가 지지 않도록 식사횟수를 조절하며, 여럿이 함께 식사를 하는 등 식사를 천천히 하도록 해야 한다.

미니 사전

만복중추(포만중추)
시상하부의 복내측핵에 존재하며 자극 시 음식물 섭취를 억제한다.

공복중추
시상하부의 복외측핵에 존재하며 자극 시 음식물을 섭취하게 한다.

자료 2-3

'뚝딱 식사'… 비만 · 고지질혈증↑

우리나라 ○○대 교수팀은 2007~2009년에 건강검진을 받은 8,771명을 대상으로 식습관과 각종 건강지표를 비교 분석한 결과 식사시간이 짧은 군이 적절한 군보다 열량, 체중, 체질량지수가 각각 높았다고 하였다. 즉, 남성에서 식사시간이 5분 미만인 경우가 15분 이상인 경우보다 하루 평균 약 110kcal(밥 1/3공기에 해당)를 더 섭취하고, 체중은 평균 4kg 이상이 더 나갔으며, 체질량지수 역시 25kg/m^2 이상으로 비만인 경우가 많았다고 하였다. 이런 경향은 여성도 마찬가지여서, 급하게 식사를 하면 비만과 함께 이상지질혈증으로 심혈관계질환의 발생 위험을 높일 수 있으므로 주의해야 한다고 하였다.

출처 : 연합뉴스(2012. 8. 22)에서 발췌.

④ 고지방 음식 과다섭취

고지방 음식을 과다하게 섭취하면 비만해지기 쉽다. 그 이유는 우선 동일한 열량을 섭취하더라도 고지방 음식이 고탄수화물 음식이나 고단백질 음식에 비해 비만을 더 잘 일으키기 때문이다. 이는 지방은 소화 · 흡수 · 운반 · 대사 · 저장(식사성 발열효과)을 위해 섭취한 에너지의 2%만 소비하면 되나, 탄수화물과 단백질은 이를 위해 섭취한 에너지의 각각 10%와 23%를 소비하는 것에 기인한다**자료 2-4**.

또 고지방 음식은 맛이 있어 식욕 억제가 잘 안 되며, 음식이 가지고 있는 열량에 비해 부피가 작아 만복감을 늦게 느끼게 해주어 많이 먹게 되기 때문이다. 뿐만 아니라 지방은 1g당 9kcal를 생성하므로 탄수화물이나 단백질이 1g당 각각 4kcal를 생성하는 데 비해 열량이 높기 때문이다. 최근 우리나라 사람의 지방섭취량이 증가하여 지방으로부터 얻는 에너지 비율이 증가하는 추세인데그림 2-4, 이는 비만 발생률을 높이는 원인이 되고 있다.

자료 2-4

탄수화물, 지방, 단백질의 식사성 발열효과

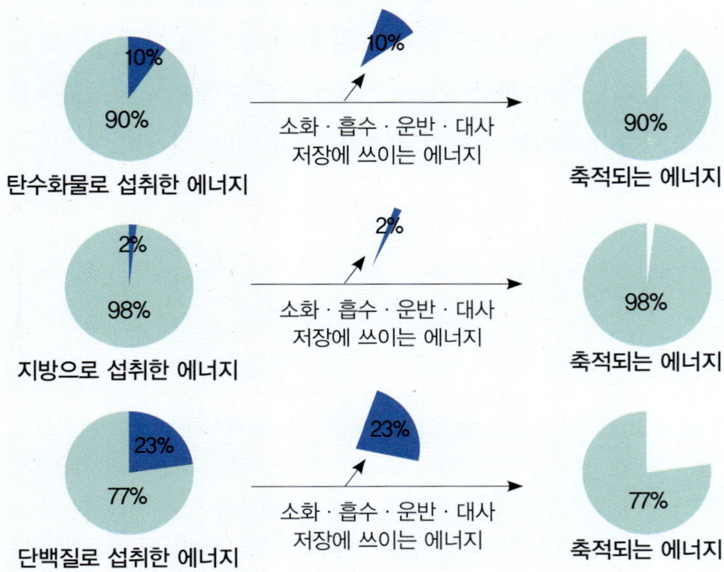

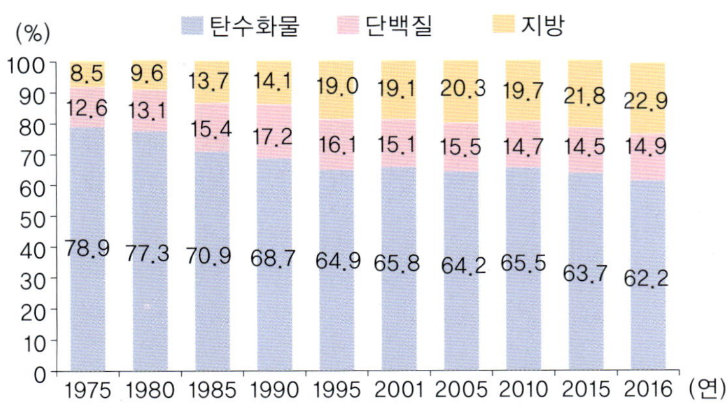

그림 2-4 **한국인의 에너지영양소 구성 비율 추이(%, 1인 1일당 평균)**

출처 : 보건복지부 외(2017).

⑤ 고당류 음식 과다섭취

당류란 식품에 자연적으로 존재하거나 식품을 가공·조리할 때 첨가한 모든 단당류와 이당류의 합을 말한다. 당류 함량이 높은 고당류 음식은 소화과정이 간단하여 혈당을 빠르게 상승시켜 인슐린 분비를 촉진하므로 지방 합성을 유발하여 체지방을 축적시킨다. 최근 당류 함량이 높은 가공식품과 외식 메뉴가 보편화됨에 따라 고당류 음식을 자주 섭취하는 경우가 증가하고 있어 비만의 원인이 되고 있다**자료 2-5**.

자료 2-5

영화관 가면 찾는 팝콘 · 콜라, '설탕 폭탄'을 사셨군요

영화를 볼 때 빠질 수 없는 또 하나의 즐거움은 바로 팝콘이다. 최근에는 캐러멜 시럽을 뿌린 팝콘 등 팝콘 종류도 다양해졌다. 그런데 영화관에서 생각 없이 팝콘과 콜라 세트를 먹었다가는 당류 섭취량이 하루 기준치를 훌쩍 뛰어넘을 수 있어 주의해야 한다. 서울시와 소비자시민모임이 2017년 4~6월 CGV, 메가박스, 롯데시네마 등 3대 영화관 내 판매 간식의 당 함량을 조사했다. 그 결과 대용량 팝콘 1개와 콜라 2잔으로 구성된 세트 메뉴를 2명이서 나누어 먹을 경우, 한 사람이 섭취하는 평균 당류 함량은 1일 기준치(100g)의 72.4%에 달하는 것으로 나타났다. 캐러멜팝콘 세트는 1인 섭취 당류 함량이 89.1g으로 1일 기준치와 큰 차이가 없었다. 결국 영화를 보면서 팝콘만 먹었을 뿐인데 1일 당류 섭취 기준치의 3분의 2 이상을 충족시키게 되는 것이다. 여기에 영화가 끝난 뒤 먹는 식사 등을 합치면 하루에 과도한 당류를 섭취하게 된다. 당류 과다섭취는 비만이나 심혈관질환 등의 위험을 높이는 요인이 된다. 따라서 영화관에서 팝콘이나 콜라를 섭취해야 하는 상황이라면, 시즈닝 맛보다는 기본 맛을 선택하고 대용량 팝콘 세트보다는 1인용을 구매해 2/3 정도만 먹는 것이 좋다.

출처 : 헬스조선(2018. 1. 4)에서 발췌.

미니 사전

식이섬유dietary fiber
식이섬유는 탄수화물의 일종으로서, 셀룰로스(cellulose), 펙틴(pectin), 검(gum) 등의 난소화성 물질이다. 식이섬유는 채소, 해조류, 과일, 곡류, 콩류 등의 식물성식품에 들어 있으며 가공상태가 아닌 자연상태로 섭취할 때 더 많이 섭취할 수 있다.

⑥ 식이섬유 섭취부족

식이섬유를 충분하게 섭취하는 지역에서는 비만이 잘 나타나지 않는 것으로 보고되었다. 이는 식이섬유는 포만감을 빨리 느끼게 하여 과식하지 않게 함으로써 열량 섭취량을 낮춰주기 때문이다. 또 식이섬유는 영양소의 흡수를 방해하므로 혈당 농도를 서서히 상승시켜 인슐린 과다분비가 일어나지 않도록 함으로써 체지방 합성이 일어나는 것을 막아준다.

⑦ 큰 크기의 1인 1회 분량 섭취

가공식품이나 패스트푸드의 1인 1회 분량portion size이 커지고 있을 뿐만 아니라, 같은 식품에 대한 1인 1회 분량도 '작은 것~큰 것'으로 등급화하고 무게당 가격은 크기가 커질수록 싼 경향이 있다. 따라서 큰 크기의 1인 1회 분량을 섭취하기 쉬운데, 특히 피자, 햄버거, 커피음료, 콜라 등의 고열량 식품을 큰 크기의 1인 1회 분량으로 섭취하면 열량을 과다섭취하게 되어 비만해지기 쉽다표 2-1.

표 2-1 | 커피음료의 1인 1회 분량에 해당하는 컵 용량과 열량

컵 크기		Short	Tall	Grande	Vinti
컵 용량		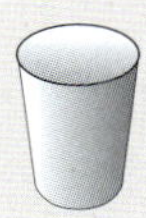 8온스 237mL	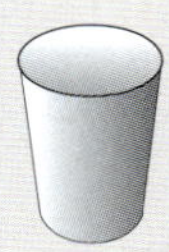 12온스 355mL	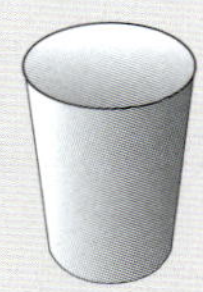 16온스 473mL	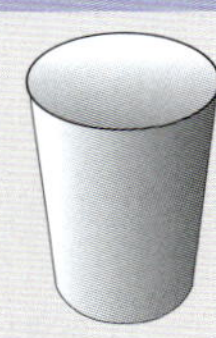 20온스 591mL
커피음료 열량 (kcal/컵)	카페모카	190	290	390	480
	화이트초콜릿모카	260	390	520	650

출처 : 스타벅스홈페이지.

(2) 신체활동

현대사회에서 비만 발생의 주원인 중 하나는 문명의 발달과 편리한 기기의 보급으로 좌식생활이 보편화됨에 따른 신체활동의 부족이다. 비만인은 적정체중을 가진 사람보다 신체활동량이 적은데, 구체적인 예로 비만인은 적정체중인보다 하루에 TV를 2시간 이상 시청하는 비율이 높게 나타났다. 신체활동량이 적을 때 비만이 될 가능성이 높은 이유는 ① 신체활동에 의한 에너지 소비량이 적고, ② 기초대사량이

미니사전

인슐린저항성insulin resistance

비만할 때 세포 내 지방량이 많아져 세포가 포도당을 세포 내로 유입하게 하는 인슐린의 작용을 받아들이지 않는 상황이다. 인슐린저항성이 높으면 포도당 내성의 손상과 이로 인한 고인슐린혈증, 대사증후군, 당뇨병, 고지질혈증, 고혈압 등의 대사교란(metabolism disorder) 현상이 나타난다.

낮으며, ③ 인슐린저항성으로 인해 인슐린 분비량이 증가해 체지방 합성이 촉진되고, ④ 체지방을 분해시키는 호르몬의 분비를 막아주어, 전반적으로 체지방이 축적되는 조건을 만들어 주기 때문이다.

3) 내분비계 이상 및 시상하부질환

(1) 내분비계 이상

비만은 갑상샘기능저하증, 인슐린 과다분비, 쿠싱증후군Cushing's syndrome 등 내분비기계 이상이 있을 때도 발생한다. 그러나 내분비계 이상에 의한 비만은 전체 비만의 1% 내외로 매우 드물다.

① 갑상샘기능저하증

갑상샘기능저하증으로 인해 갑상샘호르몬 분비량이 감소하면 체내 대사속도가 전반적으로 느려져 기초대사량이 낮아지게 된다. 따라서 갑상샘기능저하증은 에너지 소비량을 감소시키므로 체지방의 축적과 함께 부종이 나타나 비만을 초래한다.

② 고인슐린혈증

고인슐린혈증 시 과다한 인슐린이 저혈당을 유발하여 공복감을 주므로 열량 섭취를 많게 할 뿐만 아니라, 체지방 합성도 촉진하기 때문에 비만해진다.

③ 성장호르몬 결핍증

성장호르몬이 결핍된 사람은 체지방량이 증가하고 제지방량은 감소한다. 따라서 나이가 들면서 성장호르몬이 점진적으로 감소하는 것은 내장지방을 많게 하고 복부비만이 되는 원인이 된다.

④ 난소기능부전

폐경으로 인하여 난소에서 에스트로겐 합성이 감소하면, 체지방에서 에스트로겐을 합성하려는 보상작용으로 피하지방 합성이 촉진되어 비만의 원인이 된다.

⑤ 쿠싱증후군

쿠싱증후군은 뇌하수체 기능 이상으로 인해 뇌하수체에서 부신피질자극호르몬ACTH이 과잉 합성되어 부신피질을 자극하여 호르몬인 코티솔cortisol을 과잉 분비하게 함으로써 중심부 비만을 일으키는 질환이다. 증상으로는 복부와 어깨에 지방이 과도하게 축적buffalo hump되는 것과 달덩이 같은 얼굴을 들 수 있다그림 2-5.

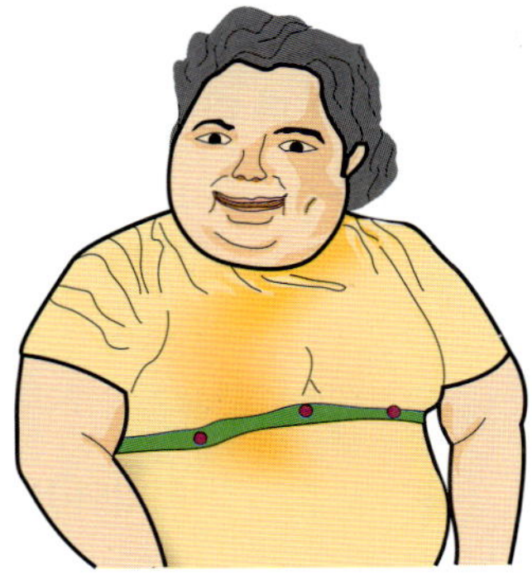

그림 2-5 쿠싱증후군

(2) 시상하부질환

뇌의 시상하부에는 공복감을 느끼게 하는 공복중추와 만복감을 느끼게 하는 만복중추가 있어 섭식을 조절한다. 시상하부에 선천적인 원인이나 외상으로 질환이 생기면, 정상적인 공복감이나 포만감을 느끼지 못해 식욕조절이 정상적으로 이루어지지 않으므로 과식하게 되어 비만해진다.

4) 약물 복용

관절염, 천식 혹은 만성 면역성 질환의 치료제로 사용되는 스테로이드 약물을 과다 복용할 때 식욕이 항진되어 비만이 유발될 수 있다. 또 일부 항우울제와 항불안제를 복용할 때도 식욕이 항진되어 체중이 증가하게 된다.

5) 심리적 요인

스트레스, 긴장, 고독감, 우울 등 심리적 불안은 과식 · 폭식 · 탐식을 하게 하여 비만을 초래한다. 즉, 심리적으로 불안할 때 먹는 일에만 집착하거나, 평소와 다른 식행동이 나타나는 경우가 많다. 또한 자녀에 대한 지나친 애정 역시 음식을 과잉으로 제공하여 자녀를 비만하게 만들 수 있다. 이 밖에도 어떤 일을 잘했을 때 초콜릿,

피자 등의 고열량 음식으로 보상해주는 경우가 있는데, 이것이 습관화되면 좋은 일이 있을 때마다 다른 방법보다는 우선적으로 고열량 음식을 찾게 되어 비만이 될 수 있다**자료 2-6**.

자료 2-6

음식의 심리적 의미와 비만

❶ 음식의 심리적 의미

우리는 음식에 심리적 의미를 부여할 때가 많다. 잘했을 때 보상으로 좋아하는 음식을 주는 것이 그 예이다. 이런 문화에 익숙해진 사람들은 스트레스로부터 벗어나고 싶을 때나 기분전환을 하고 싶을 때 음식을 찾게 되어 비만해지기 쉽다. 이때 먹는 음식은 영양보충의 수단이 아니라 자신을 달래는 쾌락의 수단이 되므로 대리식이 된다.

❷ 대리식의 대표, 불안할 때 '조마조마 먹기'와 비만

심리적으로 불안할 때 조마조마한 마음으로 음식을 마구 먹는 것을 말한다. 스트레스가 심해 이를 해소하기 위해 밤에 마구 먹는 야식증후군도 조마조마 먹기의 일종이라 할 수 있다. 밤에 먹는 많은 양의 식사는 인슐린 분비를 더욱 증가시켜 체지방 합성을 촉진하므로 비만이 되게 한다.

❸ 또 다른 대리식의 대표, '기분전환 먹기'와 비만

'기분전환 먹기'는 배고프지 않아도 기분전환을 위해 고당류 식품을 집중적으로 먹는 것을 말한다. 기분전환 먹기의 예로 저녁식사 후에 TV를 보며 자신의 답답한 마음을 달래기 위해서 아이스크림, 단 음료 한두 잔 등을 먹는 것을 들 수 있는데, 이런 습관이 반복되면 비만해진다.

3. 비만의 판정

1) 체질량지수에 의한 판정

체질량지수에 의한 비만판정은 신장 · 체중의 비에 바탕을 둔 방법으로, 세계보

표 2-2 세계보건기구 및 대한비만학회의 체질량지수에 의한 비만판정기준

구분	세계보건기구 아시아 · 태평양지역/ 대한비만학회(kg/m^2)	세계보건기구 아시아 · 태평양지역 이외의 지역(kg/m^2)
저체중	< 18.5	< 18.5
건강체중	18.5~22.9	18.5~24.9
과체중	23.0~24.9	25.0~29.9
비만	25.0~29.9	30.0~34.9
고도비만	30.0~34.9	35.0~39.9
초고도비만	≥ 35.0	≥ 40.0

출처 : 대한비만학회(2012).

건기구 아시아 · 태평양지역 및 대한비만학회는 체질량지수가 25kg/m^2 이상이면 비만으로 분류한다표 2-2. 그러나 세계보건기구는 아시아 · 태평양지역을 제외한 지역의 경우, 인종이나 성별과 관계없이 체질량지수가 30kg/m^2 이상이면 비만으로 분류한다. 이처럼 지역에 따라 비만 기준치를 달리한 것은 한국인을 포함한 아시아인의 경우 체질량지수 25kg/m^2 이하에서도 당뇨병 및 심혈관계질환 발생 위험이 증가하며, 동일한 체질량지수에서 서양인에 비해 상대적으로 복부지방과 체지방률이 높아 체질량지수 30kg/m^2 이상을 비만으로 정의할 때 동양인에서 비만 관련 건강 위험을 과소평가하게 될 우려가 있기 때문이다.

2) 체질량지수 백분위수에 의한 판정

체질량지수 백분위수에 의한 비만판정은 주로 성장기 아동에게 적용된다. 질병관리본부 등은 아동의 경우 성장도표의 체질량지수 백분위수부록 1 참조 기준으로 자신의 성별과 연령에서 85~95 백분위수 미만이면 과체중이며, 95 백분위수 이상이면 비만으로 정의하였다. 한편, 12~18세 청소년은 체질량지수가 비만 선별 기준인 '95 백분위수' 미만이더라도 성인의 비만 기준인 25kg/m^2 이상이면 향후 비만이 될 위험이 있으므로 주의가 필요하다고 하였다.

3) 상대체중(이상체중비)에 의한 판정

상대체중에 의한 비만판정은 측정체중과 표준체중의 비율에 바탕을 둔 방법으로, 상대체중이 120% 이상이면 비만으로 간주한다. 이때 표준체중은 변형된 브로카Broca법에 의하여 구한다**자료 2-7**. 아동의 표준체중은 성장도표의 해당 성별과 연령의 신장에 대해 50 백분위수 체중이며, 아동의 신장별 50 백분위수 체중은 **부록 2**에 제시되어 있다.

자료 2-7

상대체중(이상체중비)에 의한 비만판정

❶ 변형된 브로카Broca법에 의한 비만판정

- 상대체중(%) = (측정체중kg/표준체중kg) × 100
- 표준체중(kg) 구하기
  - 신장 ≥ 160cm : (신장cm −100) × 0.9
  - 신장 150∼160cm 미만 : (신장cm −150) × 0.5 + 50
  - 신장 < 150cm : 신장cm − 100
- 판정기준
  - < 90% : 저체중
  - 90∼110% 미만 : 건강(정상)체중
  - 110∼120% 미만 : 과체중
  - ≥ 120% : 비만

❷ 표준체중을 이용한 아동의 비만판정

- 표준체중

  성장도표의 성별, 연령별, 신장별 체중의 50 백분위수가 표준체중임**부록 2**
- 비만도 구하기

  비만도(%) = (측정체중 − 표준체중)/표준체중 ×100
- 판정기준

  20% 이상을 비만으로 정의하며, 이 중에서 20∼29%는 경도비만, 30∼49%는 중등도 비만, 50% 이상은 고도비만으로 분류함.

4) 허리–엉덩이둘레비 또는 허리둘레에 의한 판정

허리–엉덩이둘레비에 의한 비만판정은 남자는 0.90 이상, 여자는 0.85 이상이면 복부비만으로 간주한다. 또한 허리둘레에 의한 비만판정은 대한비만학회에서 우리나라 성인 남자는 허리둘레가 90cm(36인치) 이상, 성인 여자는 85cm(34인치)이상이면 복부비만으로 정하였다표 2–3. 대한비만학회는 2006년에 우리나라 성인 여자의 복부비만 기준치를 종전의 80cm 이상에서 85cm 이상으로 상향조정하였다. 이는 세계보건기구 아시아 · 태평양지역 성인 여자의 복부비만 기준치인 80cm 이상보다 높은데, 우리나라 성인 여자의 평균 허리둘레가 78.6cm로 기준치와 근접해 있어 재평가가 필요하였고 국내 연구결과들을 근거로 조정하게 된 것이다.

허리둘레가 큰 복부비만이 있는 경우, 체질량지수와 독립적으로 동반질환 발생률과 사망률이 증가하므로 체질량지수로 구분된 동반질환의 위험도를 한 단계 높여 관리해야 한다**자료 2–8**.

표 2–3 허리둘레에 의한 비만판정기준

구분	대한비만학회	세계보건기구 아시아 · 태평양지역	미국	유럽	일본
남자	≥ 90cm	≥ 90cm	≥ 102cm	≥ 94cm	≥ 85cm
여자	≥ 85cm	≥ 80cm	≥ 88cm	≥ 80cm	≥ 90cm

출처 : 대한비만학회(2012).

자료 2–8

체질량지수와 허리둘레에 따른 비만 동반질환 발생 위험

최근에는 체질량지수와 허리둘레를 이용하여 비만 동반질환인 당뇨병, 심혈관계질환, 뇌졸중, 암 등의 발생 위험을 예측하고 있다. 체질량지수가 같아도 허리둘레가 더 크면 비만 동반질환의 발생 위험이 높아진다.

한국인에서 체질량지수와 허리둘레에 따른 비만 동반질환 발생 위험

분류	체질량지수 (kg/m^2)	허리둘레에 따른 비만 동반질환 발생 위험	
		< 90cm(남자), < 85cm(여자)	≥ 90cm(남자), ≥ 85cm(여자)
저체중	< 18.5	낮음 (다른 질환의 발생 위험 증가)	보통
건강(정상)체중	18.5~22.9	보통	증가
과체중 • 위험체중 • 1단계 비만 • 2단계 비만	 23~24.9 25~29.9 ≥ 30	 증가 중등도 고도	 중등도 고도 매우 고도

출처 : 대한비만학회(2012).

5) 체지방량에 의한 판정

피부두겹두께측정법, 생체전기저항분석법, 이중에너지방사선흡수법, 수중체중밀도법(비중법) 등에 의해 피부두겹두께, 전기저항, 체밀도 등을 구해 공식에 대입시켜 총 체지방량과 체지방량률을 산출하여 비만을 판정한다표 2-4. 이때 피부두겹두께의 합이 95 백분위수 이상이면 비만으로 간주한다. 그리고 체지방률이 남자 25% 이상, 여자 30% 이상이면 비만으로 간주한다.

표 2-4 체지방량에 의한 비만판정기준

구분	비만판정기준
피부두겹두께 측정법	피부두겹두께의 합계 ≥ 95 백분위수
생체전기저항분석법	• 남자 체지방률 ≥ 25% • 여자 체지방률 ≥ 30%
수중체중밀도법(비중법)	

6) 내장지방면적/피하지방면적비에 의한 판정

내장지방면적/피하지방면적비에 의한 비만판정은 컴퓨터단층촬영법에 의해 내장지방면적과 피하지방면적을 각각 구한 후, 내장지방면적이 $100cm^2$이며 내장지방면적/피하지방면적비가 0.4 이상이면 내장지방형 비만으로 간주한다표 2-5.

표 2-5 내장지방면적과 피하지방면적에 의한 비만판정기준

구분	내장지방형 비만	피하지방형 비만
내장지방면적(cm^2)	≥ 100	< 100
내장지방면적/피하지방면적비	≥ 0.4	< 0.4

4. 비만의 분류

포포인트 잡기 2-4

비만의 분류

구분	비만의 종류
원인	단순비만, 증후성비만
발생 시기	소아비만, 성인비만
지방조직 형태	지방세포증식형비만, 지방세포비대형비만
지방 분포	• 상체비만(남성형비만, 사과형비만) • 하체비만(여성형비만, 서양배형비만)
지방 위치	내장지방형비만, 피하지방형비만

1) 원인에 따른 분류

비만은 원인에 따라 단순비만과 증후성비만으로 분류한다. 단순비만은 비만이 특정 질병으로 인해 발생된 것이 아니라 과식과 신체활동 부족으로 인해 발생된 것이며, 비만인의 약 95%가 이에 해당한다. 증후성비만은 비만이 내분비, 유전, 시상하부성 및 대사성 등의 원인질환에 의해 발생된 것이다.

2) 발생 시기에 따른 분류

비만은 발생 시기에 따라 소아비만juvenile-onset obesity과 성인비만adult-onset obesity으로 분류한다. 소아비만은 성장이 빠르게 이루어지는 소아기에 비만이 발생한 것으로, 지방세포 수가 급격히 늘어남과 함께 지방세포의 크기도 커진다**자료 2-9**. 소아비만이 가장 많이 나타나는 시기는 영아기, 5~6세, 사춘기이다. 일단 생긴 지방세포 수는 줄어들지 않으므로 소아비만은 성인비만으로 이행될 가능성이 높아, 소아비만은 전 생애에 걸쳐 지속적으로 건강에 불리한 영향을 미치기 쉽다. 성인비만은 성장이 이미 멈춘 성인기에 비만이 발생한 것으로, 성인기에는 나이가 들면서 기초대사량이 낮아져 에너지 소비량이 감소하므로 남자 35세 이상, 여자 45세 이후부

자료 2-9

소아비만과 성인비만의 지방세포 크기와 총 지방세포 수 비교

구분	지방세포 크기(μg지방/세포)	총 지방세포 수(×10^9)
건강(정상)체중	0.66 ± 0.06	26 ± 6.8
소아비만	0.90 ± 0.05	85 ± 6.9
성인비만	0.98 ± 0.14	62 ± 4.2
감량비만	0.45 ± 0.05	62 ± 5.3

출처 : 홍희옥 외(2011).

터 체지방이 축적되기 쉽다. 성인이 되어 비만이 된 경우에는 지방세포 크기가 20배까지 증가한다. 그러나 성인이 된 후에 비만해져도 체지방 증가량이 30kg 이상을 넘어서면, 지방세포 크기가 커지다 못해 분화됨으로써 지방세포 수도 늘어나는 형태를 보인다. 성인비만은 소아비만과 비교했을 때 일반적으로 지방세포 수는 늘어나지 않고 지방세포 크기만 커진 상태이므로 체중조절에 따른 체중감량 성공률이 높고 재발 위험이 낮다.

3) 지방조직 형태에 따른 분류

비만은 지방조직 형태에 따라 지방세포증식형비만hyperplastic obesity과 지방세포비대형비만hypertrophic obesity으로 분류한다그림 2-6. 지방세포증식형비만은 지방세포 수와 크기가 같이 증가해 생긴 비만이며, 주로 소아비만이 이에 해당된다. 지방세포비대형비만은 지방세포 크기가 증가해 생긴 비만이며, 주로 성인비만이 해당된다.

지방세포는 먼저 각 부위의 세포 크기가 0.7~0.8㎍/세포까지 증대된 후에 세포 수가 증가한다. 지방세포 수는 생후 1년간 급속히 증가한 후 정체하다가 다시 사춘기에 집중적으로 증가하며, 성인기 이후에는 지방세포 크기가 증대된다. 정상인의 지방세포 수는 200억~300억 개인 데 반해, 비만인은 정상인의 3~5배나 되는 지방세포 수를 가지고 있다.

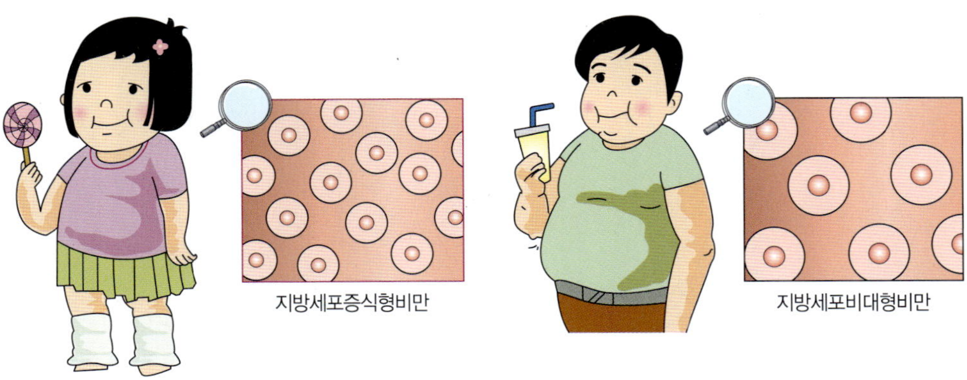

그림 2-6 지방세포증식형비만과 지방세포비대형비만

4) 지방분포에 따른 분류

최근 들어 체지방량뿐만 아니라, 체지방분포 형태가 각종 질병 발생에 영향을 미치는 중요한 인자임이 밝혀짐에 따라 체지방분포와 비만 동반질환의 관계가 중요시되고 있다. 비만은 체지방분포에 따라 상체비만upper body obesity(남성형비만android obesity, 사과형비만, 복부비만, 중심성비만)과 하체비만lower body obesity(여성형비만gynoid obesity, 서양배형비만)으로 분류한다그림 2-7.

상체비만은 허리 위쪽, 특히 복부에 지방이 축적된 것이며 주로 남성에게 많이 나타난다. 남성은 특징적으로 지방이 복부에 저장되는데, 이는 남성호르몬인 테스토스테론testosterone의 영향이다. 상체비만은 관상동맥질환(심장병), 뇌졸중, 고지질혈증, 고혈압, 당뇨병 등의 발생 위험을 높인다.

하체비만은 허리 아래쪽, 특히 엉덩이나 다리에 지방이 쌓인 것이며, 주로 여성에게 나타난다. 여성은 특징적으로 지방이 몸 아래쪽에 저장되는데, 이는 여성호르몬인 에스트로겐estrogen과 프로게스테론progesterone의 영향이다. 엉덩이나 다리에

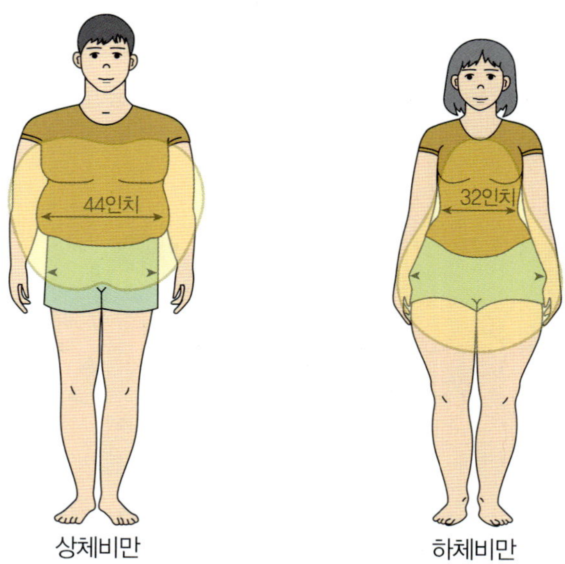

그림 2-7 **상체비만과 하체비만**

출처 : Byrd-Bredbenner C et al.(2013).

분포하고 있는 지방세포 효소는 복부에 분포하고 있는 지방세포 효소에 비해 활성이 크지 않아 다이어트나 운동 프로그램에 잘 반응하지 않으므로, 하체비만은 상체비만보다 체중조절이 더 힘들다.

5) 지방 위치에 따른 분류

비만은 체지방이 주로 어디에 분포되어 있느냐에 따라, 컴퓨터단층촬영 결과 지방이 복강 내 장기 주위에 주로 있으면 내장지방형비만으로, 복벽에 주로 있으면 피하지방형비만으로 분류한다그림 2-8. 복부 내장지방은 복부 피하지방보다 지방 분해효소 활성이 높아 유리지방산을 상대적으로 많이 방출하여 혈액의 중성지방 수치를 올리고 체내 인슐린 활동을 방해하여 비만 동반질환의 발생 위험을 높인다**자료 2-10**. 따라서 내장지방형비만은 피하지방형비만보다 건강상 더욱 문제시되고 있다.

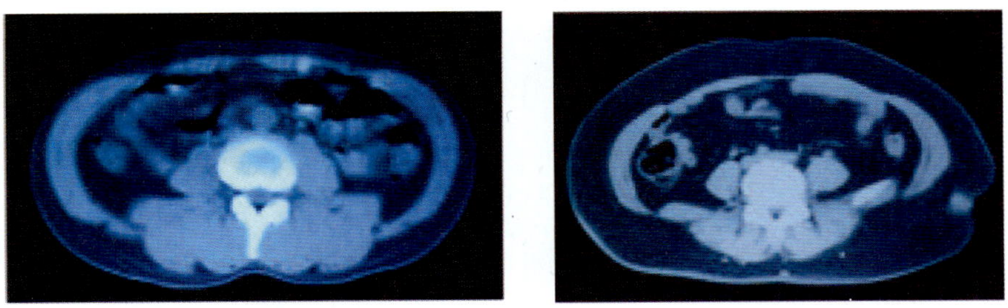

내장지방형비만 피하지방형비만

그림 2-8 내장지방형비만과 피하지방형비만

자료 2-10

내장지방형비만과 비만 동반질환

내장지방형비만 시 내장지방에서 유리지방산의 방출이 증가하고 간에서 중성지방의 합성이 증가하면서, 혈액의 중성지방과 LDL-콜레스테롤 함량이 높아지고 HDL-콜레스테롤 함량이 낮아진다. 따라서 내장지방형비만은 비만 동반질환인 고지질혈증, 당뇨병 등에 대한 발생 위험을 높인다.

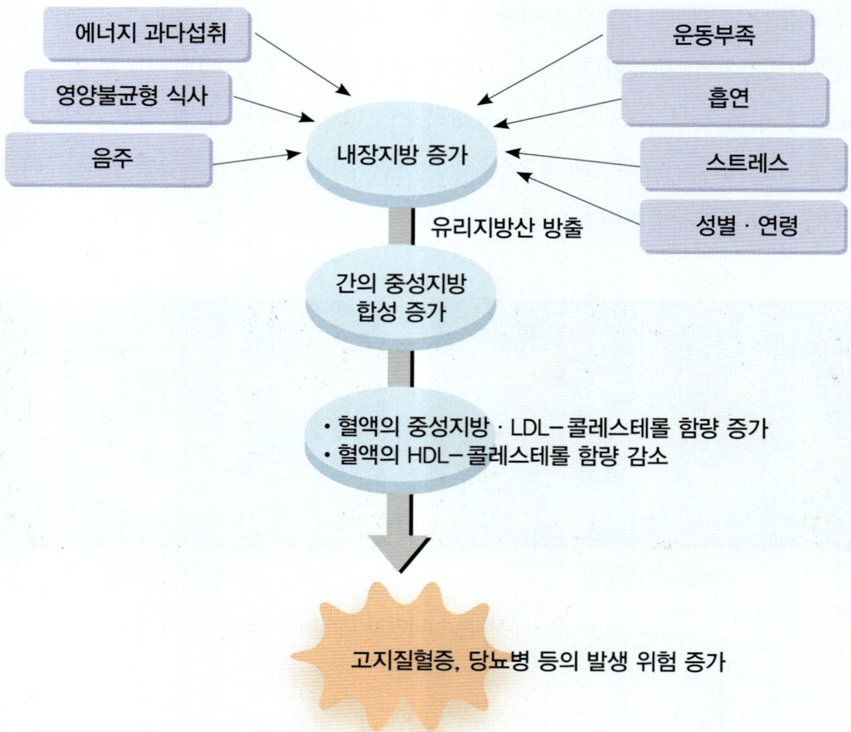

출처 : 박태선 외(2011).

CHAPTER 2 다 시 보 기

비만

비만은 체지방이 과다하게 축적된 상태로 섭취 에너지가 소비 에너지보다 많을 때 잉여의 에너지가 체지방으로 전환 · 축적되어 발생한다.

비만의 원인

비만은 유전, 환경(식생활, 신체활동), 내분비기계 및 시상하부질환, 약물복용, 심리적 요인 등의 다양한 원인에 의해 발생하며, 현대사회의 비만은 주로 환경적 요인에 의해 발생한다.

비만의 판정

구분	비만판정기준
체질량지수	세계보건기구 아시아 · 태평양지역 ≥ 25kg/m^2
체질량수 백분위수	성장기 아동 ≥ 95 백분위수
상대체중(이상체중비)	≥ 120%
허리-엉덩이둘레비	남자 ≥ 0.90, 여자 ≥ 0.85
허리둘레	성인 남자 ≥ 90cm(36인치), 성인 여자 ≥ 85cm(34인치)
피부두겹두께측정법	≥ 95 백분위수
생체전기저항분석법	체지방률 : 남자 ≥ 25%, 여자 ≥ 30%
수중체중밀도법(비중법)	
내장지방면적/피하지방면적비 • 내장지방면적 • 내장지방면적/피하지방면적비	내장지방형비만 ≥ 100cm^2, 피하지방형비만 < 100cm^2 내장지방형비만 ≥ 0.4, 피하지방형비만 < 0.4

: 비만의 분류

구분	비만의 종류
원인	단순비만, 증후성비만
발생 시기	소아비만, 성인비만
지방조직 형태	지방세포증식형비만, 지방세포비대형비만
지방 분포	상체비만(남성형비만, 사과형비만), 하체비만(여성형비만, 서양배형비만)
지방 위치	내장지방형비만, 피하지방형비만

CHAPTER 2 연구문제

01 다음 중 체질량지수(kg/m^2)에 따른 비만판정기준으로 바르게 짝지은 것은?

① 한국 – 23 이상, 미국 – 25 이상　② 한국 – 23 이상, 미국 – 28 이상
③ 한국 – 25 이상, 미국 – 30 이상　④ 한국 – 25 이상, 미국 – 35 이상

02 다음 중 비만의 유전적 원인이 아닌 것은?

① 부모와 자녀의 비만 간에 상관성이 높다.
② 유전적 원인이 비만 발생에 30~50% 정도 영향을 미친다.
③ 절약유전자를 가지고 있는 경우 비만이 될 확률이 낮아진다.
④ 유전적으로 비만 체질인 경우 갈색지방조직에서 열 발생능력이 떨어진다.

03 다음 중 비만의 환경적 원인에 대한 설명 중 틀린 것은?

① 식사속도가 빠르면 포만중추의 자극이 늦어진다.
② 당류가 많이 함유된 음식은 빠르게 흡수되어 혈당을 높인다.
③ 탄수화물이 지방보다 식사성 발열효과에 의한 에너지 소비량이 적다.
④ 같은 음식을 먹어도 저녁에 먹는 것이 식사성 발열효과에 의한 에너지 소비량이 적어 살이 찐다.

04 다음 중 내장지방형비만의 판정기준으로 바르게 짝지은 것은?

① 내장지방면적이 50cm^2 이상, 내장지방면적/피하지방면적이 0.2 이상이다.
② 내장지방면적이 50cm^2 이상, 내장지방면적/피하지방면적이 0.4 이상이다.
③ 내장지방면적이 100cm^2 이상, 내장지방면적/피하지방면적이 0.2 이상이다.
④ 내장지방면적이 100cm^2 이상, 내장지방면적/피하지방면적이 0.4 이상이다.

05 다음 중 비만 분류에 대한 설명 중 틀린 것은?

① 성인기에는 아무리 살이 많이 쪄도 지방세포의 크기만 증가할 뿐이다.
② 상체비만은 남성에게서 많이 발생하고 하체비만은 여성에게서 많이 발생한다.
③ 소아비만은 지방세포 수와 크기가 급증하여 성인비만으로 이행될 가능성이 높다.
④ 복부 내장지방은 지방분해효소 활성이 크므로 내장지방형비만은 질병 발생 위험이 높다.

정답 1. ③ 2. ③ 3. ③ 4. ④ 5. ①

CHAPTER 3

비만과 질병

시작하며 생각하기

세계보건기구는 비만을 당뇨병, 이상지질혈증, 고혈압 등의 질병에 걸릴 위험과 이로 인한 사망률을 높이는 질병으로 규정하였다. 뿐만 아니라 비만은 자아존중감을 낮춰 심리적 질환을 유발하기도 하므로, 비만은 대부분의 질병 발생과 강한 연관성을 가진다. 따라서 이 장에서는 비만과 질병의 관계를 체계적으로 학습하여 건강증진을 위한 비만관리의 중요성을 인식하는 기반을 마련하도록 한다.

CHAPTER

3

1. 비만과 대사증후군
2. 비만과 제2형 당뇨병
3. 비만과 심혈관계질환
4. 비만과 고혈압
5. 비만과 암
6. 비만과 통풍
7. 비만과 기타 질환

과체중 또는 비만은 현대인의 주요 사망 원인질환인 암, 심혈관계질환 등의 발생에 공통적으로 관련되어 있으며, 평균 수명을 6~7년 단축시킨다는 점에서 더욱 문제시되고 있다**포인트 잡기 3-1, 자료 3-1**. 비만이 질병 발생에 미치는 영향은 비만 발생 시기가 이를수록 크므로 생애 초기부터 건강체중을 갖기 위한 노력을 기울여야 한다.

포인트 잡기 3-1

비만과 동반질환 발생 위험

매우 높음(위험 ≥ 3배)	중등도 높음(위험 2~3배 미만)	약간 높음(위험 1~2배 미만)
인슐린 비의존성 당뇨병	관상동맥성 심장질환	암(유방암, 자궁내막암, 대장암)
담낭질환	중풍	생식호르몬 이상
이상지질혈증	고혈압	다낭종성 난소증후군
인슐린저항(당뇨병)	골관절염(슬관절)	수정 이상
수면무호흡증	고요산증, 통풍	요통

출처 : WHO(1997).

자료 3-1

비만 · 질병 · 수명의 관계

• 비만이 발생 위험을 높이는 질병

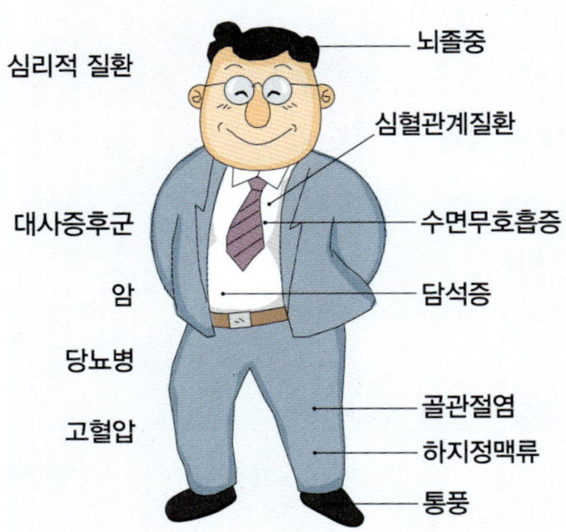
심리적 질환
뇌졸중
심혈관계질환
대사증후군
수면무호흡증
암
담석증
당뇨병
고혈압
골관절염
하지정맥류
통풍

• 비만과 수명

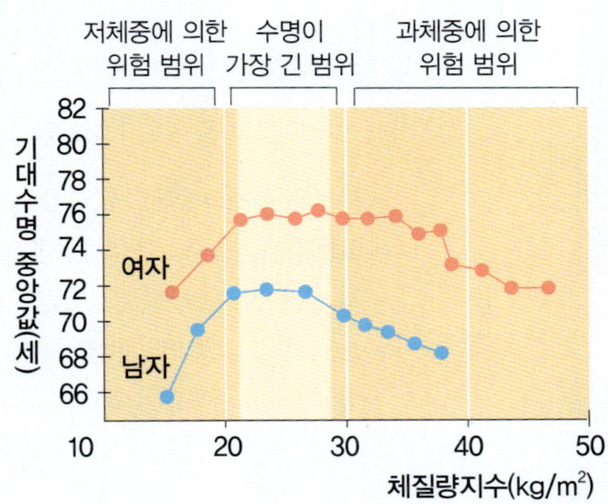

출처 : Ernsberger P(1989).

1. 비만과 대사증후군

대사증후군metabolic syndrome은 체지방 증가, 혈압 상승, 혈당 상승, 혈중 지질 이상을 한 사람이 동시 다발적으로 가지고 있는 경우를 말하며, 대사증후군 시 뇌심혈관계질환의 발생 가능성이 매우 높아진다. 대사증후군의 진단기준에는 세계보건기구, 미국 국가콜레스테롤 교육프로그램NCEP-ATP III, The Third Report of National Cholesterol Education Program Expert Panel on Detection, Evaluation, and Treatment of High Blood Cholesterol in Adults 및 국제당뇨재단International Diabetes Federation, IDF의 기준이 있다. 우리나라에서는 NCEP-ATP III의 진단기준을 중심으로 복부비만기준인 허리둘레 기준치를 한국인에게 적합하게 변경하여 사용하고 있다. 즉, 복부비만, 고중성지방혈증, 저HDL-콜레스테롤혈증, 높은 혈압, 혈당장애의 5가지 중 3가지 이상을 가진 경우를 대사증후군으로 정의하였다**포인트 잡기 3-2**. NCEP-ATP III의 대사증후군 진단기준은 비만의 지표로 체질량지수가 있지만 복부비만이 인슐린저항성과 대사증후군에 상관관계가 더 큰 점을 강조하여 비만 지표를 허리둘레로 단순화시킨 점과 복부비만을 기존의 다른 위험인자인 이상지질혈증, 높은 혈압 및 혈당장애 등과 동등한 비중을 두었다는 점에서 특징적이다.

대사증후군의 주요 병리 기전은 인슐린저항성이어서 인슐린저항성 증후군insulin

포인트 잡기 3-2

NCEP-ATP III를 적용한 우리나라 대사증후군 진단기준

아래 5가지 조건 중 3가지 이상을 가지면 대사증후군으로 진단함

- 복부비만(허리둘레) : 남자 90cm 이상, 여자 85cm 이상
- 고중성지방혈증 : 중성지방 150mg/dL 이상
- 저HDL-콜레스테롤혈증 : 남자 40mg/dL 이하, 여자 50mg/dL 이하
- 높은 혈압 : 130/85mmHg 이상
- 혈당장애 : 공복혈당 100mg/dL 이상 또는 당뇨병 과거력 또는 약물복용

출처 : 국가건강정보포털홈페이지.

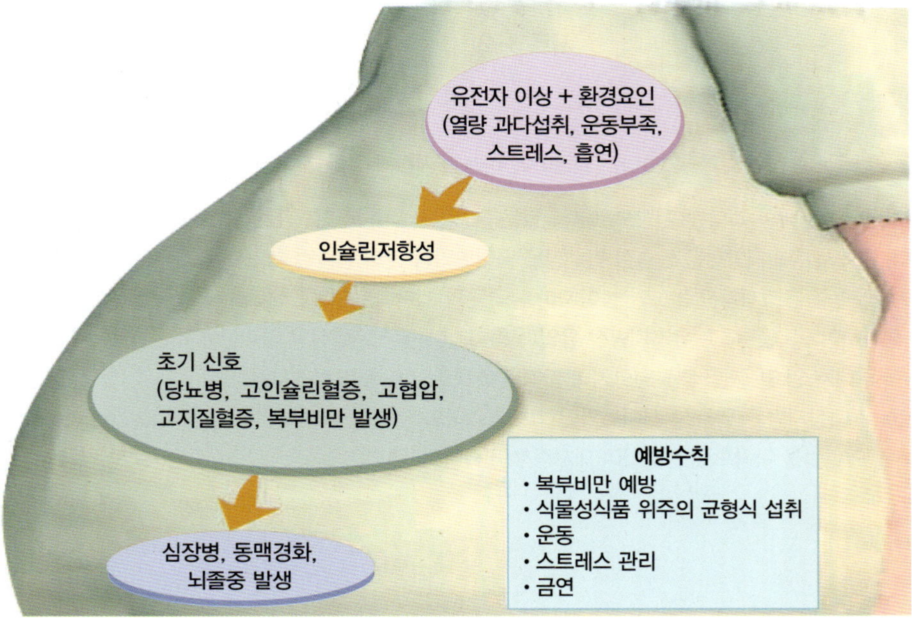

그림 3-1 대사증후군의 발생과 건강 위험

resistance syndrome이라고도 불렸다. 인슐린저항성이란 세포 내의 과다한 지방 때문에 세포가 포도당을 세포 내로 유입하게 하는 인슐린의 작용을 받아들이지 않음으로써 더 많은 인슐린이 분비되어 고인슐린혈증 상태가 유지되는 것을 말한다. 인슐린저항성이 발생하면 고인슐린혈증, 제2형 당뇨병, 고지질혈증, 고혈압이 동시에 나타나는 대사증후군이 유발되어, 각 질병을 단독으로 가질 때보다 여러 질병 발생 위험이 높아지는 고위험군이 된다그림 3-1. 즉, 대사증후군이 있는 사람은 대사증후군이 없는 사람보다 심장병이나 뇌졸중이 발생할 확률이 3배, 이로 인한 사망률이 2배 더 높은 것으로 알려졌다.

대사증후군은 근래 전 세계적으로 빠른 속도로 증가하여 유행병의 양상을 띠고 있다. 우리나라 30세 이상 건강검진 수검자 4명 중 1명이 대사증후군이며, 비만 인구가 늘어나면서 대사증후군도 늘어나고 있다. 연령에 따라서는 40~50대 남성과 폐경 후 여성에게 많다.

대사증후군의 바탕이 되는 인슐린저항성은 유전과도 관련이 있으나, 주로 비만,

자료 3-2

복부비만과 대사증후군

복부비만은 인슐린저항성의 결과라기보다는 원인이며, 아래의 기전에 의해 대사증후군 발생 위험을 높인다.

- 복부비만 시 복강 내의 과다한 지방으로부터 많은 양의 유리지방산이 간문맥으로 방출되어 간으로 유입된다. 간에서 유리지방산은 인슐린 감수성을 떨어뜨리며 간의 인슐린 제거도 감소시킨다.
- 복부비만 시 혈중 유리지방산 농도가 높아지며 골격근의 지단백질분해효소(lipoproteinlipase, LPL)의 활성이 증가하여 골격근 내로 유리지방산 유입이 증가한다. 유리지방산은 골격근에서 인슐린 수용체 등에 영향을 미쳐 인슐린저항성을 일으키며 골격근의 포도당 이용을 감소시킨다.
- 복부비만 시 내장지방은 염증성 사이토카인과 플라스미노겐 활성 억제제-1(plasminogen activator inhibitor-1, PAI-1)을 다량으로 분비하여 대사증후군을 악화시킨다.

출처 : 한지혜(2006) ; 이우재(2009).

특히 복부비만과 관련성이 높다**자료 3-2**. 한국 성인의 비만도를 저체중, 적정체중, 과체중, 비만, 고도비만으로 구분할 때 비만도가 증가함에 따라 대사증후군 발생률이 유의한 선형관계를 보이며 급증하였다그림 3-2. 그리고 한국인의 경우 비만 정도

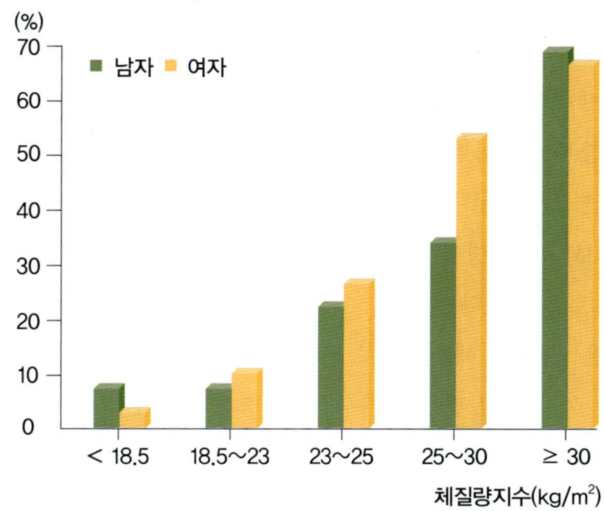

그림 3-2 우리나라 성인의 비만도와 대사증후군 발생(1998 국민건강영양조사)

출처 : 대한비만학회(2002).

가 그다지 심하지 않은 때에도 대사증후군 발생 위험이 높게 나타났다. 따라서 대사증후군을 예방·치료하려면 비만, 특히 복부비만을 막는 것이 필요하다.

2. 비만과 제2형 당뇨병

당뇨병diabete mellitus은 혈액 중에 포도당(혈당) 농도가 높아서 소변으로 포도당이 배출되는 질환이며, 공복 시 혈당치 126mg/dL 이상, 식후 2시간 혈당치 200mg/dL 이상일 때이다**자료 3-3**. 당뇨병은 췌장에서 인슐린을 합성·분비하는 능력이 감소하여 발생하는 제1형 당뇨병(인슐린 의존성 당뇨병, 소아 당뇨병)과 인슐린이 어느 정도 합성·분비되나 포도당이 세포 속으로 들어가지 못하는 인슐린저항성 때문에 발생하는 제2형 당뇨병(인슐린 비의존성 당뇨병, 성인 당뇨병)으로 나눈다.

당뇨병의 대표 증상은 '다뇨', '다음', '다식'이다. '다뇨'는 소변을 자주 보는 것인데, 혈당이 높아지면 소변으로 당이 빠져나가게 되고 이때 포도당이 다량의 물을 끌고 나가기 때문에 생긴다. '다음'은 물을 많이 마시는 것인데, 소변을 자주 보아 체내 수분을 잃기 때문에 생긴다. '다식'은 많이 먹는 것인데, 섭취한 음식이 소화되어 만들어진 포도당이 소변으로 빠져나가 공복감이 심해지기 때문에 생긴다.

전체 당뇨 환자의 90%를 차지하는 제2형 당뇨병의 위험요인은 유전, 연령, 성별, 비만, 스트레스, 운동부족 등이다. 이 중 비만은 당뇨병의 주요 위험요인인데**자료**

자료 3-3

한국인의 당뇨병 발생률

최근 우리나라의 당뇨병 인구가 늘고 있는데, 이는 과식, 운동부족, 스트레스 증가 때문이다. 국민건강통계에 따르면 우리나라 30세 이상 성인의 당뇨병 유병률은 남녀 평균 2001년 8.7%, 2010년 9.7%, 2016년 13.0%로 증가추세이며, 나이가 들면서 당뇨병 발생률이 높아져 2016년도에 남자는 50대부터, 여자는 60대부터 17~30% 수준으로 높았다.

자료 3-4

인슐린저항성, 비만과 당뇨병

• 인슐린저항성

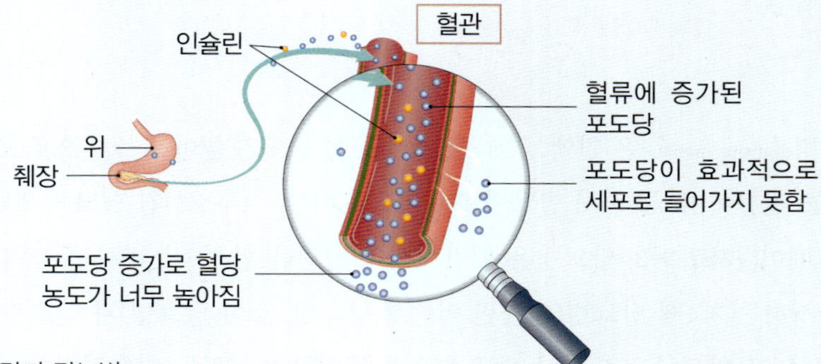

• 비만과 당뇨병

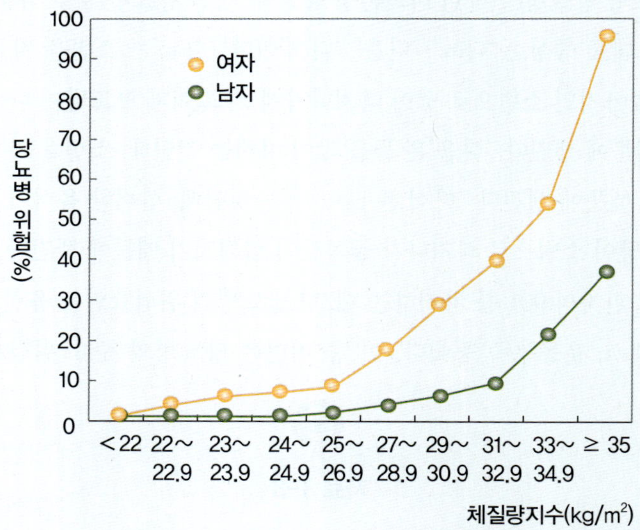

출처 : Uniliver Health Institute Symposium Series. Weight Management.

3-4, 제2형 당뇨병 환자의 대부분이 과체중 이상이라는 점이 이를 입증한다. 또 국민영양조사 결과 체질량지수가 25kg/m^2 이상인 비만군과 25kg/m^2 미만인 적정체

중군의 당뇨병 발생 위험은 각각 2.0, 1.0이어서, 비만군이 적정체중군보다 당뇨병 발생 위험이 2배 높았다. 비만과 제2형 당뇨병의 관계는 비만이 단독으로보다는 비만·유전·인슐린저항성·인슐린 분비장애의 상호 연관 속에서 이루어지는 것으로 보고 있다.

제2형 당뇨병 환자가 체중을 감량하면 인슐린을 합성하는 췌장세포를 정상으로 회복시키지는 못하더라도, 혈당조절에 도움이 되고 혈당강하제의 복용량을 낮춰주므로 비만관리는 당뇨병의 예방·치료를 위해 필요하다.

3. 비만과 심혈관계질환

심혈관계질환cardiovascular disease은 심장에 분포되어 있는 혈관이 막히거나 그 혈관에서 혈액순환이 잘 안 되어 생기며 심장병, 죽상동맥경화증, 뇌혈관질환, 고혈압을 포함하는 질환군이다. 이런 일련의 질환이 발생하는 것은 혈중 지질 이상 시 혈전이 생성되며, 또 동맥벽에 지질이 쌓이면서 플라크(죽상종)가 형성되어 동맥의 내강이 좁아지고 탄력성을 잃게 되는 죽상동맥경화증이 유발되면서 체내 곳곳의 혈액순환을 어렵게 하거나 막기 때문이다**자료 3-5**.

우리나라 사망원인 통계에 따르면 2015년 한국인의 사망원인 중 뇌혈관질환, 심장질환, 고혈압성질환 등 순환계통의 질환에 의한 사망률이 총 34%이어서 신생물(암)45%에 이어 2위를 차지하였다그림 3-3. 뇌심혈관계질환은 남자의 경우 중년층에서, 여자의 경우 폐경기 이후에 발생 위험이 증가하나, 최근에는 이런 발생 양상이 급격하게 변화하고 있다.

비만한 경우 고혈압, 당뇨병의 유발과 함께 이상지질혈증이 동반되어 심혈관계질환 발생 위험이 높다. 국민건강조사에 따르면, 한국인에서 체질량지수가 25kg/m^2 이상인 비만 집단은 25kg/m^2 미만인 적정체중 집단보다 고중성지방혈증, 고콜레스테롤혈증, 저HDL-콜레스테롤혈증**자료 3-6**의 발생 위험이 각각 2.4배, 2.3배, 2.2배 높았다표 3-1. 또 남성에서 허리-엉덩이둘레비가 0.98 이상인 군이 0.89 미만인 군

미니 사전

혈전thrombus
혈전은 혈액의 점성이 높아지면서 생긴 크고 작은 혈액 덩어리이다. 혈관에 혈전이 생기면 혈액 흐름이 방해받아 심혈관계질환이 유발된다.

레드 서클 캠페인
뇌심혈관계질환 예방과 관리를 위한 건강 캠페인의 심벌로 건강한 혈관을 상징적으로 표현한 것이다. Red '혈액', '건강' + Circle '순환', '긍정' → '건강한 혈관' 상징화

자료 3-5

비만과 심혈관계질환

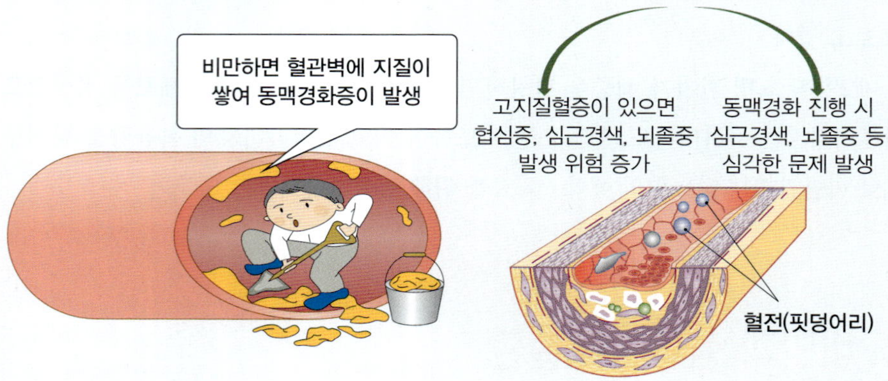
비만하면 혈관벽에 지질이 쌓여 동맥경화증이 발생
고지질혈증이 있으면 협심증, 심근경색, 뇌졸중 발생 위험 증가
동맥경화 진행 시 심근경색, 뇌졸중 등 심각한 문제 발생
혈전(핏덩어리)

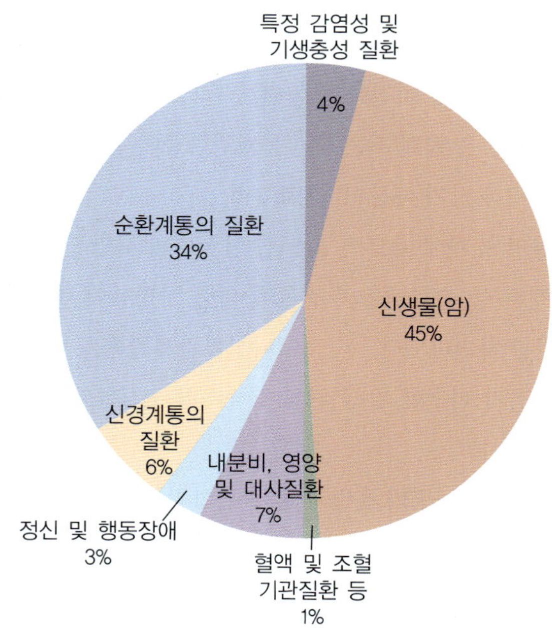

그림 3-3 한국인의 주요 사망원인

출처 : 2015 사망원인통계연보(2016). 국가통계포털.

자료 3-6

한국인의 이상지질혈증 진단 기준(mg/dL)

구분	중성지방	총콜레스테롤	LDL-콜레스테롤	HDL-콜레스테롤
높음	≥ 200	≥ 240	≥ 160	낮음 ≤ 40
경계치	150~199	200~239	130~159	높음 ≥ 60
정상	< 150	< 200	정상 : 100~129 (적정 : < 100)	

출처 : 한국지질 · 동맥경화학회 치료지침제정위원회(2015).

보다 뇌졸중 발생률이 약 2배 높았다. 특히, 비만은 여러 위험인자 중에서 심혈관계질환의 독립 위험인자로 밝혀질 만큼 심혈관계질환과 밀접한 관계가 있다.

심혈관계질환의 위험요인은 비만 이외에 고령, 여성의 폐경, 이상지질혈증, 고혈압, 당뇨병, 동맥경화성 식사(열량 과다섭취, 고포화지방 · 저채소류 · 저과일류 · 저전곡류 식사), 신체활동 부족, 흡연 등이 있다. 따라서 심혈관계질환을 예방 · 치료하려면 건강체중을 갖는 것이 중요하며, 이와 함께 식물성식품 위주에 동물성식품을 곁들인 균형 식사, 적극적 신체활동 및 금연으로 고혈압, 당뇨병, 혈중 지질 농도를 잘 다스리는 것이 필요하다.

표 3-1 비만과 이상지질혈증

구분	고중성지방혈증		고콜레스테롤혈증		저HDL-콜레스테롤혈증	
	발생률(%)	OR	발생률(%)	OR	발생률(%)	OR
적정체중(체질량지수 < 25kg/m^2)	12.2	1.0	10.5	1.0	20.7	1.0
비만(체질량지수 ≥ 25kg/m^2)	26.2	2.4	21.0	2.3	37.7	2.2

* OR(odds ratio) : 비만일 때 적정체중과 비교 시 이상지질혈증 발생 위험

출처 : 질병관리본부 보도자료(2011. 11. 11).

4. 비만과 고혈압

혈압은 심장이 수축과 이완을 하면서 우리 몸에 혈액을 공급할 때 혈관에 미치는 압력이다. 고혈압hypertension은 혈압이 정상 이상으로 지속적으로 상승되어 있는 상태로, 수축기혈압/확장기혈압이 140/90mmHg 이상일 때이다. 고혈압은 혈압을 상승시키는 원인이 명확하지 않은 일차성 고혈압본태성 고혈압과, 신장질환 등 일차적 질환에 의해 혈압이 상승되는 이차성 고혈압속발성 고혈압으로 나눈다. 고혈압은 그 자체가 사망원인은 아니지만, 치료되지 않을 때 뇌출혈, 심장병, 신장병 등의 합병증을 초래하여 높은 치사율을 보이는 원인질환이므로, 혈압관리는 매우 중요하다.

고혈압 환자의 95%를 차지하는 일차성 고혈압의 원인은 유전, 고령, 부적절한 식생활열량 · 나트륨 과다섭취, 칼륨 · 마그네슘 · 칼슘 부족섭취, 과음, 신체활동 부족, 비만, 스트레스, 질병나트륨 배설 조절 이상, 교감신경계 과민 등이다. 이 중 비만은 고혈압 발생 위험을 높이는 주요 요인이다. 비만과 고혈압 간에 양의 관계가 있음은 체지방량이 10% 증가하면 수축기혈압이 6mmHg, 이완기혈압이 4mmHg 높아진다는 보고가 뒷받침하고 있다. 또 허리둘레가 남자 102cm 이상, 여자 88cm 이상인 군은 적정체중군에 비해 고혈압 발생 위험이 2배 높았다. 뿐만 아니라 비만의 흔한 동반질환이 고혈압으로 나타났는데, 심한 비만환자의 60%가 고혈압을 가지고 있었다.

비만이 고혈압 발생 위험을 높이는 주요 기전은 ① 체지방조직 증가에 따르는 순환 혈액량 증가로 심박출량 증가, ② 교감신경계 활성화, ③ 인슐린저항성 증대로 고인슐린혈증이 유발되어 신장에서 나트륨 재흡수가 증가함으로써 체액량 증가, ④ 고지질혈증이나 동맥경화증이 유발되어 혈액 흐름 장애 및 혈관벽의 구조적 변화 초래 등이다. 비만 시 이런 기전이 종합적으로 작용하여 혈관벽에 미치는 압력이 증대되어 고혈압 발생 위험이 높아진다.

고혈압을 예방 · 치료하려면 건강체중 유지, 나트륨 섭취 저감화, 절주, 규칙적인 운동 실시, 스트레스를 줄이는 등의 노력을 꾸준히 해야 한다. 특히, 체중감량은 혈압 저하와 밀접한 관련이 있는데, 고혈압 환자가 건강체중보다 10% 과체중인 경우

자료 3-7

한국인의 고혈압 발생률

국민건강통계에 따르면 우리나라 30세 이상 성인의 고혈압 유병률은 남녀 평균 2001년 29.3%, 2005년 27.7%, 2010년 26.6%, 2016년 33.5%로 나타났다. 그리고 본 조사에서 성인의 연령이 많아짐에 따라 고혈압 발생률이 남녀 모두 가파르게 증가하여, 2016년에 남녀 모두 60대 이후에 65% 이상이었다.

에 약 5kg의 체중감량으로 대부분에서 혈압이 감소하였다. 고혈압과 함께 당뇨병, 고지질혈증, 좌심실비대가 동반된 경우에는 체중감량이 더 필요하다.

5. 비만과 암

암(악성종양)cancer은 유전자의 변화로 세포가 비정상적으로 변하여 불완전하게 성숙하고 과다하게 증식하여, 주위 조직 및 장기에 침입하여 종양을 형성하고 정상 조직을 파괴하는 질환이다. 암은 최근에 지속적으로 한국인의 사망원인 1순위로 나타난 질환이다그림 3-3 참조. 2015년에 가장 많이 발생한 암은 위암이며 대장암 > 갑상샘암 > 폐암 > 유방암 > 간암 > 전립샘암의 순으로 많이 발생하였다.

비만은 각종 암 발생 위험을 높이는 것으로 나타났다**자료 3-8**. 비만한 사람에게 흔히 발생하는 암으로는 남성의 경우 대장암, 직장암, 전립샘암이며, 여성의 경우 자궁내막암, 유방암, 담낭암이다. 비만 여성에서 자궁내막암과 유방암의 발생 위험이 높은 이유는 지방조직에서 에스트로겐 합성량이 증가하기 때문이다. 그리고 유방암은 총체지방량보다 복부지방량과 관련이 높으며, 과체중이나 비만은 유방암의 생존 가능성을 낮추고 재발 위험을 높인다. 국제암연구소의 암예방위원회는 역학 연구를 바탕으로 대장암, 폐경 후 여성 유방암, 신장암신세포암, 식도암은 체중증가를 피하면 예방할 수 있다고 하였다.

자료 3-8

비만과 암

우리나라의 연구에 따르면 체질량지수가 25.0~29.9kg/m²군은 20kg/m² 미만인 군에 비해 전체 암 발생률이 남자는 3%, 여자는 6% 더 높았다. 그리고 체질량지수가 30kg/m² 이상인 경우는 20kg/m² 미만인 군에 비해 전체 암 발생률이 남자는 33%, 여자는 8% 더 높았다. 또 미국암학회에 의하면, 조사대상자 중 체질량지수가 가장 높은 군이 적정체중군에 비해 전체 암으로 인한 사망 위험이 남자는 1.5배, 여자는 1.9배 더 높았다.

비만이 암 발생 위험을 증가시키는 기전으로 여겨지는 것에는 비만에 따른 인슐린저항성 유발, 대사증후군 발생, 면역반응 변화, 산화 스트레스 증가 등이 있다.

6. 비만과 통풍

미니 사전

요산uric acid
DNA와 RNA를 구성하는 푸린(purine)이 체내에서 대사되고 남은 물질로서 유기산의 일종이다.

통풍결절
통풍에서 요산염이 조직, 특히 관절 주위, 연골에 침착하여 조직을 파괴하고 염증성 변화를 초래하여 결절상으로 된 것을 말한다.

통풍gout은 고요산혈증(남자 ≥ 7.0mg/dL, 여자 ≥ 6.0mg/dL)이 오래 지속되면서 관절에 요산 결정이 침착되어 극심한 통증을 유발하는 대사성질환이다. 고요산혈증 상태가 지속되면 체내의 곳곳에 요산 결정이 쌓이게 돼 엄지발가락**자료 3-9**이나 손가락 관절에 통풍결절이 일어나며, 또 요로결석이나 신장장애가 나타난다. 고요산 혈증이 생기는 이유는 간에서 요산의 전구체인 푸린체 분해 항진에 의한 요산 과잉 생성이나 신장에서의 요산 배설 저하 때문이다.

통풍 발생의 위험요인은 유전, 푸린 함량이 높은 육식(간, 신장, 지라, 고등어, 베이컨 등) 위주 식생활, 알코올 섭취, 비만, 비만치료를 위한 금식, 정신적 스트레스, 강압이뇨제 복용 등이 있다. 건강보험심사평가원 자료에 따르면 통풍으로 진료를 본 환자는 최근 7년간(2010~2016년) 68% 증가하였다. 2016년 기준으로 성별에 따라 남성이 전체 환자의 90%를 차지해 남성에서 주로 발생하였다. 여성은 여성호르몬이 요산 배출을 돕기 때문에 통풍 발병률이 낮으나 폐경 이후에는 이런 효과가 사

자료 3-9

통풍

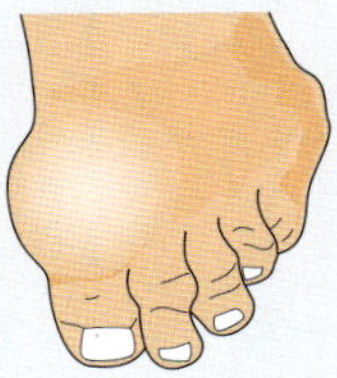

엄지발가락의 통풍

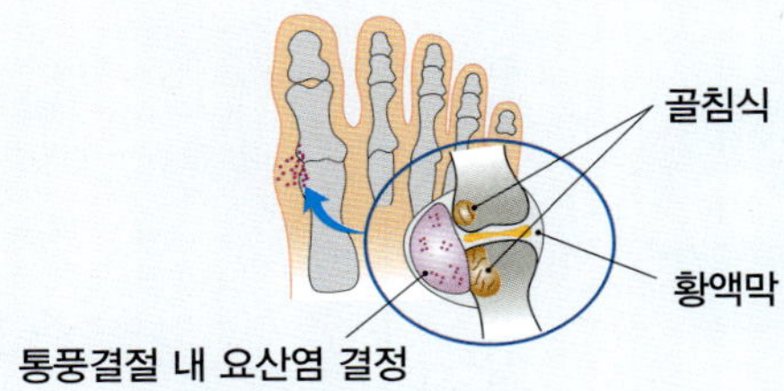

엄지발가락 통풍 환자의 엄지발가락 구조

출처 : 손숙미 외(2011).

라져 발병 가능성이 높아진다. 연령별로는 2016년에 남성 기준으로 20대 5%, 30대 16%, 40대 23%, 50대 24%로, 30대부터 급증하는 경향이었다.

비만 시 요산 결정체의 형성이 촉진되며 비만, 특히 내장지방 증가와 혈중 요산 농도 증가 간에 상관관계가 높다. 그런데 비만과 통풍의 관계는 이들 간의 단순한 관계보다는 비만 · 고요산혈증 · 인슐린저항성 · 대사증후군 · 당뇨병 · 고지질혈증 등의 상호관계 속에서 푸린의 대사 이상에 의한 것으로 보고 있다.

7. 비만과 기타 질환

1) 비만과 골관절염

골관절염arthritis은 관절을 보호하고 있는 연골의 손상 또는 퇴행성 변화에 따라 관절을 이루는 뼈와 인대 등이 손상되고 염증과 통증이 생기는 질환이다. 비만은 관절에 지속적으로 큰 하중을 가하여 관절을 손상시키므로, 골관절염을 발생 · 악화시킨다**자료 3-10**. NHANES(미국 국민건강영양조사)에서 여성의 골관절염 발생률은

자료 3-10

비만과 골관절염

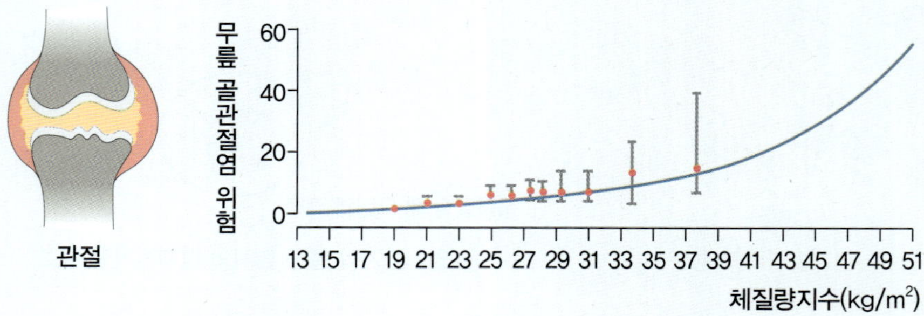

출처 : 대한가정의학회 · 보건복지부 · 질병관리본부.

체중증가 시 높아졌으며, 이는 남성에서도 유사하였다. 다른 연구에서도 골관절염 발생 위험은 적정체중군에 비해 비만 여성이 2배, 비만 남성이 1.5배 더 높았다.

2) 비만과 수면무호흡증

수면무호흡증sleep apnea은 수면 중 상기도가 막혀 정상 호흡에 문제가 발생하여 혈중 산소가 떨어지는 질환이다. 이 질환은 남성에서 비만의 흔한 동반질환으로 나타나며, 돌연사의 원인이 되기도 한다. 고도비만 시 복부와 목 부위에 지방이 과도하게 축적되어 폐와 기도 등의 호흡기에 부담을 주므로 수면 중에 호흡이 막히게 된다.

스웨덴의 비만자 대상 연구에서 비만 남성의 과반수와 비만 여성의 1/3에서 코골이와 무호흡이 나타났는데, 이는 일반 남성의 4%, 여성의 2%에 비해 높았다. 다른 연구에서도 체질량지수가 약 6kg/m^2 증가할 때 수면무호흡증 발생 위험이 4배 증가하였으며, 체질량지수 40kg/m^2 이상의 심한 비만에서 수면무호흡증 유병률은 40~80%이었다. 따라서 비만인의 수면무호흡증을 치료하려면 체중을 감량해야 한다. 임상 사례로서 수술요법에 의한 체중감량은 이 질환의 치료에 효과를 보였다.

미니 사전

수면무호흡증

성인의 경우 10초 이상 숨을 정지하거나 줄어드는 현상이 평균적으로 한 시간에 5번 이상 나타날 때 수면무호흡증이 있는 것으로 정의한다.

자료 3-11

비만과 수면

비만과 수면은 상호 관련성이 있어, 짧은 수면이 비만을 유발하기도 하며 비만으로 인해 수면무호흡증이 발생하여 잠을 제대로 못 자게 되기도 한다. 짧은 수면은 인슐린저항성 증가, 식욕 억제 호르몬인 렙틴(leptin)의 농도 저하와 함께 식욕 촉진 호르몬인 그렐린(ghrelin)의 농도 증가로 인한 식욕촉진, 수면 중 체온유지에 필요한 체열발생량 감축, 피로감 증가로 인한 에너지 소비량 감소 등에 의해 비만이 유발된다.

수면시간과 체질량지수와는 U형의 관계가 있어, 수면시간이 짧을 때와 너무 긴 때에 체질량지수가 증가하였다. 또 수면시간과 사망률의 관계 연구에서 하루에 약 6~7시간의 수면을 취할 때 사망률이 가장 낮았다. 따라서 이들 자료를 종합해 볼 때 비만을 막고 수명을 늘리려면 하루에 약 6~7시간의 수면을 취하는 것이 적절하다고 할 수 있다.

3) 비만과 불임

여성이 비만 시 내분비계 변화로 생리 불규칙, 무배란, 임신 능력 저하 등이 나타나 불임 발생 위험이 높아진다. 남성이 비만하면 성기능이 감퇴해 불임의 원인이 될

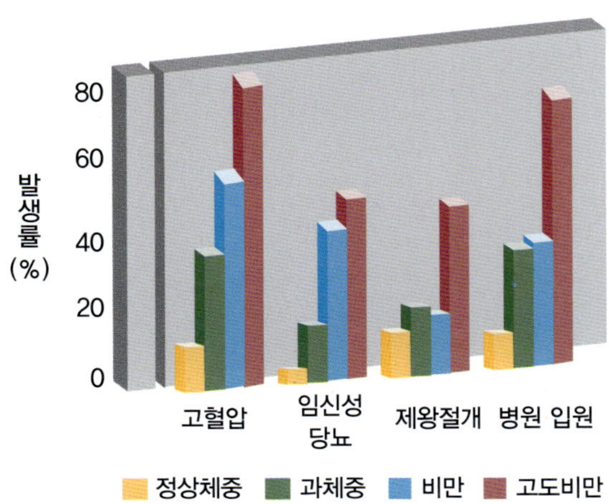

n = 54, 정상체중 : 18~24.9kg/m², 과체중 : 25~29.9kg/m², 비만 : 30~34.9kg/m², 고도비만 : ≥ 35kg/m²

그림 3-4 비만과 임신합병증

출처 : Uniliver Health Institute Symposium Series, Weight Management.

수도 있다. 또 과체중이나 비만한 여성이 임신을 하면 정상체중 임신부보다 임신 중 고혈압, 부종, 단백뇨, 임신성 당뇨와 같은 임신합병증 유발률이 높으며, 분만 시 제왕절개수술 빈도도 더 높다그림 3-4. 그러나 비만한 임신부가 임신 중 체중감량을 위해 다이어트를 하면 영양이 불량해져 태아발달을 저해하고 임신과정을 정상적으로 수행하기 어려우므로 바람직하지 않다.

4) 비만과 심리적 질환

비만한 사람은 자신의 신체상에 대한 낮은 자아존중감, 사회적 편견, 차별대우, 체중감량을 위한 자기조절능력 결함에 대한 죄책감 등으로 인해 심리적 질환이 나타날 수 있다. 심리적 질환은 남자보다 여자에서, 어른 시기보다 어린이 시기에 비만하면 발병 가능성이 높다.

CHAPTER 3 다시보기

비만과 질병

비만은 그 자체가 질병이며 주요 질병에 대한 원인 질병이기도 하다.

비만과 질병의 관계

구분	비만과 질병의 관계
대사증후군	체지방량 과다 시 인슐린저항성이 유발되어 대사증후군 발생 위험↑
제2형 당뇨병	체지방량 과다 시 인슐린저항성 등이 유발되어 제2형 당뇨병 발생 위험↑
심혈관계질환	체지방량 과다 시 고혈압, 당뇨병, 이상지질혈증이 유발되어 심혈관계질환 발생 위험↑
고혈압	비만 시 ① 체지방조직 증가에 따르는 순환 혈액량 증가로 심박출량 증가, ② 교감신경계 활성화, ③ 고인슐린혈증에 의한 신장에서 나트륨 재흡수 증가로 체액량 증가, ④ 고지질혈증이나 동맥경화증이 유발되어 혈액 흐름 장애 및 혈관벽의 구조적 변화 초래 등으로 인해 고혈압 발생 위험↑
암	비만 시 인슐린저항성 유발, 대사증후군 유발, 면역반응 변화, 산화 스트레스 증가 등으로 암 발생 위험↑
통풍	비만 · 고요산혈증 · 인슐린저항성 · 대사증후군 · 당뇨병 · 고지질혈증 등이 상호 관련되어 푸린의 체내 대사 이상으로 통풍 발생 위험↑
골관절염	비만 시 관절에 지속적으로 큰 하중을 가하므로 골관절염 발생 위험↑
수면무호흡증	비만 시 복부와 목 부위 등에 과도한 지방이 축적되어 호흡기계에 부담을 주므로 수면무호흡증 발생 위험↑
불임	비만 시 내분비계의 변화로 불임 발생 위험↑
심리적 질환	비만 시 신체에 대한 불만과 자신감 결여로 심리적 질환 발생 위험↑

CHAPTER 3 연구문제

01 다음 중 비만과 관련하여 상대적 발생 위험이 가장 높은 질병은 무엇인가?

① 통풍 ② 유방암 ③ 당뇨병 ④ 다낭종성 난소증후군

02 다음 중 대사증후군 진단에 포함되는 항목은?

① 저혈당
② 저혈압
③ 복부비만
④ 고LDL-콜레스테롤혈증

03 다음 중 비만과 질병에 관한 설명 중 틀린 것은?

① 비만 여성은 임신합병증 발생 위험이 높다.
② 비만군이 적정체중군에 비해 통풍 발생 위험이 높다.
③ 청년 비만이 노인 비만에 비해 질병 발생 위험이 높다.
④ 여성의 유방암 발생은 복부지방량보다 총체지방량과 관련성이 더 높다.

04 다음 중 비만과 심혈관계질환에 대한 설명 중 맞는 것은?

① 비만과 이상지질혈증 발생 간에는 음의 관계가 있다.
② 비만으로 인한 당뇨병 유발은 심혈관계질환 발생과 무관하다.
③ 비만 시 적정체중군에 비해 고중성지방혈증 발생 위험이 높다.
④ 심혈관계질환을 예방 · 치료하기 위해 고혈압을 다스릴 필요가 없다.

05 다음 중 비만과 암에 대한 설명 중 틀린 것은?

① 암은 유전자 변화로 발생하나 비만과 관계가 있다.
② 비만이 암 발생에 미치는 영향은 암의 종류와 관계없이 같다.
③ 체질량지수가 높은 군이 적절한 군보다 일반적으로 암 발생률이 높다.
④ 비만은 인슐린저항성이나 산화 스트레스를 유발하여 암 발생 위험을 높인다.

정답 1. ③ 2. ③ 3. ④ 4. ③ 5. ②

Part 2

건강체중 만들기

대중매체의 영향으로 날씬한 모습을 선호하는 외모지상주의 문화가 유행하고 있다. 날씬해지기 위해 과학적으로 검증되지 않은 다양한 다이어트 방법을 시도해 보지만 오히려 건강만 잃는 경우가 많다. 건강체중을 만들기 위해서는 무엇보다 체중조절의 원리를 이해하고, 체중조절을 위한 식사요법 · 운동요법 · 행동수정요법에 대한 구체적인 학습이 필요하다. 이를 통해 자신의 문제점을 개선하고 실천한다면 목표한 건강체중에 도달하는 것은 어렵지 않다. 만약 식사요법 · 운동요법 · 행동수정요법을 통해서 건강체중을 만들기 힘들다면, 약물요법이나 수술요법과 같은 의료적 접근을 고려할 수 있다. 하지만 다양한 부작용이 보고된 만큼 신중한 판단이 필요하다.

CHAPTER 4

체중조절의 원리

시작하며 생각하기

체중은 에너지의 섭취와 소비 간에 균형을 이루고 있을 때에는 변화가 없지만, 균형이 깨지면 비만이나 저체중이 된다. 이 장에서는 체중조절의 원리를 이해하기 위해 에너지대사, 에너지 섭취, 에너지 소비, 에너지 균형 조절에 의한 체중감량, 균형식에 대해 학습하여 건강체중 만들기에 필요한 기초 지식을 쌓도록 한다.

CHAPTER

4

1. 에너지대사
2. 에너지 섭취
3. 에너지 소비
4. 에너지 균형과 체중감량
5. 균형식

1. 에너지대사

에너지대사란 식품에 함유된 에너지가 체내에서 이화작용을 거쳐 아데노신삼인산adenosine triphosphate, ATP 형태의 에너지로 전환되거나, 동화작용을 거쳐 글리코겐 · 단백질 · 지방이 만들어져 체내에 저장되는 것을 말한다. 인간은 식품섭취를 통해 에너지를 공급받아 신체 내부환경을 유지하고, 신체활동을 위한 에너지로 사용하며, 성장이나 생명유지에 필요한 물질을 합성한다.

1) 에너지대사의 구성

(1) 에너지 생산

식품 중의 열량원인 탄수화물, 지방, 단백질은 소화 · 흡수된 후에 체내에서 에너지대사과정을 거쳐 ATP, 즉 화학에너지를 생성한다. ATP에 저장된 화학에너지는 일이나 운동 시 근육을 수축시키는 과정이나, 단백질이나 지방 같은 고분자 물질을 만드는 과정에 에너지원으로 사용된다. 이때 탄수화물과 단백질 1g은 각각 4kcal의 에너지를, 지방 1g은 9kcal의 에너지를 생성한다.

미니 사전

ATP adenosinetriphosphate
식품에 함유된 열량이 체내에서 이용될 수 있는 화학에너지로 변한 형태이다.

(2) 에너지 저장

섭취한 에너지 중 사용하고 남은 에너지는 글리코겐, 단백질, 지방의 형태로 체내에 저장된다.

① 글리코겐

탄수화물 과잉 섭취 시 체내에서 에너지원으로 사용되고 남은 것은 글리코겐으로 전환되어 간과 근육에 저장된다. 그러나 인체의 글리코겐 저장량은 소량으로 제한되어 있으므로, 에너지 저장원으로서 글리코겐의 가치는 낮다.

② 단백질

단백질은 아미노산으로부터 합성되며, 체내에 저장된 단백질은 우선적으로 조직과 골격을 구성하는 데 사용된다. 일반적으로 기아 상태가 아니면 체단백질은 에너지원으로 사용되지 않으므로, 에너지원으로서 단백질의 가치는 낮다.

③ 지방

섭취한 지방 중 에너지원으로 사용되고 남은 것과 글리코겐으로 저장되고도 남은 여분의 탄수화물은 중성지방 형태로 지방조직에 저장된다. 지방조직은 신체의 가장 큰 에너지 저장고이며, 비만해질수록 지방조직이 발달한다. 지방조직은 에너지 밀도가 매우 높아 지방조직 1kg은 7,700kcal를 저장한다.

2) 식사 여부에 따른 에너지대사

(1) 식사 시

식사로부터 섭취한 잉여의 탄수화물은 우선 간과 근육에 글리코겐으로 저장되며, 글리코겐으로 저장되고도 남은 탄수화물은 지방으로 전환되어 지방조직에 저장된다그림 4-1. 지방은 지방조직에만 저장된다. 단백질은 과다섭취한 경우 소변을 통해 배설되며 남은 것은 지방조직에 저장된다.

(2) 단시간 절식 시

식사 후 몇 시간이 지나면 주로 간과 근육의 글리코겐이 분해되어 생긴 포도당이나 지방조직이 분해되어 방출된 유리지방산이 인체에 필요 에너지를 공급해 준다.

(3) 장기간 절식 시

약 24~36시간 이상의 절식에 의해 체내에 저장된 글리코겐이 고갈되면, 체단백질은 아미노산으로 분해되어 포도당으로 전환되어 필요 에너지를 공급해 주거나,

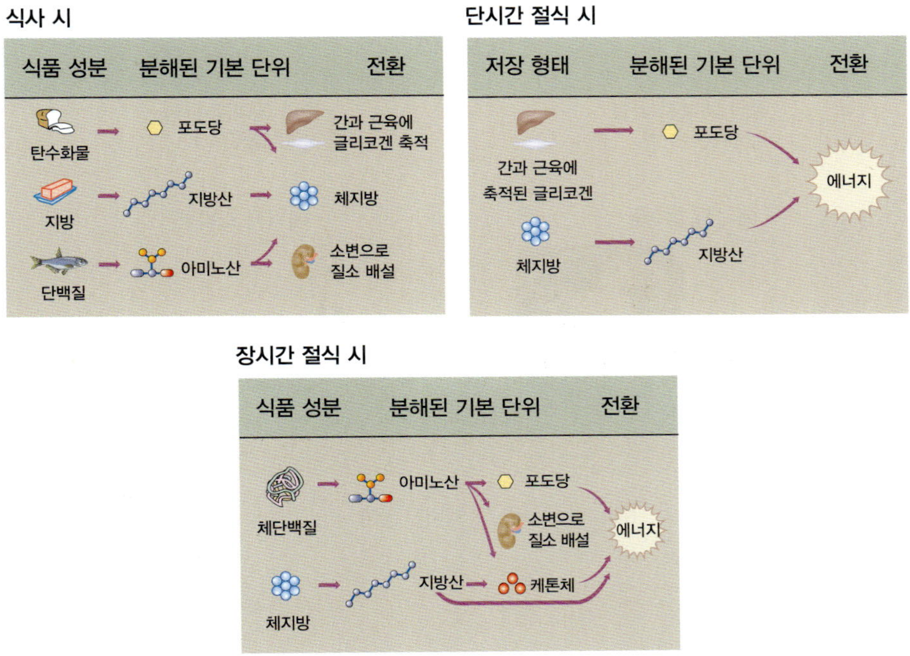

그림 4-1 식사 여부에 따른 에너지대사

출처 : Sizer FS & Whitney EN(1994).

소변을 통해 배설되거나, 케톤체로 전환된다. 체지방은 유리지방산으로 전환된 후 산화되는데, 일부 유리지방산은 완전히 산화되지 못하고 케톤체를 만든다. 이때 케톤체의 일부만 에너지를 내는 데 사용되므로, 절식이 장기화되면 체내 케톤체 수준이 증가하여 산중독증과 같은 대사적 혼란이 일어나게 된다.

> **미니 사전**
> **케톤체**ketone body
> 저열량 식사를 섭취할 때 체지방이 과다하게 분해되는 과정에서 일부 유리지방산의 불완전 산화에 의해 생긴 물질

3) 에너지 균형

에너지 균형이란 신체의 에너지 섭취량과 에너지 소비량이 같은 상태를 말하며, 이때 체중의 변화가 없다그림 4-2. 에너지 섭취량이 에너지 소비량보다 많은 '양(+)의 에너지 균형'에서는 체중 증가가 일어난다. 반대로 에너지 섭취량이 에너지 소비량보다 적은 '음(−)의 에너지 균형'에서는 체중 감소가 일어난다.

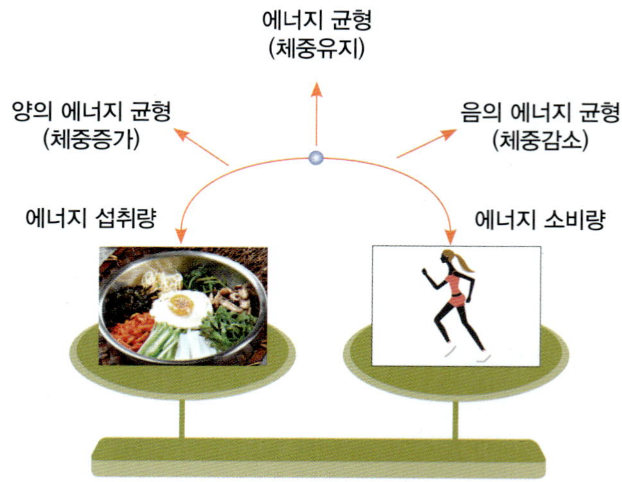

그림 4-2 에너지 균형

(1) 에너지 항상성

체중이 감소하면 에너지 섭취 기능이 작동함으로써 체중이 다시 정상화되고, 체중이 증가하면 포만감이 유도되어 에너지 섭취 기능이 지속적으로 억제됨으로써 체중이 다시 정상화되는데, 이처럼 체중이 항상 일정한 수준으로 유지되는 것을 '에너지 항상성'이라고 한다. 따라서 대부분의 사람은 매일 동일한 양의 에너지를 섭취하지는 않지만 체중과 체조성은 비교적 일정하게 유지된다. 인체의 에너지 항상성은 뇌와 말초조직인 지방조직, 간, 췌장, 근육 간에 복잡하고 지속적인 신호교환이 일어나, 섭식과 에너지 소비가 조절되는 기전에 의해 이루어진다. 즉, 뇌의 시상하부는 혈액 중 포도당 및 유리지방산 농도, 위장관 팽창 신호, 지방조직에서 오는 신호 등을 받아서 신경단백Yneuropeptide Y의 합성과 자율신경계 활성을 조절함으로써 섭식과 에너지 소비에 관여하여 에너지 항상성이 유지되도록 통제한다.

(2) 에너지 축적

체중은 에너지 항상성에 의해 비교적 일정하게 유지되지만, 장기간에 걸쳐 '양의 에너지 균형'이 이루어지면 체중 고정점이 바뀌어 증가하게 된다. 즉, 고열량 식사를

미니 사전

신경단백Y
뇌에 있는 신경전달물질의 일종으로, 식욕 증진 효과를 낸다.

고정점 이론set point theory
에너지 항상성에 의해 개인마다 체중이 일정한 수준에 있으며 이를 위해 에너지 섭취와 소비가 조절된다는 이론

지속적으로 하여 장기적으로 에너지 공급이 과다하면, 에너지 조절체계가 제대로 작동하지 않아 에너지 균형이 깨지면서 체중 고정점이 바뀌어 체중증가가 일어난다.

2. 에너지 섭취

1) 섭식의 조절

인간의 섭식은 식품을 섭취하게 하는 공복감 · 식욕과 함께 식품섭취를 중지하게 하는 포만감에 의해 조절된다. 식품이 풍부한 현대사회에서 식품을 섭취하게 하는 것은 공복감보다는 식욕이다. 즉, 현대인은 공복감보다는 외부의 식욕 자극에 의해 섭식을 하게 되어 종종 과식하게 된다. 특히, 비만한 사람은 마른 사람에 비해 배고픔과 같은 신체 영양적인 요구 이외에 식욕을 만족시키고자 하는 경향이 강하다. 한편, 비만인 중 일부는 포만감을 잘 느끼지 못해 과식을 하기도 한다.

① 공복감

시상하부의 섭식중추는 혈액 내 영양소 농도나 호르몬 농도에 대한 신호를 감지하여 공복감hunger을 느껴 섭식 행동을 하게 한다.

② 식욕

식욕appetite은 외적 자극에 의해 영향을 받으며, 식욕이 생기면 배고픈 느낌이 없어도 섭식을 하게 한다. 식욕은 먹는 것을 장려하는 문화, 선호하는 특정 식품을 보는 것, 식품의 냄새 · 맛 · 질감 등에 의해 자극을 받는다.

③ 포만감

시상하부의 포만중추는 혈당 등 혈액의 영양소 농도가 높아지면, 포만감satiety을 느끼게 하여 먹고 싶은 욕구를 차단하고 식사섭취를 중지하게 한다.

미니 사전

공복감 hunger
음식을 찾아 먹게 하는 생리적 충동

식욕 appetite
어떠한 음식을 먹고자 하는 심리적인 욕망

포만감 satiety
음식을 먹고 싶은 욕구가 더 이상 없는 상태

2) 섭식조절인자

사람의 섭식은 그림 4-3과 같이, 뇌, 위장관, 간, 췌장, 자율신경계, 지방조직에 분포하고 있는 섭식조절인자에 의해 총체적으로 조절된다.

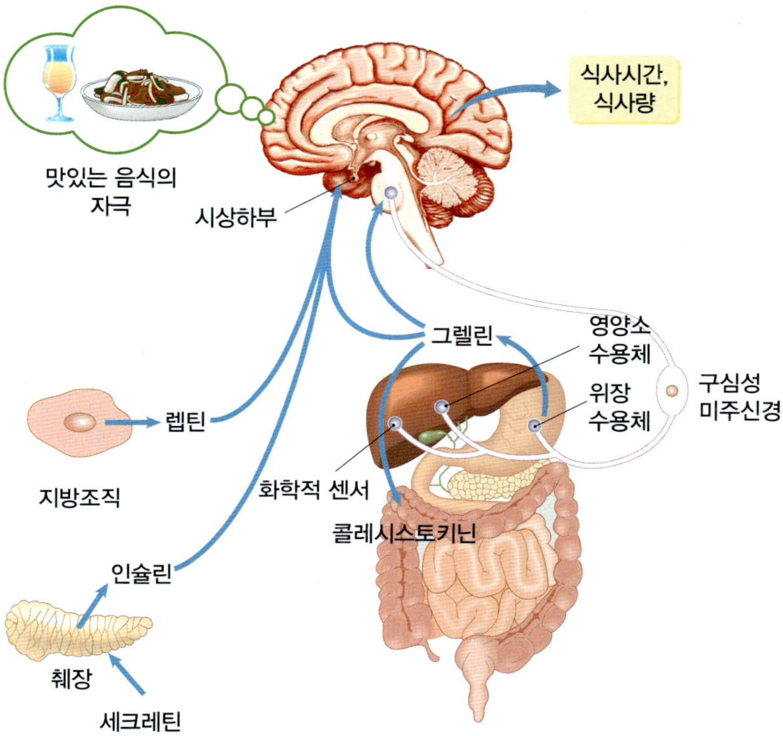

그림 4-3 섭식조절

(1) 뇌의 시상하부

뇌의 시상하부hypothalamus는 섭식중추feeding center가 있는 부위이며, 섭식중추는 공복중추hunger center 와 만복중추satiety center로 구성되어 있다그림 4-4. 공복중추를 자극하면 먹으라는 신호를 보내어 먹게 되고, 반면에 만복중추를 자극하면 먹는 것을 중지하게 된다. 따라서 섭식중추가 손상되면 섭식이 정상적으로 조절되지 않는

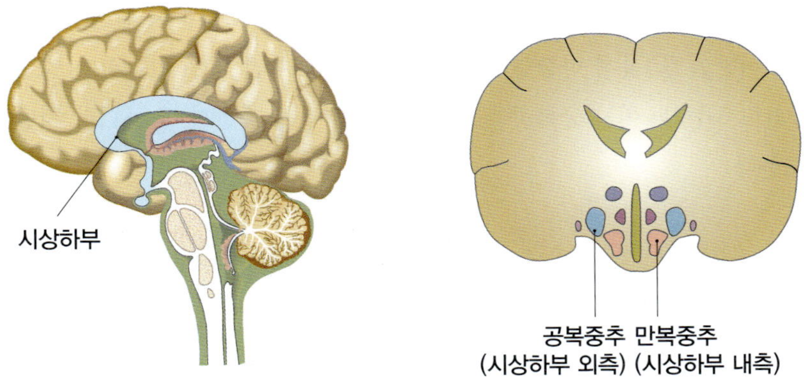

그림 4-4 시상하부의 섭식중추
출처 : 대한비만학회 소아비만위원회(2006).

다. 이때 만복중추가 정상적으로 작동하지 않으면 식사량이 많아져 체중이 증가하며, 공복중추가 작동하지 않으면 식사량이 적어져 체중이 감소한다.

(2) 위장관 호르몬과 펩티드

그렐린ghrelin은 위와 소장에서 만들어지며 식욕을 촉진하고 에너지 소비량을 감소시키는 호르몬이다. 신경단백Y는 소화기관과 시상하부에서 합성되며, 식욕을 촉진하고 에너지 소비량을 낮추며, 렙틴에 의해 합성이 저하된다. 콜레시스토키닌cholecystokinin, CCK은 지질이나 단백질 식품을 섭취하면 소장에서 분비되는 펩티드 호르몬으로, 췌장과 담낭에서 소화효소와 담즙을 분비하게 해주는 한편 만복중추를 자극하여 포만감을 느끼고 먹는 것을 멈추게 한다. 펩티드 YY3-36은 음식을 섭취할 때 소장(회장)과 대장(결장)에서 만들어지며, 만복중추를 자극하여 포만감을 유도하고 식욕을 낮춘다.

(3) 인슐린

혈당 상승에 의해 췌장에서 분비된 인슐린이라는 호르몬은 만복중추를 자극하여 섭식을 억제하는 작용을 한다. 그러나 인슐린의 과잉 분비(고인슐린혈증)는 저혈당증을 유발하여 오히려 공복감을 갖게 하고, 공복중추를 자극하여 섭식이 일어나도록 한다. 비만인 중 특히 인슐린저항성이나 당뇨를 가진 경우 인슐린 과잉 분비가 나타나기도 하는데, 이는 공복중추를 자극하여 과식을 유발할 뿐 아니라 지방 합성을 유도한다.

(4) 렙틴

렙틴은 지방조직에서 분비되는 호르몬으로서, 식사섭취에 따른 체내 에너지 상태에 대한 신호를 시상하부에 전달하여 섭식을 조절한다. 과식을 하면 혈중 렙틴 농도가 상승하여 만복중추를 자극해 섭식을 억제한다. 반대로 절식을 하면 혈중 렙틴 농도가 낮아져 공복중추를 자극해 섭식을 촉진한다. 따라서 렙틴은 체내 에너지를 일정하게 유지하는 방향으로 섭식을 조절해 준다.

(5) 신경전달물질

신경전달물질과 같이 신경계의 일부 물질도 포만감에 관여하는데, 그중 히스타민은 포만감을 증진시키며 세로토닌은 만복중추에 작용하여 식사섭취량을 낮춘다.

(6) 자율신경계

섭취된 음식의 소화와 흡수는 자율신경계의 지배를 받는다. 교감신경계가 활성화되면 식사섭취량이 감소하며, 부교감신경계가 활성화되면 영양소의 소화 · 흡수율이 증가한다.

(7) 체지방 축적 정도

체지방량이 증가하면 렙틴이나 관련 물질들이 분비되어 식사섭취량을 감소시킨다.

(8) 식품의 형태

식품의 형태도 포만감에 영향을 준다. 액상 식품은 반고형 식품이나 고형 식품보다 포만감을 덜 느끼게 한다. 예를 들어, 포도주스를 먹는 것이 포도를 먹는 것보다 포만감을 덜 느끼게 한다.

(9) 식사 속도

식사 속도가 빠르고 씹는 횟수가 적을수록 소화 · 흡수 속도가 느려 혈당 상승이 느리게 일어나, 공복중추는 자극되고 만복중추는 억제되어 계속 섭식을 하게 된다. 일반적으로 음식을 먹어 만복중추가 자극되기까지는 최소 20분이 소요된다. 비만인의 경우 식사 속도가 빠른 경향이 있어 대개 포만감을 느끼기 전에 이미 음식섭취량이 많아지게 된다.

3. 에너지 소비

1) 에너지 소비의 구성

(1) 기초대사량

기초대사량BEE은 생명현상을 유지하는 데 필요한 최소한의 에너지를 말한다. 즉, 기초대사량은 정상적인 신체기능과 체내 항상성을 유지하고 자율신경계의 활동을 위

포인트 잡기 4-1

1일 에너지 소비량(total daily energy expenditure, TEE)의 구성

- 기초대사량(basal energy expenditure, BEE) 또는 휴식대사량(resting energy expenditure, REE)
- 신체활동대사량(physical activity energy expenditure, PAEE)
- 식사성 발열 효과(thermic effect of food, TEF)
- 적응대사량(adaptive thermogenesis, AT)

한 에너지로서, 심장박동 · 호흡 · 혈액순환 · 체온유지 등에 필요한 에너지이다.

기초대사량은 식사 후 최소 12시간 후에 완전한 휴식상태일 때 측정한다. 대개 밤새 수면 후 아침에 활동을 하지 않는 깨어 있는 상태에서 측정하는데, 기초대사량을 측정하는 것은 번거로운 일이므로 일반적으로 측정이 간편한 휴식대사량을 대신 사용하고 있다.

기초대사량은 인체의 1일 에너지 소비량 중 약 60~75%를 차지하며 개인차가 크다. 기초대사량은 성별, 나이, 체표면적, 신체조성, 호르몬, 신경계, 체온 등에 의해 영향을 받는다표 4-1. 기초대사량과 휴식대사량을 산출하는 공식은 여러 가지이며, 표 4-2에 이들을 추정할 수 있는 간단한 공식을 제시하였다.

표 4-1 기초대사량에 영향을 미치는 요인

요인	기초대사량의 변화
성별	기초대사량은 제지방량과 남성호르몬에 의해 영향을 받는다. 근육이 발달되어 있고 남성호르몬이 분비되는 남자는 여자보다 기초대사량이 10% 정도 높다.
나이	성장기 아동이 성인에 비해 기초대사량이 높으며, 성인은 나이가 들수록 기초대사량이 감소한다.
체표면적	체표면적이 클수록 기초대사량이 높다.
제지방량	제지방량이 높은 사람은 근육, 간, 신장 등의 조직량이 많아 기초대사량이 높다.
호르몬	갑상샘호르몬항진증에서 기초대사량이 50% 증가한다.
신경계 활성	교감신경계가 활성화되면 기초대사량이 증가한다.
체온	고열 및 체온 상승 시 기초대사량이 증가한다. 체온이 1℃ 증가하면 기초대사량이 13% 증가한다.
영양 상태	식사 섭취량을 줄이면 단기적으로 기초대사량이 감소한다.
카페인과 흡연	카페인 섭취와 흡연은 기초대사량을 증가시킨다.
임신	임신 시 기초대사량이 증가한다.

표 4-2 기초대사량 및 휴식대사량 산출방법

체중으로 기초대사량을 산출하는 방법
• 성인 남자(kcal/일) = 1kcal/kg/hr×체중(kg)×24(hr) • 성인 여자(kcal/일) = 0.9kcal/kg/hr×체중(kg)×24(hr)
성인(19세 이상)의 휴식대사량을 산출하는 방법
• 성인 남자(kcal/일) = 204−4.00×연령(세)+450.5×신장(m)+11.69×체중(kg) • 성인 여자(kcal/일) = 255−2.35×연령(세)+361.6×신장(m)+9.39×체중(kg)

출처 : 보건복지부 외(2015).

(2) 신체활동대사량

신체활동대사량PAEE은 활동을 수행하는 데 필요한 근육의 수축과 이완에 소비되는 에너지를 말하며, 활동강도와 활동유지시간에 의해 영향을 받는다. 따라서 신체활동대사량은 개인마다 차이가 크다. 신체활동대사량은 대개 신체활동과 운동에 소비되는 에너지를 합한 것으로, 보통 1일 에너지 소비량의 15~30% 정도를 차지한다.

(3) 식사성 발열효과

식사성 발열효과TEF는 음식을 섭취한 후에 이를 이용하기 위한 식품의 소화・흡수・대사・이동・저장 및 자율신경계의 활동 증진 등에 의해 생기는 열발생 에너지를 말한다. 식사성 발열효과는 영양소의 종류에 따라 다르다. 지방은 소화・흡수・저장이 용이해서 식사성 발열효과가 0~5% 정도로 낮고, 탄수화물은 5~10%, 단백질은 20~30% 정도이다. 혼합식사를 하는 경우 섭취 에너지의 약 10%를 식사성 발열효과, 즉 식품 이용을 위한 에너지로 계산한다. 비만인은 동일한 식사를 해도 정상인에 비해 식사성 발열효과가 낮으므로 체내에 에너지가 축적되기 쉽다.

(4) 적응대사량

적응대사량AT은 인체가 스트레스에 노출되었을 때 적응을 위해 소비되는 에너지로서, 추운 환경 또는 과식에 의해 촉발되는 비자발적인 신체활동(예 : 떨림, 자세유지)의 증가에 의해 소비되는 에너지이다. 적응대사량은 같은 환경에 노출되어 있어도 개인차가 크다. 추운 환경에 노출되거나 과식하여 잉여의 열량을 섭취할 때, 적응대사량이 높은 사람은 에너지 소비량이 높아서 체중이 덜 증가한다. 적응대사량은 인체에서 측정하기가 힘들고 개인차가 크며, 적은 양이므로 일반적으로 무시된다.

2) 에너지 소비량 측정방법

인체의 에너지 소비량을 측정하는 방법은 크게 직접열량측정법과 간접열량측정법으로 구분할 수 있다. 또한 신장 · 체중 · 연령 · 신체활동에 근거하여 추정할 수도 있다.

(1) 직접열량측정법

직접열량측정법은 체내에서 에너지를 사용할 때에 열이 방출되므로 열 방출량을 직접 측정함으로써 에너지 소비량을 측정하는 방법이다. 직접열량측정법은 밤 열량계Bomb calorimeter와 같은 특수 장비가 필요하므로 이용하기 어렵다.

(2) 간접열량측정법

간접열량측정법은 열 생성량을 직접적으로 측정하는 대신에 음식물의 대사와 관련된 산소 소비 및 이산화탄소 생성을 측정하여 에너지 소비를 간접적으로 측정하는 방법이다.

① 이중표식수법

이중표식수법doubly-labelled water method은 대상자에게 일정기간 동위원소로 표지된 물($^{2}H_2O$), $H_2{}^{18}O$)을 섭취하게 한 후 소변과 호흡으로 배설된 이산화탄소 중의 동위원소를 측정하여 이를 근거로 에너지 소비량을 계산하는 방법이다.

② 호흡가스분석법

호흡가스분석법respiratory gas analysis은 호흡 중 발생되는 호기만 또는 호기와 흡기 모두의 산소 소모량과 이산화탄소 배출량을 분석하고 그 값을 공식에 적용하여 에너지소비량으로 산출하는 방법이다.

(3) 수학공식을 이용한 방법

현재 이중표식수법이 가장 정확하게 에너지 소비량을 평가하는 방법으로 알려져 있다. 미국은 이중표식수법으로 측정한 자국민의 에너지 소비량을 근거로 하여 자국민의 에너지 필요량을 추정하는 계산식을 개발하였다. 한국인 영양소 섭취기준에서는 2005년부터 이 계산식을 한국인의 에너지 필요추정량 산출에 사용하고 있다. 그 계산공식은 다음과 같다.

성인 남자 : EER = 662 − 9.53 × 연령(세) + PA[15.91 × 체중(kg) + 539.6 × 신장(m)]

성인 여자 : EER = 354 − 6.91 × 연령(세) + PA[9.36 × 체중(kg) + 726 × 신장(m)]

* PA(physical activity) : 신체활동단계별 계수, 신체활동수준을 활동단계(비활동적, 저활동적, 활동적, 매우 활동적)의 4단계로 분류하고 수치화한 값
남성 PA = 1.0(비활동적), 1.11(저활동적), 1.25(활동적), 1.48(매우 활동적)
여성 PA = 1.0(비활동적), 1.12(저활동적), 1.27(활동적), 1.45(매우 활동적)

(4) 활동계수를 이용한 방법

24시간 동안 활동한 내용을 분 단위로 빠짐없이 활동일지**자료 4-1**에 기록하고, 신체활동별 시간에 활동계수표 4-3를 곱한 후 시간당 활동계수(신체활동수준)physical activity level, PAL를 구하여 1일 에너지 소비량을 추정하는 방법이다. 활동계수를 이용한 1일 에너지 소비량 추정방법의 예는 **자료 4-2**에 제시하였다.

> 미니사전
> **시간당 활동계수**
> 일상생활 속에서의 신체활동강도를 기초대사량(또는 휴식대사량)의 배수로 나타낸 값으로, 신체활동수준 또는 1일 평균활동계수라고도 한다.

(5) 활동강도를 이용한 방법

활동강도별로 단위체중당 정해 놓은 에너지 소비량표 4-4을 이용하여 간단하게 대략적인 1일 에너지 소비량을 계산할 수 있다. 활동강도별 에너지 소비량은 범위

로 제시되어 있는데, 활동강도가 낮으면 이 범위 중 최솟값을, 활동강도가 높으면 이 범위 중 최댓값을 적용하는 등 임의로 정하면 된다.

자료 4-1

활동일지

평소대로 활동한 날을 택해 하루의 활동내용을 10분 간격으로 기록한다.

시간	0~10분	10~20분	20~30분	30~40분	40~50분	50~60분
0시						
1시						
2시						
3시						
8시						
9시						
10시						
11시						
정오						
오후 1시						
2시						
3시						
4시						
8시						
9시						
10시						
11시						

표 4-3 활동별 활동계수

활동수준	활동의 예	활동계수*
매우 가벼운 활동	수면	0.9
	휴식, 독서, 글쓰기, 앉아서 담화	1.2
	서서 담화, 식사	1.3~1.4
	세수, 배변, 재봉, 악기연주, 운전, 책상사무	1.5~1.6
	버스에서 서 있기, 산책, 다리미질, 보통 걷기(2.5~3mph), 취사	2.0
저강도 활동	전기청소기, 골프, 아이 돌보기	2.7
중강도 활동	통학, 통근, 손빨래	3.1~3.2
	볼링, 자전거(보통 속도)	3.5~3.6
	걸레질	4.5
	에어로빅댄스, 빨리 걷기	5.0
고강도 활동	탁구	6.0
	스키, 배구, 배드민턴, 조깅, 등산	7.0
	축구, 역기, 테니스, 스케이트	8.0
	수영	9.0

* 활동계수 = (기초대사량 + 활동대사량)/기초대사량

표 4-4 활동강도에 따른 1일 에너지 소비량

활동강도	활동 종류	에너지 소비량(kcal/kg BW)
가벼운 활동	사무직, 관리직, 기술자, 어린 자녀가 없는 주부	25~30
중등 강도 활동	제조업, 가공업, 서비스업, 어린 자녀가 있는 주부	30~35
강한 활동	농업, 어업, 건설작업	35~40
아주 강한 활동	농번기 농사, 임업, 운동선수	> 40

자료 4-2

활동계수를 이용한 1일 에너지 소비량 계산 예시

A양은 22세로 신장 158cm, 체중 60kg이며 시간당 활동계수(신체활동수준)는 활동일지 분석 결과 다음과 같다. A양의 시간당 활동계수를 이용하여 1일 에너지 소비량을 계산해 보자.

[A양의 1일 에너지 소비량 계산하기]

(1) 기초대사량 구하기(A) : 0.9kcal/kg/hr x 60kg x 24hr = 1,296kcal(A)

*기초대사량 산출은 **표 4-2** 체중으로 산출하는 방법 참조

(2) 활동일지를 이용한 시간당 활동계수 구하기(B)

• 24시간 활동계수 합계(C) 구하기

활동내용	활동시간	활동시간 × 활동계수*
수면	8시간	8시간 ×0.9 = 7.2
통학	1.5시간	1.5시간 ×3.1 = 4.65
식사	1시간	1시간 ×1.4 = 1.4
세수	0.5시간	0.5시간 ×1.5 = 0.75
빨리 걷기	0.5시간	0.5시간 ×5.0 = 2.5
공부	6시간	6시간 ×1.2 = 7.2
에어로빅	0.5시간	0.5시간 ×5.0 = 2.5
TV 시청	2시간	2시간 ×1.2 = 2.4
신문보기	1시간	1시간 ×1.2 = 1.2
버스에서 서 있기	1시간	1시간 ×2.0 = 2.0
휴식	2시간	2시간 ×1.2 = 2.4
합계	**24시간**	**24시간 활동계수 합계(C) 34.2**

* 표 4-3 활동별 활동계수 참조

• 시간당 활동계수 계산하기(B) : 24시간 활동계수 합계(C)/24시간

34.2(C)/24시간 = 1.43/시간(B)

시간당 활동계수(신체활동수준)에 의한 신체활동단계

1.0~1.39(비활동적), 1.4~1.59(저활동적), 1.6~1.89(활동적), 1.9~2.50(매우 활동적)

출처 : 보건복지부 외(2015).

(3) 기초대사량에 시간당 활동계수를 곱해 기초대사량과 활동대사량의 합계 구하기(D)

1,296kcal(A) x 1.43(B) ≒ 1,853kcal(D)

(4) (3)의 D에 식사성 발열효과를 10% 더해 1일 에너지 소비량(E) 구하기

1,853kcal x 1.1 ≒ 2,038kcal(E)

⇒ A양의 1일 에너지 소비량은 2,038kcal이다.

3) 에너지 소비의 조절

개인의 에너지 소비량을 조절하는 데 다음과 같은 다양한 요인이 관여하므로, 에너지 소비조절은 매우 복잡하게 이루어진다고 볼 수 있다.

(1) 유전

비만한 사람은 비만 유전자를 가지고 있는 경우가 많다. 이 경우 에너지 소비가 감소하는 절약대사thrifty metabolism가 이루어져 체지방 축적이 쉽게 일어난다. 즉, 유전적으로 비만 체질을 가진 경우 에너지대사에서 낭비 대사회로가 발달되지 않거나 갈색지방조직에서 열을 발생시키는 능력이 저하되어 있어, 전체적으로 에너지 소비를 절약한다. 따라서 비만인과 건강체중인이 동일한 생활패턴을 가지고 있어도 비만인은 건강체중인보다 섭취 에너지가 체지방으로 축적되는 양이 많다.

미니사전

절약대사
thrifty metabolism
에너지 소비를 줄여서 에너지 보유량을 증가시키는 에너지 효율이 높은 대사

(2) 자율신경계

자율신경계는 지방조직 · 간 · 췌장 · 담도계 · 근육에 작용하여 탄수화물 및 지방의 대사에 영향을 주고, 인슐린 분비와 열 생산에 관여하여 체지방 축적 정도를

조절한다. 교감신경계가 흥분되면 체지방이 감소하나, 부교감신경계가 활성화되면 체지방 축적이 일어난다.

(3) 렙틴

렙틴은 교감신경계를 활성화시켜 백색지방조직의 체지방 분해를 촉진하고 에너지 소비를 촉진한다.

(4) 히스타민

히스타민은 포만감을 주어 식욕을 억제시킬 뿐 아니라, 자율신경계 제어를 통해 체지방량 · 혈당 · 혈압의 조절에 관여한다. 다량의 히스타민을 뇌에 투여하면 히스타민 수용체를 통해 교감신경계를 흥분시키고 체지방의 이용을 촉진하나, 미량의 히스타민은 교감신경계를 억제한다.

4. 에너지 균형과 체중감량

1) 체중감량의 원리

에너지 섭취량을 감소시키고 에너지 소비량을 증가시키면 음의 에너지 균형이 이루어져 체중이 감량된다. 체중감량의 정도는 개인의 나이, 체격, 에너지 섭취량, 신체활동 등에 따라 다르다.

2) 바람직한 체중감량

바람직한 체중감량은 음의 에너지 균형에 의해 지방조직의 분해를 최대화하고, 근육단백질의 분해를 최소화하며, 체내에서 절약대사가 일어나는 것을 막고, 동시에 감소된 체중을 장기적으로 유지하는 것이다.

(1) 이상적인 체중감량은 1주일에 약 0.5kg

이상적인 체중감량은 '0.5kg/주' 수준이며, 이를 위해 하루 −500kcal의 음의 에너지 균형이 이루어져야 한다. 또한 체중감량에 대한 최대 권장치는 약 '1kg/주'으로, 이를 위해 하루 약 −1,000kcal의 음의 에너지 균형이 이루어져야 한다. 성장기 아동의 이상적인 체중감량은 '0.25kg/주'이다.

포인트 잡기 4-2

체중을 1kg 감량하려면 며칠이 걸릴까?

- 바람직한 체중감량은 체지방 감량에 의한다.
- 체지방 1kg은 7,700kcal를 생성한다.
- 하루에 500kcal씩 덜 섭취하면 약 16일 만에 체중 1kg이 감량한다.
  7,700kcal ÷ 500kcal/일 = 15.4일 ≒ 약 16일

(2) 식사요법 · 운동요법 · 행동수정요법을 병행

체중감량이 효율적으로 이루어지려면 식사요법, 운동요법, 행동수정요법이 병행 · 적용되어야 한다. 이 경우에만 건강을 유지하면서 체중감량이 이루어질 뿐 아니라, 감량된 체중이 지속적으로 유지될 수 있다.

(3) 절약대사 방지

절식 · 단식에 의해 에너지 섭취량이 기초대사량의 90% 미만이 되면, 생명유지를 위한 체내 에너지가 부족하게 되어 에너지원으로 근육단백질을 사용한다. 이에 따라 근육량이 감소해 기초대사량이 낮아진다. 또 에너지 섭취량이 부족할 경우 갈색지방조직의 열 발생량도 줄어들어 에너지 소비량이 낮아진다. 이처럼 에너지 섭취량을 감소시키면 절약대사가 일어나 전체적으로 에너지 소비량이 감소하여 예상보다 체중이 덜 감량되므로, 효율적인 체중감량을 위해 절약대사의 발생을 막아야

한다. 체중감량 시 절약대사를 막으려면 에너지 섭취량은 최소 기초대사량만큼으로 하되 아무리 낮아도 기초대사량의 90% 이상으로 해주어야 하며, 운동과 활발한 신체활동을 통해 활동대사량을 높이고, 근육량이 감소되지 않도록 해야 한다.

5. 균형식

1) 균형식의 정의

균형식이란 다양한 식품을 적당량 섭취하여 영양 균형을 이루는 식사를 말한다. 따라서 균형식이 되려면 균형, 다양성, 적당량의 3가지 요소를 충족시켜야 한다. 균형은 신체 건강과 성장에 필요한 모든 영양소를 알맞은 양으로 가지고 있는 것이다. 다양성은 다양한 식품을 섭취하는 것으로, 이는 인체가 필요로 하는 모든 영양소를 필요한 양만큼 가지고 있는 식품이 없기 때문이다. 적당량은 건강체중을 유지하고 신체대사과정이 정상적으로 이루어지도록 자신에게 맞는 양을 먹는 것과 함께 과다 섭취 시 건강에 해로운 당류, 포화지방, 콜레스테롤, 나트륨 등을 절제해서 먹는 것이다.

2) 영양소

인체는 식품섭취를 통해 신체활동에 필요한 에너지를 공급받고, 신체를 구성하고 조절해 주는 작용을 하는 영양소를 공급받는다. 인체가 필요로 하는 영양소는 크게 6가지로 탄수화물, 단백질, 지방, 비타민, 무기질, 수분이다. 각 영양소의 기능과 급원식품에 대한 자료는 표 4-5에 제시되어 있다.

표 4-5 영양소의 기능과 급원식품

영양소	기능	급원식품
탄수화물	• 에너지의 주요 공급원(1g당 4kcal의 열량 생성) • 단백질 절약작용 • 체내에서 글리코겐 형태로 간과 근육에 저장 • 많이 섭취하면 체지방으로 축적	• 곡류 : 쌀, 떡, 빵 • 감자류 : 감자, 고구마 • 면류 : 국수, 당면 • 기타 : 과자, 사탕
단백질	• 신체 구성, 효소, 호르몬, 항체 형성 • 체액의 균형유지와 산 · 염기의 평형 • 면역기능 담당 • 탄수화물과 지방 부족 시 에너지로 쓰임(1g당 4kcal의 열량 생성)	• 어육류 : 쇠고기(살코기), 저지방 생선류(동태, 물오징어, 가자미 등) • 난류 : 달걀, 메추리알 • 우유 · 유제품류 : 우유, 치즈 • 콩류 : 대두, 두부, 두유
지방	• 에너지원으로 사용(1g당 9kcal의 열량 생성) • 체온유지, 외부의 충격으로부터 장기 보호 • 신경조직의 구성성분 • 필수지방산 공급	• 어육류 : 기름진 육류(삼겹살, 갈비 등)와 기름진 생선류(참치통조림, 장어 등) • 우유 · 유제품류 : 버터, 크림 • 유지류 : 식물성 기름, 우지, 돈지, 어유
비타민	• 지용성 비타민과 수용성 비타민으로 구분 • 체내에서 영양소가 제대로 이용될 수 있도록 조효소의 역할을 함	채소, 과일, 해조류
무기질	• 체내의 여러 기능을 조절함 예) 칼슘 : 뼈와 치아를 구성, 혈액응고작용 철 : 체내에서 산소를 운반, 부족 시 빈혈	어육류, 난류, 우유 · 유제품류, 채소, 과일, 해조류
수분	• 체온유지 기능 • 혈액의 주성분으로 영양소와 노폐물 운반 • 필요 없는 물질을 소변으로 배설시킴	물, 음료

3) 식품구성자전거

우리가 섭취하고 있는 식품은 영양소 함량에 따라 기능이 비슷한 것끼리 묶어보면 곡류, 고기 · 생선 · 달걀 · 콩류, 채소류, 과일류, 우유 · 유제품류, 유지 · 당류의 6가지 식품군으로 구분된다. 식품구성자전거는 이러한 6가지 식품군 중 과다섭취를 주의해야 하는 유지 · 당류를 제외한 5가지 식품군을 매일 골고루 필요한 만큼 먹어 균형 잡힌 식사를 해야 한다는 의미를 담고 있다. 즉, 식품구성자전거는 자전거 이미지를 사용하여 운동의 중요성을 강조하고, 자전거 뒷바퀴에 5가지 식품군을 식품군별 권장섭취횟수와 분량에 맞춰 면적을 배분하여 배치하고 앞바퀴에 물 잔을 배치하여 영양소의 균형섭취와 충분한 신체활동의 중요성을 나타내고 있다그림 4-5.

식품구성자전거의 뒷바퀴를 보면 곡류는 매일 2~4회, 고기 · 생선 · 달걀 · 콩류는 매일 3~4회, 채소류는 매 끼니 2가지 이상, 과일류는 매일 1~2개, 우유 · 유제품은 매일 1~2잔 섭취하는 것을 표현하고 있다. 유지 · 당류는 조리 시 조금씩 사용하는 것을 권장하여 2015년 개정 시에는 포함하지 않았다. 식사에서 식품군별 권장 섭취 비율에 맞춰 섭취하려면 표 4-6을 참고하면 된다.

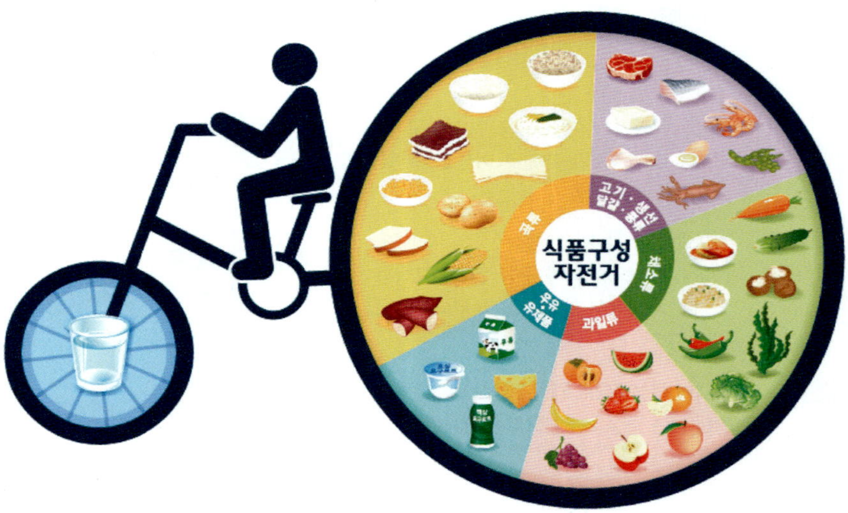

그림 4-5 식품구성자전거

표 4-6 식품군별 주요 영양소와 균형식을 위한 섭취횟수

식품군	주요 영양소	균형식을 위한 섭취횟수
곡류	인류의 주식으로서 탄수화물을 많이 함유	끼니별로 주식으로 섭취(끼니별로 밥 1 공기 등 섭취)
고기·생선·달걀·콩류	단백질 급원식품	끼니별로 단백질 반찬 1~2가지(단백질 반찬 1가지는 고기 손바닥 크기 1조각, 생선 1토막 등임)
채소류	• 양적으로 많은 섭취가 필요 • 비타민, 무기질, 식이섬유를 많이 함유	끼니별로 채소 반찬 2~3가지(채소 반찬 1가지는 콩나물무침 4젓가락, 상추 1주 먹 등임)
과일류	• 과일에는 당류가 들어 있으므로 과일은 채소보다는 적게 섭취 • 과일을 가공하면 당류 함량이 높아지고 식이섬유 함량이 낮아지므로 자연 상태로 섭취	1일 1회 이상 섭취(과일 1회는 사과 1/2쪽, 귤 1개 등임)
우유·유제품류	칼슘 급원식품	성인은 1일 1회 이상 섭취(우유·유제품 1회는 우유 200mL 등임)
유지·당류	농축 열량원	고열량 식품이므로 음식 조리 시 유지 및 당류는 소량만 이용

CHAPTER 4 다시보기

: 에너지대사

에너지대사는 식품에 함유된 에너지가 체내에서 이화작용을 거쳐 ATP 형태의 에너지로 전환되거나, 동화작용을 거쳐 글리코겐 · 단백질 · 지방을 만들어 체내에 저장되는 것이다. 글리코겐 · 단백질 · 지방은 절식 시 에너지원으로 사용되는데, 이들의 사용 정도는 절식시간의 정도에 따라 다르다.

: 에너지 균형

에너지 균형이란 신체의 에너지 섭취량과 에너지 소비량이 같은 상태이며, 이때 체중의 변화는 없다. 에너지 섭취량이 소비량보다 많은 양(+)의 에너지 균형에서는 체중이 증가한다. 그러나 대부분의 사람에서 매일 동일한 양의 에너지를 섭취하지는 않지만 체중과 체조성은 일정하게 유지되는데, 이를 에너지 항상성이라고 한다.

: 섭식조절

인간의 섭식은 공복감, 식욕, 포만감에 의해 조절되며, 이들은 뇌의 섭식중추, 그렐린, 렙틴, 콜레시스토키닌, 신경단백Y, 신경전달물질, 자율신경계, 체지방량 등에 의해 통제된다.

: 에너지 소비량

1일 에너지 소비량은 기초대사량, 신체활동대사량, 식사성 발열효과, 적응대사량에 의해 결정되는데, 에너지 소비량은 보통 '기초대사량 > 신체활동대사량 > 식사성 발열효과 > 적응대사량'의 순으로 많다.

: 에너지 소비의 조절

에너지 소비는 유전, 자율신경계, 렙틴, 히스타민 등에 의해 조절된다. 비만 유전자를 가진 경우 에너지 소비량이 낮아 비만이 되기 쉽다. 교감신경계, 렙틴, 히스타민은 에너지 소비를 촉진한다.

바람직한 체중감량

바람직한 체중감량 방법은 음(−)의 에너지 균형을 통해 체지방 감소는 최대화하고, 근육단백질 감소는 최소화하며, 절약대사가 일어나는 것을 막고, 동시에 감소된 체중을 장기적으로 유지하는 것이다.

균형식

균형식은 다양한 식품을 적당량으로 섭취하여 영양 균형을 이루는 식사이다. 인체가 필요로 하는 영양소는 크게 6가지로 탄수화물, 단백질, 지방, 비타민, 무기질, 수분이다. 식품구성자전거는 적절한 영양과 건강을 위한 균형식을 구성하는 방법 및 이의 중요성과 함께 비만 예방을 위한 운동의 중요성을 나타낸 우리나라의 식사 모형이다.

CHAPTER 4 연구문제

01 **다음 중 장기간 절식했을 때의 에너지대사에 대한 설명 중 틀린 것은?**

① 근육단백질이 분해되어 포도당으로 전환되어 사용된다.
② 장기 절식에 의해 케톤체가 증가하면서 인체는 대사적 혼란이 생긴다.
③ 저장 글리코겐이 고갈된 상태이기 때문에 간 글리코겐의 사용이 어렵다.
④ 체지방이 분해되면서 정상적인 지방 연소가 발생해서 체중감량에 효과적이다.

02 **다음 중 식욕과 공복감에 대한 설명 중 틀린 것은?**

① 공복감은 시상하부의 섭식중추의 영향을 받는다.
② 어떠한 음식을 먹고자 하는 심리적 욕망이 공복감이다.
③ 식욕은 배고픈 느낌이 없어도 외적 자극에 의해 섭식이 가능하다.
④ 현대인은 공복감보다 식욕조절에 어려움을 더 가지고 있는 편이다.

03 **다음 중 에너지 소비량에서 가장 큰 비중을 차지하는 것은?**

① 기초대사량 ② 적응대사량
③ 신체활동대사량 ④ 식사성 발열효과

04 **다음 중 바람직한 체중감량방법이 아닌 것은?**

① 절약대사 방지 ② 음의 에너지 균형
③ 지방조직 분해 최대화 ④ 근육단백질 분해 최대화

05 **다음 중 식품구성자전거에 대한 설명 중 틀린 것은?**

① 영양과 건강을 위한 균형식의 중요성을 보여 준다.
② 자전거의 작은 바퀴에는 쌀을 배치해서 한식 중심의 다이어트를 강조하였다.
③ 자전거 모형으로 만들어 적절한 운동이 비만 예방을 위해 중요하다는 점을 강조하였다.
④ 자전거의 큰 바퀴에는 5가지 식품군을 식품군별 권장섭취량에 맞춰 면적을 배분하여 배치하였다.

정답 1. ④ 2. ② 3. ① 4. ④ 5. ②

CHAPTER 5

건강체중을 위한 식사요법

시작하며 생각하기

체중이 과다하거나 부족할 때 건강체중을 만들기 위해 우선적으로 고려해야 하는 방법이 식사요법이다. 이때의 식사요법이란 에너지 섭취량은 에너지 소비량을 기준으로 가감해 주되, 체중조절에 도움이 되는 식사횟수, 식사시간 등의 식사방법에 맞추면서 영양 균형을 이룬 식사를 제공하는 것이다. 이와 같은 식사요법의 원칙을 지킬 때 체중이 바람직하게 감량 · 증량되고 그 후의 체중유지가 가능하며, 체중조절에 따른 영양 · 건강문제가 발생하지 않는다. 이 장에서는 체중감량 · 증량을 위한 식사요법, 체중관리를 위한 식품과 조리방법의 선택을 돕는 정보를 이론과 실례를 중심으로 알아본다.

CHAPTER

5

1. 체중감량을 위한 식사요법
2. 체중증량을 위한 식사요법
3. 체중관리를 위한 식품과 조리방법의 선택

1. 체중감량을 위한 식사요법

1) 체중감량 식사의 원칙

체중을 감량하려면 에너지 섭취량이 에너지 소비량보다 적은 '음의 에너지 균형'을 이루어야 한다. 이를 위해 체중감량 식사는 에너지 섭취량을 에너지 소비량보다 낮추되 영양 균형은 이루는 저열량·균형식으로 구성해야 한다. 이럴 때만 체중감량을 효율적으로 이루고 감량된 체중을 오랫동안 유지할 수 있으며, 필수영양소 결핍을 막아 영양상태와 건강을 유지할 수 있다.

체중을 급격히 줄이고자 에너지 섭취량을 심하게 줄이면서 영양 균형을 고려하지 않은 식사를 적용할 경우 단기간에 체중은 감량할 수 있으나(제12장 참조), 이 식사를 지속하기 어렵고, 근육이 손실되며 체중감량 후에 요요현상이 발생하고, 건강상 부작용이 발생하여 체중감량에 실패하게 된다(제11장 참조). 체중감량을 위한 식사에서 고려해야 할 또 다른 점은 체중감량의 목표가 비만치료단계에 따라 다르므로, 초기에는 체중감량에 목표를 두고 그 후에는 감량된 체중을 장기적으로 유지하는 데 목표를 두는 것이다.

2) 체중감량 식사의 영양구성

(1) 에너지

체중감량 시 적정 에너지 섭취량은 목표체중인 건강체중을 달성하고 유지할 수 있는 수준이다. 이때 1일 에너지 섭취량은 1일 에너지 소비량에서 체중감량을 위해 적게 먹어야 하는 에너지 양만큼을 빼서 정한다. 1일 에너지 소비량은 활동계수나, 활동강도별 에너지 소비량 등을 이용하면 쉽게 구할 수 있다.

바람직한 체중감량 수준은 1주일에 0.5kg 정도이다. 이를 위해 1일 에너지 섭취량은 식사요법만 적용 시 1일 에너지 소비량보다 500kcal 적게, 식사요법과 운동요법 병행 시 1일 에너지 소비량보다 보통 200~300kcal 적게 한다. 그러나 체중감량

시 구체적인 1일 에너지 섭취량은 체중감량 목표, 체격, 활동 정도 등을 고려하여 개인에게 맞는 수준으로 정한다. 이때 체중감량 식사를 지속적으로 유지하고 배고픔을 줄이면서 영양불량을 막기 위해 1일 최소 1,200kcal를 섭취해야 한다.

(2) 탄수화물

체중감량 식사에서 탄수화물은 혈당을 유지하고, 체단백질의 소모를 막으며, 케톤증 및 이에 따른 수분 손실을 막기 위해 1일 최소 100g을 섭취해야 한다. 탄수화물 섭취 부족 시 체지방이 에너지원으로 사용되면서 유리지방산이 과다하게 방출되어 케톤증이 일어나고, 포도당을 유일한 에너지원으로 사용하는 조직에 에너지를 공급하기 위하여 체단백질이 포도당을 만드는 데 사용되어 체단백질 소모가 일어난다.

체중감량 식사에서 체중감량을 효율적으로 이루기 위하여 에너지 영양소는 일상 식사와 비교 시 탄수화물과 지방에 의한 에너지는 각각 약간 낮춰주고, 단백질에 의한 에너지는 약간 높여주는 방식으로 구성한다. 이를 저지방 · 중탄수화물 식사라고 하며, 이때 탄수화물에 의한 에너지 비율은 50~60% 정도가 되도록 한다표 5-1.

체중감량 식사에서 탄수화물의 급원으로 전곡 등의 복합당질 식품을 주로 사용하고, 당류 사용은 제한한다. 복합당질 식품은 식이섬유를 풍부하게 함유하고 있는데, 식이섬유는 식사의 열량 밀도를 낮춰주고, 위배출을 지연시켜 공복감을 줄여주며, 변의 용적을 증가시켜 변비를 방지해 준다. 뿐만 아니라 식이섬유는 비만인에게 나타나기 쉬운 이상지질혈증을 개선해 주는 효과도 있다. 이처럼 식이섬유는 체중감량 시 저열량 식사의 적용에 따른 부작용을 줄이고 비만 관련 동반질환의 발생을

표 5-1 성인을 위한 저지방 · 중탄수화물 식사와 일상 식사의 에너지 구성 비율

에너지영양소	저지방 · 중탄수화물 식사	일상 식사*
탄수화물	50~60%	55~65%
단백질	20~25%	7~20%
지방	15~20%	15~30%

* 성인에 대한 것임

출처 : 보건복지부 외(2015).

자료 5-1

혈당지수(당지수)

혈당지수(glycemic index, GI)는 탄수화물 50g을 함유한 표준식품인 포도당 또는 흰빵을 섭취한 후 2시간 동안의 혈당 반응곡선의 면적을 100으로 보고, 다른 식품에 함유된 탄수화물 50g이 혈당치에 미치는 영향 정도를 상대적으로 나타낸 값이다. 즉, 혈당지수는 탄수화물을 함유한 식품을 섭취한 후 탄수화물의 흡수속도를 반영하여 탄수화물의 질을 비교할 수 있도록 수치화한 값이다. 혈당지수가 55 이하이면 저혈당지수 식품, 56~69이면 중혈당지수 식품, 70 이상이면 고혈당지수 식품으로 분류한다.

혈당지수는 식품 중의 ① 식이섬유 함량, ② 조리방법, ③ 식품의 소화 · 흡수 속도 등의 영향을 받는다. ① 식이섬유 함량이 높으면 혈당지수를 낮추므로 탄수화물 양이 동일할 때 전곡빵이 흰식빵보다 혈당지수가 낮다. ② 같은 식품이라도 날것이 조리하거나 으깬 것보다 혈당지수가 낮다. 따라서 과일의 경우 생과일이 과일주스보다 혈당지수가 낮다. ③ 같은 양의 탄수화물을 함유하더라도 혈당지수가 낮은 식품일수록 섭취 후 탄수화물의 소화 · 흡수 속도가 낮아 상대적으로 식후 혈당의 변화가 적다. 따라서 동량의 밥이라도 혈당지수가 낮은 현미잡곡밥을 먹는 것이 이보다 혈당지수가 높은 흰쌀밥을 먹는 것보다 식후 혈당관리 및 체중관리에 도움이 된다. 이 밖에도 혈당지수를 낮추려면 조리 시 조미료로 당류 대신 레몬즙, 식초, 향신채소(파, 마늘, 생강 등)를 자주 사용하고, 과일은 수확한 지 오래 지나 당도가 높아진 것이나 원래 당도가 높은 것은 피하고, 식사 시 한 가지 식품만을 먹기보다 여러 음식을 골고루 먹어야 한다.

혈당지수 이외에도 당부하를 고려해야 한다. 당부하(glycemic load, GL)는 1회 섭취량에 들어 있는 총 탄수화물이 혈당에 미치는 영향을 나타낸 것으로, 체중관리를 위해 혈당지수와 당부하를 모두 고려하여 식품을 섭취하는 것이 바람직하다. 그러나 혈당지수가 알려진 식품이 많지 않고 혈당지수가 낮은 식품 중 지방함량이 많거나 건강에 좋지 않은 식품들도 있다. 따라서 체중관리를 위해 혈당지수가 낮은 식품의 선택보다 혈당지수를 낮추는 식사방법을 따르는 것이 중요하며, 무엇보다도 자신에게 필요한 식사량에 맞춰 규칙적으로 균형 잡힌 식사를 하는 것이 권장된다.

분류	혈당지수	식품
고혈당지수 식품	≥ 70	꿀, 흰쌀밥, 찹쌀밥, 흰식빵, 감자, 떡, 수박
중혈당지수 식품	56~69	잡곡플레이크, 오렌지, 바나나
저혈당지수 식품	≤ 55	현미잡곡밥, 전곡빵, 올브랜플레이크, 콩, 해조류, 사과, 배

출처 : 대한당뇨병학회홈페이지.

막는 데 도움이 된다. 체중감량 식사에서 식이섬유를 1일 20~25g 정도를 포함시킬 것이 권장된다.

체중감량 식사에서 혈당지수가 높은 식품은 인슐린 분비를 높여 체지방 합성을 촉진하고 혈중 중성지방 수준을 높여 비만인의 동반질환 발생 위험을 높이므로, 혈당지수가 낮은 탄수화물 식품의 사용이 권장된다**자료 5-1**. 혈당지수가 낮은 탄수화물 식품에는 현미잡곡밥, 전곡빵, 올브랜플레이크 등이 있다.

(3) 단백질

체중감량 식사에서 열량 제한으로 인한 체단백질의 손실을 막고 단백질 영양상태를 유지하기 위해 양질의 단백질을 적정 수준으로 공급해 주는 것이 중요하다. 특히, 열량 제한 정도가 클수록 단백질 영양문제가 발생할 위험이 커지므로, 체중감량 시 단백질 섭취에 신경을 써야 한다. 단백질 섭취는 건강한 성인의 경우 1일 체중 kg당 0.91g(한국인 영양소 섭취기준, 2015)이 권장되나, 체중감량 식사에서는 열량 제한에 따른 체단백질 손실을 막고 단백질 영양상태를 유지하기 위해 건강체중 kg당 보통 0.8~1.2g, 또는 대한비만학회의 경우 1.0~1.5g을 권장하고 있다. 체중감량 식사에서 단백질에 의한 에너지 비율은 20~25%가 되도록 하며, 단백질 식품은 필수아미노산을 풍부하게 함유하고 있는 양질의 단백질인 닭가슴살, 저지방생선, 달걀흰자, 우유·유제품 등을 사용한다.

(4) 지방

지방은 탄수화물에 비해 체지방 감량에 방해가 되고 포화지방산 및 콜레스테롤을 많이 함유하고 있어 심혈관계질환에 대한 위험을 높이므로, 체중감량 식사에서 지방섭취량을 제한하는 것이 좋다. 그러나 지방은 지용성 비타민 및 필수지방산의 급원이며 지방섭취 시 위내 체류시간이 길어 포만감 유지와 공복감 발생의 지연에 도움을 주므로, 체중감량 식사에서 지방을 적절하게 공급해 주어야 한다.

체중감량 식사에서 지방에 의한 에너지 비율은 15~20%가 되게 하는 것이 적절하며, 1일 최소 30g을 섭취해야 한다. 지방섭취 시 필수지방산, 지용성 비타민,

미니 사전

포화지방산

포화지방산은 탄소 간의 결합이 모두 단일결합으로만 되어 있는 지방산이며, 동물성 지방에 많이 들어 있다.

ω−3 지방산을 공급하기 위해서 식물성 기름, 등푸른생선, 약간의 견과류를 포함시킨다. 1일 지방 섭취량 중 포화지방산과 다가불포화지방산의 섭취량이 각각 1/3이 되도록 하고, 1일 콜레스테롤 섭취량은 200mg/일 이내로 제한하며, 트랜스지방산의 섭취를 최소화한다.

(5) 비타민과 무기질

체중감량을 위해 에너지 섭취량을 제한하더라도 비타민과 무기질의 섭취량은 필요량을 충족시키도록 해야 한다. 체중감량 식사를 적용할 때 비타민 A와 B군 등의 비타민과 칼슘과 철 등의 무기질 부족을 초래하기 쉬우므로 유의해야 한다. 또 비만인은 체내에서 산화 스트레스가 증가하므로 항산화 비타민과 무기질인 비타민 A, E, C, 아연, 구리, 셀레늄 등의 섭취에도 유의해야 한다.

체중감량 식사에서 비타민과 무기질에 대한 필요량을 충족시키려면 육류, 생선, 우유・유제품, 채소, 과일 등의 식품을 다양하게 섭취해야 한다. 그리고 1일 에너지 섭취량이 1,200kcal 미만인 경우에는 혼합비타민・무기질보충제를 복용하도록 권장한다.

(6) 수분

체중감량을 위한 저열량 식사섭취 시 수분의 섭취는 식후에 포만감을 느끼게 해주고, 식사 사이의 공복감을 줄여준다. 또 저열량 식사섭취 시 체내에서 에너지를 공급하기 위해 체단백질이 분해되면서 질소화합물의 생성이 증가하고 체지방이 분해되면서 케톤체의 생성이 증가하는데, 수분은 이들 화합물을 원활하게 배출시켜 주는 작용도 한다. 체중감량 식사섭취 시 수분은 1일 1L 이상(5컵/일 이상) 또는 1kcal당 1mL 이상을 섭취하며, 수분 급원으로 열량이 있는 단 음료나 알코올은 피하고 순수한 물을 섭취한다.

미니 사전

다가불포화지방산
다가불포화지방산은 탄소 간의 결합 중 이중결합이 2개 이상 존재하는 지방산이며, 식물성기름과 어유에 많이 들어 있다.

ω−3 지방산 omega-3 fatty acid
ω−3 지방산은 다가불포화지방산 중 탄소 간의 첫 번째 이중결합이 메틸기로부터 세 번째 탄소에 있는 지방산이며, DHA, EPA, 리놀렌산(linolenic acid, LnA) 등이 있다. 오메가-3 지방산은 등푸른 생선기름(어유), 들기름 등에 많이 들어 있으며 심혈관계질환을 예방해 준다.

트랜스지방산
트랜스지방산은 불포화지방산이 함유된 식물성 기름 등에 수소를 첨가하여 마가린이나 쇼트닝을 만드는 과정에서 불포화지방산의 이중결합에 위치한 수소가 시스 형태에서 트랜스 형태로 바뀐 것이다.

3) 체중감량 식사의 방법

일상생활에서 비만을 유발하는 잘못된 식행동을 개선하는 것은 식사요법을 통한 목표체중 달성과 체중감량이 이루어진 후의 체중유지에 도움이 된다. 따라서 체중감량을 위한 식사요법에서 식사의 영양 구성뿐만 아니라, 적절한 식사방법도 고려해야 한다. 체중감량을 위한 식사방법은 다음과 같다.

(1) 식사횟수

체중감량을 위해서는 평소보다 적은 열량을 여러 끼에 나누어 먹는 것이 좋다. 하루에 같은 양을 섭취해도 한 끼에 몰아서 먹는 것보다 여러 번에 나누어 먹는 것이 체지방 축적을 막기 때문이다. 체중감량 시 대개 1일 3회의 식사와 2회의 간식을 먹도록 권장하며, 결식을 하지 않아야 한다. 또한 체중감량 시 야식은 대체로 열량이 높을 뿐만 아니라 이때 얻어진 에너지는 소비되지 않고 대부분이 체지방으로 전환·축적되므로, 야식은 먹지 않아야 한다.

(2) 식사량

매끼의 식사량을 평소보다 약간 줄이도록 한다. 체중감량을 위한 에너지 섭취량의 감소 정도에 따라 주식과 부식을 각각 평소의 2/3~1/2 정도로 섭취하도록 한다 **자료 5-2**.

(3) 식사시간

식사시간의 간격은 2시간 반~3시간을 넘지 않도록 한다. 그러나 비만인의 경우 너무 잦은 식사는 오히려 식사 섭취량을 증가시키므로 유의해야 한다. 저녁은 6시 이전에 먹는 것이 좋다.

(4) 끼니별 열량 배분

'아침 : 점심 : 저녁'의 열량 비율을 '3 : 3 : 2' 또는 '3 : 2 : 1'로 하는 것을 권장한다.

보통 한 끼 식사는 400~500kcal 이하로, 1회 간식은 100kcal 이하로 하는 것이 좋다. 간식으로 채소, 과일, 저지방 우유, 삶은 달걀흰자 등을 섭취하면, 간식에 의한 열량섭취를 1회당 100kcal 이하로 해주면서 체중감량 식사에서 부족하기 쉬운 비타민, 무기질, 식이섬유 등을 보충해 주고, 공복감을 없애 체중감량 식사를 어려움 없이 받아들이게 해준다.

4) 체중감량 식사의 식단 예시

체중감량을 위한 ① 저열량·균형식이면서, ② 저지방·중탄수화물식에 대한 식단의 예를 에너지 수준별로 제시하면 **자료 5-2**와 같다. 이 자료는 위의 ①, ②를 충족하는 2,600kcal/일 식단을 기준으로 하여 메뉴는 동일하면서 음식에 따라 섭취량을 줄이거나 빼버리는 방식에 의해 2,100kcal/일, 1,800kcal/일, 1,500kcal/일 식단을 구성한 것이다. 따라서 에너지 수준별로 체중감량 식사가 어떻게 다른가를 체계적으로 이해하고 활용할 수 있도록 고안되었다. 예를 들어, 평소에 2,600kcal/일 식단을 섭취하는 사람이 식사요법만으로 0.5kg/주의 체중을 감량하고자 '−500kcal/일의 음의 균형'을 만들기 위해 2,100kcal/일 식단을 적용할 때, 어떤 음식을 위주로 하여 평소보다 얼마만큼을 덜 먹어야 하는지를 쉽게 파악할 수 있게 하였다. 또한 2,100kcal/일 식단을 섭취하는 사람이 식사요법과 운동요법을 병행해 0.5kg/주의 체중을 감량하고자 '−500kcal/일의 음의 균형'을 만들기 위해 식사에서 300kcal/일을 감하는 1,800kcal/일 식단 및 1,800kcal/일 식단에서 300kcal/일을 감하는 1,500kcal/일 식단을 제시하였다. 참고로 국민건강통계에 의하면 우리나라 19~49세 성인의 1일 평균 에너지 섭취량은 남자가 약 2,600kcal/일, 여자가 약 1,800kcal/일이다.

결과적으로 2,600kcal/일 식단에 비해 2,100, 1,800, 1,500kcal/일 식단은 동일한 메뉴에서 음식에 따라 제공량이 약 2/3~1/2 수준이거나 제거한 상태이다. 따라서 체중감량을 위한 식단은 일반 식단과 크게 다르지 않아 지속적으로 적용해도 무리가 없도록 되어 있다.

자료 5-2

체중감량 식단

❶ 2,600kcal 식단

<table>
<tr><th>메뉴</th><th colspan="2">2,600kcal 식단</th></tr>
<tr><td>[아침]
콩밥
시래기된장국
쇠고기표고버섯볶음
김구이
숙주나물
총각김치</td><td colspan="2">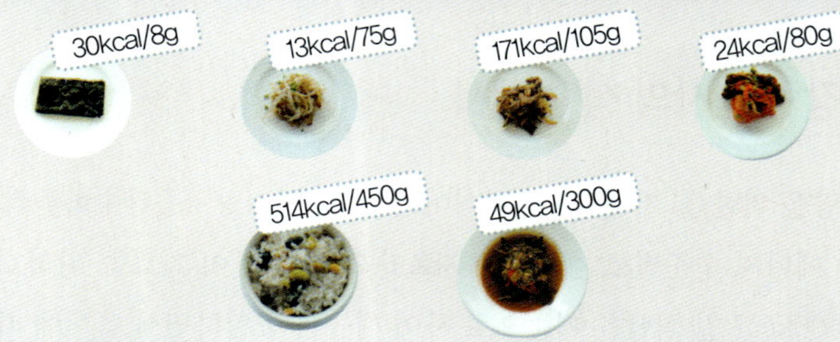
</td></tr>
<tr><td>[점심]
쌀밥
홍합미역국
닭볶음
두부부침
깻잎나물
배추김치</td><td colspan="2">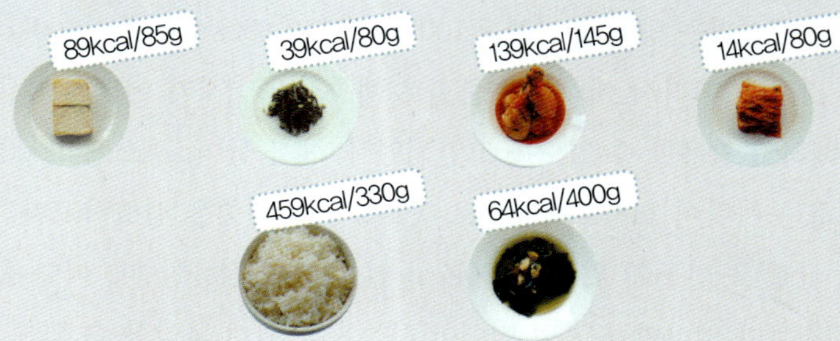
</td></tr>
<tr><td>[저녁]
보리밥
쇠고기뭇국
갈치구이
시금치나물
배추김치</td><td colspan="2">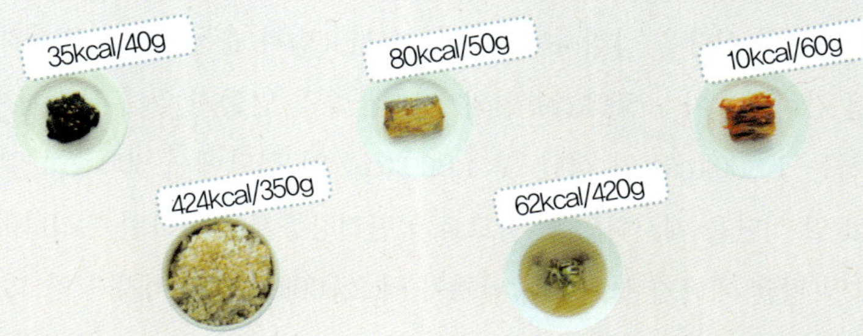
</td></tr>
<tr><th colspan="2">[오전 간식]</th><th>[오후 간식]</th></tr>
<tr><td colspan="2">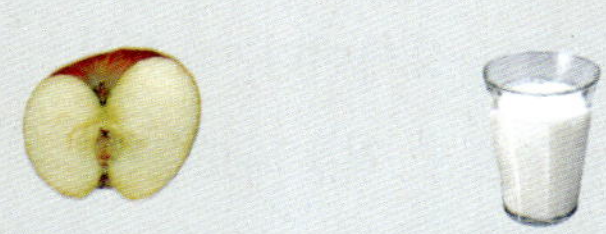
사과 57kcal/100g　　우유 120kcal/200mL</td><td>
찐고구마 140kcal/111g　　귤 38kcal/100g</td></tr>
</table>

❷ 2,100kcal 식단

메뉴	2,100kcal 식단
[아침] 콩밥 시래기된장국 쇠고기표고버섯볶음 김구이 숙주나물 총각김치	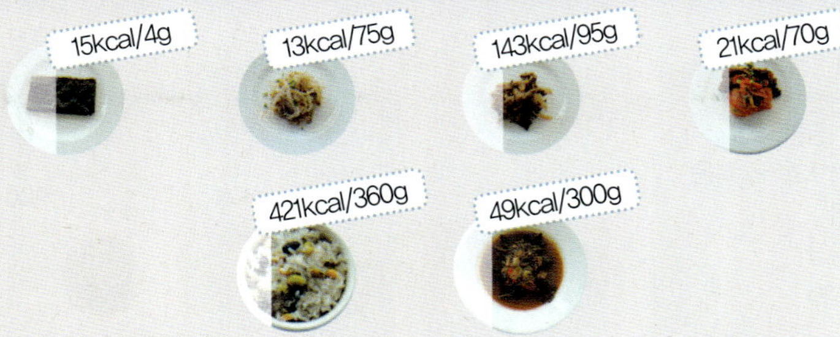 15kcal/4g 13kcal/75g 143kcal/95g 21kcal/70g 421kcal/360g 49kcal/300g
[점심] 쌀밥 홍합미역국 닭볶음 두부부침 깻잎나물 배추김치	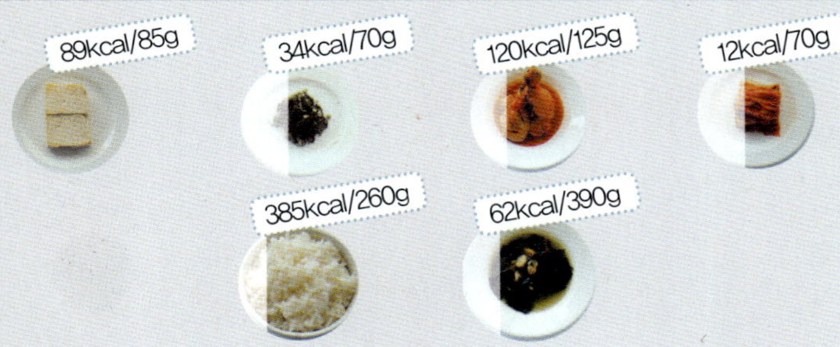 89kcal/85g 34kcal/70g 120kcal/125g 12kcal/70g 385kcal/260g 62kcal/390g
[저녁] 보리밥 쇠고기뭇국 갈치구이 시금치나물 배추김치	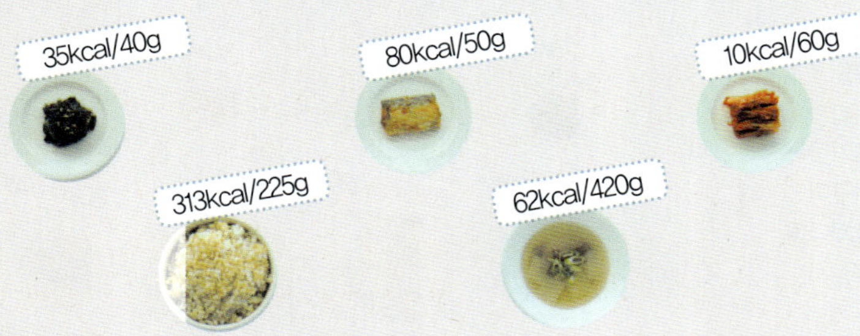 35kcal/40g 80kcal/50g 10kcal/60g 313kcal/225g 62kcal/420g

[오전 간식]		**[오후 간식]**	
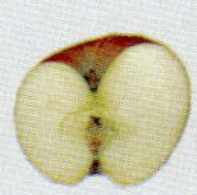 사과 57kcal/100g	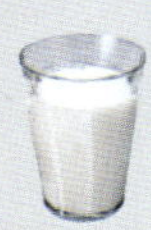 우유 120kcal/200mL	찐고구마	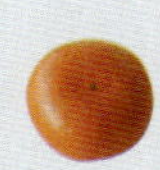 귤 38kcal/100g

❸ 1,800kcal 식단

메뉴	1,800kcal 식단
[아침] 콩밥 시래기된장국 쇠고기표고버섯볶음 김구이 숙주나물 총각김치	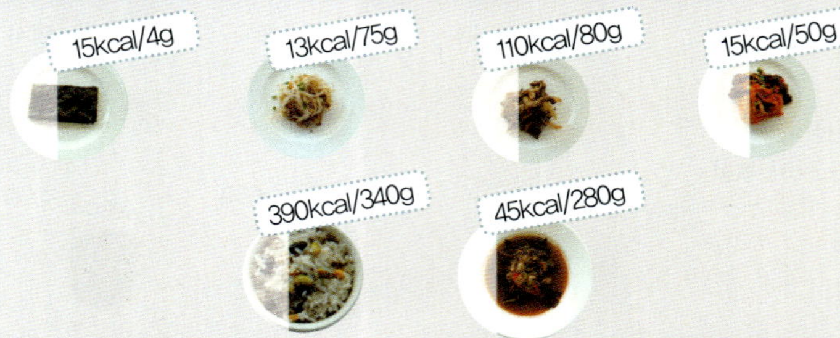 15kcal/4g 13kcal/75g 110kcal/80g 15kcal/50g 390kcal/340g 45kcal/280g
[점심] 쌀밥 홍합미역국 닭볶음 두부부침 깻잎나물 배추김치	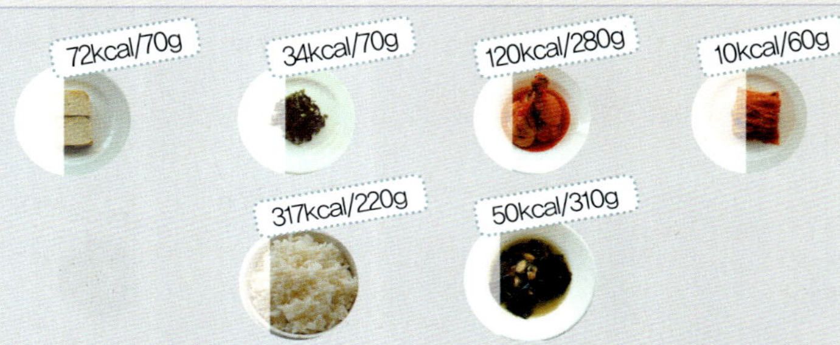 72kcal/70g 34kcal/70g 120kcal/280g 10kcal/60g 317kcal/220g 50kcal/310g
[저녁] 보리밥 쇠고기뭇국 갈치구이 시금치나물 배추김치	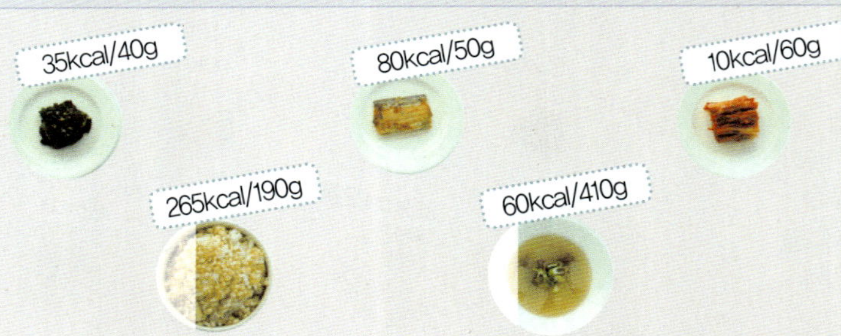 35kcal/40g 80kcal/50g 10kcal/60g 265kcal/190g 60kcal/410g

[오전 간식]		**[오후 간식]**	
사과	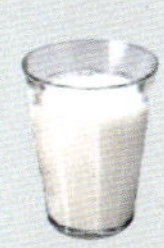 우유 120kcal/200mL	찐고구마	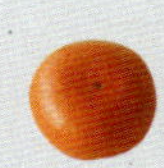 귤 38kcal/100g

❹ 1,500kcal 식단

메뉴	1,500kcal 식단
[아침] 콩밥 시래기된장국 쇠고기표고버섯볶음 김구이 숙주나물 총각김치	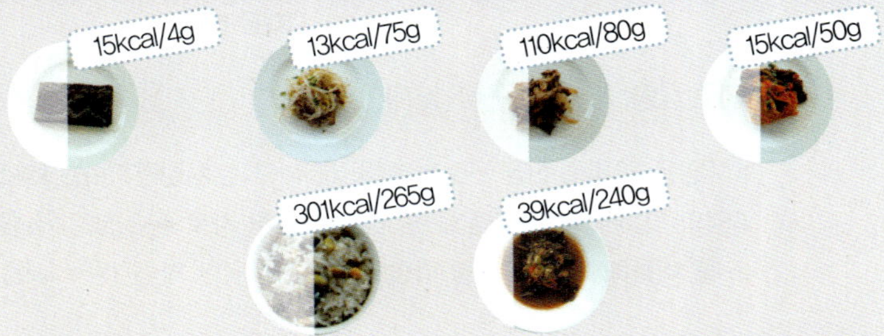
[점심] 쌀밥 홍합미역국 닭볶음 두부부침 깻잎나물 배추김치	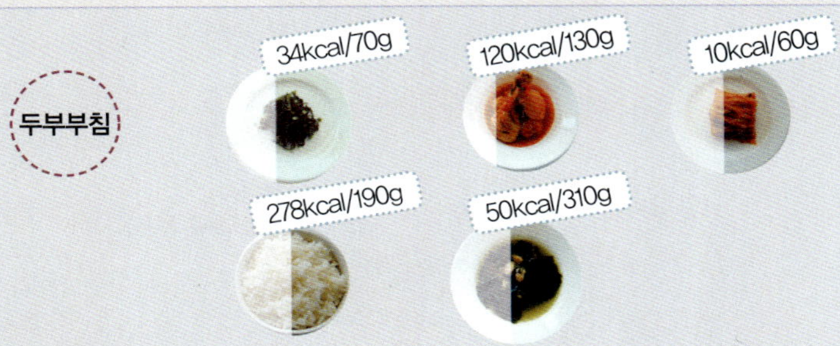
[저녁] 보리밥 쇠고기뭇국 갈치구이 시금치나물 배추김치	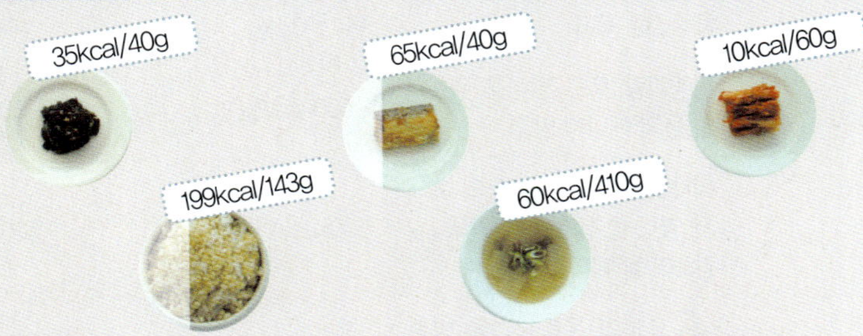

[오전 간식]	[오후 간식]
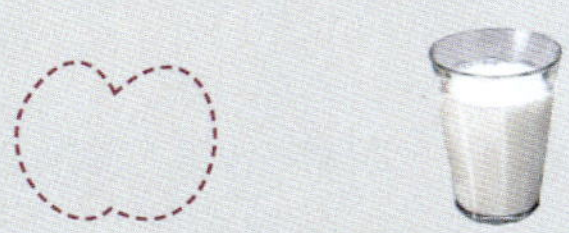 사과 우유 120kcal/200mL	 찐고구마 귤 38kcal/100g

5) 체중감량 식사의 구성 실제

자료 5-3

체중감량 식사의 구성 실제

A양은 22세로 신장 158cm, 체중 60kg이며, 체질량지수는 24kg/m^{2}로 과체중에 속한다. A양의 1일 에너지 소비량을 활동계수(제4장 **자료 4-2** 참조)와 활동강도(제4장 **표 4-4** 참조)를 이용해 구한 후 이를 바탕으로 A양을 위한 체중감량 식사를 구성해 보자.

내용	활동계수 이용	활동강도 이용
1일 에너지 소비량 구하기①	2,038kcal/일① (제4장 **자료 4-2** 참조)	60kg×34kcal/kg=2,040kcal/일① (A양은 하루를 공부 위주에 빨리 걷기 30분, 에어로빅 30분 등으로 보내고 있어, 활동강도는 '중등 강도 활동'의 '중' 수준임 ⇨ 34kcal/kg 적용(제4장 **표 4-4** 참조).
체중감량 목표	1주에 0.5kg	1주에 0.5kg
체중감량 목표 달성을 위한 1일 음의 에너지 양②	−500kcal/일②	−500kcal/일②
식사요법만으로 1일 음의 에너지 양②을 달성하기 위해 1일 감해야 할 에너지 섭취량③	500kcal/일③	500kcal/일③
식사요법과 운동요법을 병행하여 1일 음의 에너지 양②을 달성하기 위해 1일 감해야 할 에너지 섭취량③′	식사요법으로 300kcal/일③′를 적게 섭취하고 운동으로 200kcal/일을 소비함	식사요법으로 300kcal/일③′를 적게 섭취하고 운동으로 200kcal/일을 소비함
식사요법만으로 체중감량 목표를 달성하고자 할 때 1일 에너지 섭취량(kcal/일)④	④ = ① − ③ : 2,038kcal/일 − 500kcal/일 = 1,538kcal/일 ≑1,500kcal/일④	④ = ① − ③ : 2,040kcal/일 − 500kcal/일 = 1,540kcal/일 ≑ 1,500kcal/일④

내용	활동계수 이용	활동강도 이용
식사요법과 운동요법을 병행하여 체중감량 목표를 달성하고자 할 때 1일 에너지 섭취량 (kcal/일)④′	④′=①－③′ : 2,038kcal/일 － 300kcal/일 ＝1,738kcal/일 ≒ 1,800kcal/일④′	④′=①－③′ : 2,040kcal/일 － 300kcal/일 ＝1,740kcal/일 ≒ 1,800kcal/일④′
식사 구성하기	• 저열량 · 균형식으로 구성 • 저지방 · 중탄수화물 식사로 구성 • 1일 3회의 식사와 2회의 간식 섭취 • 복합당질 · 저혈당지수 식품, 식이섬유, 비타민 및 무기질을 적절하게 섭취하도록 식품 구성	
해당 식단의 예	**자료 5-2**의 1,500kcal/일 식단과 1,800kcal/일 식단 참조	

2. 체중증량을 위한 식사요법

1) 저체중의 정의

저체중은 성인의 경우 체질량지수가 18.5kg/m^2 미만으로 낮은 상태이다. 저체중은 열량 섭취량 부족, 소화흡수 불량, 식사 이용률 감소, 과도한 활동, 소모성 질환암, 갑상샘기능항진증, 정신적 긴장, 심리적 요인 등에 의해 발생한다. 저체중 시 병에 대한 저항력 감소, 성장 지연, 소화 · 흡수력 감퇴, 피로감, 추위에 약함 등의 문제를 갖게 되므로, 저체중 시에는 건강체중 수준으로 체중을 증량시키도록 노력해야 한다. 그러나 저체중이라도 건강과 활동에 문제가 없다면 굳이 체중증량을 위해서 애쓸 필요는 없다.

2) 체중증량 식사의 원칙

저체중 시 체중증량을 위해 우선 저체중의 정도와 원인을 파악하고 이에 맞는 방법을 적용하는 것이 중요하다. 저체중 시 체중증량을 위해 보통 고열량 섭취와 함께 근육을 늘려주는 근력운동을 병행·적용하는데, 운동을 할 때에는 운동량에 맞춰 에너지 섭취를 증가시키거나, 운동량보다 더 많은 에너지를 섭취해야 한다.

(1) 고열량 식품 섭취

에너지 섭취량이 적을 때에는 열량밀도가 높은 고열량 식품이나 고열량 식사를 선택하여, 에너지 섭취를 점차적으로 증가시켜 준다. 지방 섭취량을 늘리면 식품 섭취량을 늘리지 않고도 에너지 섭취량을 증가시킬 수 있다.

(2) 식사횟수 및 식사량

식사횟수를 1일 세 끼 이상으로 하며, 매끼 음식을 다량으로 섭취하도록 한다. 이를 위해 평소보다 더 큰 밥공기에 밥을 담아 먹고 더 큰 컵에 우유를 담아 마시도록 한다. 식사 사이에 간식으로 고열량 식품을 먹는다. 수분은 물이나 저열량 음료보다 우유나 과일주스로 마시고, 우유에 분유를 타서 자주 마셔도 좋다.

3. 체중관리를 위한 식품과 조리방법의 선택

체중관리를 위해 에너지 섭취를 조절하려면 식품과 조리방법을 합리적으로 선택해야 한다. 동일한 식품 재료라도 자연 상태일 때와 가공 상태일 때가 열량이 다르다. 또 기존 제품보다 열량을 낮춘 다양한 다이어트 가공식품이 시판되고 있으며, 체중감량 효과를 내는 다이어트 소재가 수시로 개발되어 다이어트 제품에 적용되고 있다. 뿐만 아니라 외식의 메뉴에 따라서, 또한 술의 종류와 안주의 종류에 따라서 열량 차이가 크게 난다. 이 밖에도 동일한 식품을 가지고 만들었더라도 조리방법에 따라 음식의 열량 차이가 크므로, 체중관리를 위해서는 이들에 대한 정보를 두루 익히고 활용해야 한다.

1) 식품과 열량

(1) 가공식품과 열량

가공식품은 식품의 가공 · 제조과정에서 향미 증진을 목적으로 열량이 높은 숨은 당류그림 5-1와 숨은 지방그림 5-2을 과다하게 넣는 경우가 많아 대체로 열량이 높다 **포인트 잡기 5-1**. 또한 가공식품에는 식욕을 자극하는 소금, 고추, 겨자 등의 조미료가 들어 있는 경우가 많아 과식하기 쉽다. 따라서 가공식품 섭취 시 열량을 과다 섭취하기 쉬우므로, 열량섭취를 낮추기 위한 가공식품의 선택방법**자료 5-4**을 익혀두고 가공식품 사용 시 적용할 필요가 있다.

포인트 잡기 5-1

숨은 당류와 숨은 지방

당류는 식품에 자연적으로 존재하거나 식품을 가공 · 조리할 때 첨가한 모든 단당류와 이당류의 합을 말하며, 포도당, 과당, 설탕, 물엿, 꿀, 과즙농축액 등이 있다. 숨은 당류는 식품 속에 들어 있어 눈으로 보이지 않는 당류를 뜻한다. 최근 우리나라 사람의 숨은 당류 섭취량이 증가하고 있어 비만율을 높이는 원인이 되고 있으므로, 체중관리를 위해 숨은 당류가 높은 식품을 섭취하지 않도록 주의해야 한다.

지방은 음식에 함유된 형태에 따라 식품의 표면에 있어 눈으로 볼 수 있는 '가시적 지방(삼겹살의 지방 덩어리 등)'과 식품 속에 들어 있어 눈으로 볼 수 없는 '비가시적 지방(과자 속의 지방 등)'으로 나눈다. 비가시적 지방을 '숨은 지방'이라고도 하는데, 숨은 지방 함량이 높은 식품은 열량이 높은데도 지방을 눈으로 볼 수 없어, 열량을 의식하지 못한 채 과다섭취하기 쉬워 고열량섭취의 원인이 된다.

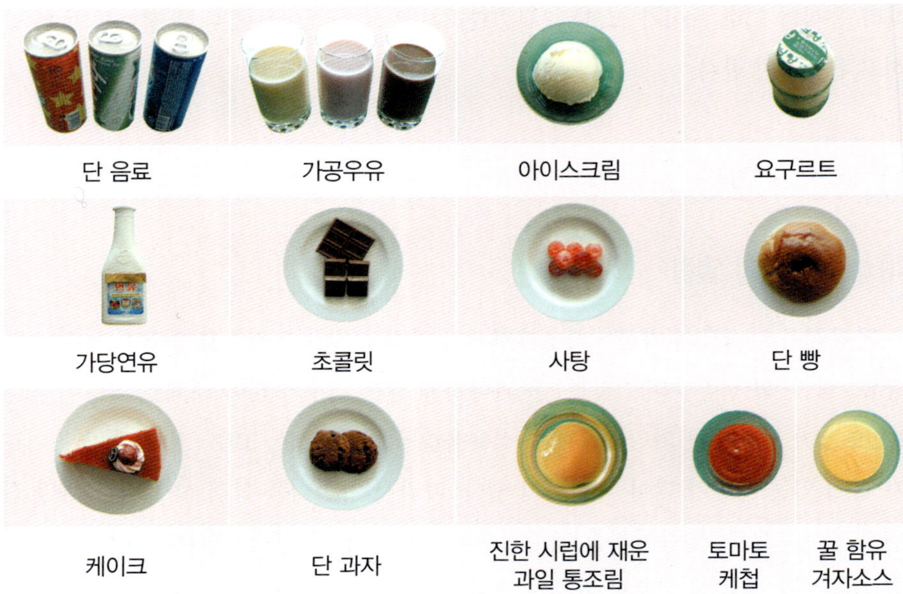
단 음료
가공우유
아이스크림
요구르트
가당연유
초콜릿
사탕
단 빵
케이크
단 과자
진한 시럽에 재운 과일 통조림
토마토 케첩
꿀 함유 겨자소스

그림 5-1 숨은 당류 함량이 높은 가공식품의 예

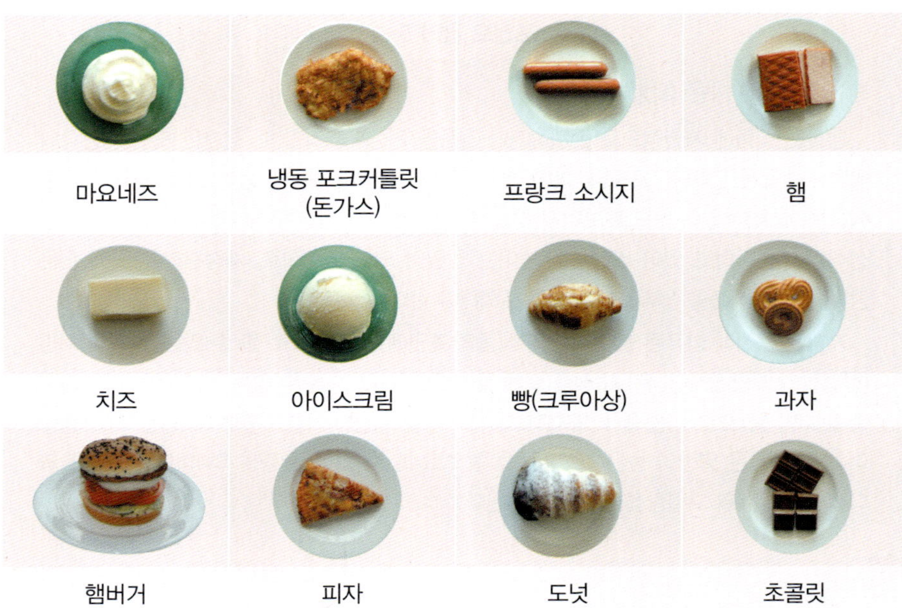
마요네즈
냉동 포크커틀릿 (돈가스)
프랑크 소시지
햄
치즈
아이스크림
빵(크루아상)
과자
햄버거
피자
도넛
초콜릿

그림 5-2 숨은 지방 함량이 높은 가공식품의 예

자료 5-4

열량이 낮은 가공식품을 선택하는 방법

- 식품표시 중 '원재료명'은 식품 가공 · 제조 시 많이 사용한 순서대로 표시하게 되어 있으므로(식품 등의 표시기준, 식품의약품안전처), 이 부분에서 당류가 먼저 나오는 식품은 가급적 선택하지 않는다(예 : 시리얼은 '원재료명'에 설탕보다 쌀 등의 곡류가 먼저 나오는 것을 선택한다).
- '원재료명'에서 지방이 먼저 나오는 식품은 가급적 선택하지 않는다(예 : 드레싱소스는 '원재료명'에 식용유보다 물이 먼저 나오는 것을 선택한다).
- 영양표시를 잘 읽어 같은 용도의 가공식품 중에서 100g(100mL)당이나 단위내용량(예 : 1조각)당 열량이 낮은 식품을 선택한다.
- 큰 포장으로 된 제품보다 소포장이나 낱개 포장으로 된 제품을 선택하면 가공식품의 과다섭취를 막는 데 도움이 된다.

식품표시

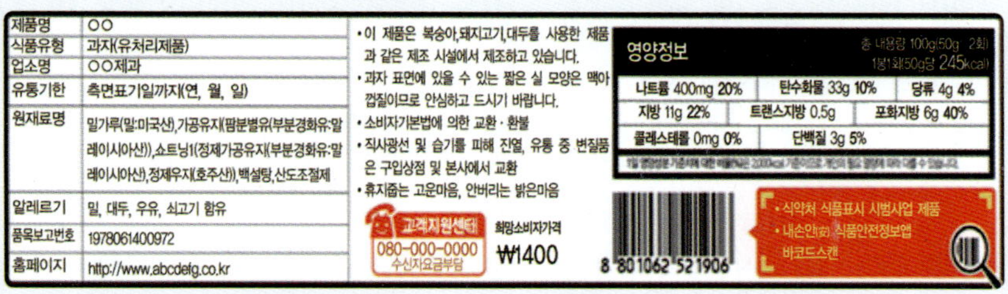
제품명 OO
식품유형 과자(유처리제품)
업소명 OO제과
유통기한 측면표기일까지(연, 월, 일)
원재료명 밀가루(밀:미국산),가공유지(팜분별유(부분경화유:말레이시아산)),쇼트닝1(정제가공유지(부분경화유:말레이시아산),정제우지(호주산)),백설탕,산도조절제
알레르기 밀, 대두, 우유, 쇠고기 함유
품목보고번호 1978061400972
홈페이지 http://www.abcdefg.co.kr
• 이 제품은 복숭아,돼지고기,대두를 사용한 제품과 같은 제조 시설에서 제조하고 있습니다.
• 과자 표면에 있을 수 있는 짧은 실 모양은 맥아 껍질이므로 안심하고 드시기 바랍니다.
• 소비자기본법에 의한 교환 · 환불
• 직사광선 및 습기를 피해 진열, 유통 중 변질품은 구입상점 및 본사에서 교환
• 휴지줍는 고운마음, 안버리는 밝은마음
고객지원센터
080-000-0000
수신자요금부담
희망소비자가격
₩1400
영양정보
총 내용량 100g(50g 2회)
1봉1회(50g)당 245kcal
나트륨 400mg 20%
탄수화물 33g 10%
당류 4g 4%
지방 11g 22%
트랜스지방 0.5g
포화지방 6g 40%
콜레스테롤 0mg 0%
단백질 3g 5%
8 801062 521906
• 식약처 식품표시 시범사업 제품
• 내손안(安) 식품안전정보앱
바코드스캔

(2) 다이어트 가공식품과 열량을 낮추는 방법

다이어트 가공식품이란 기존의 가공식품보다 지방이나 당류 함량을 대폭 낮추거나, 이들에 대한 저열량의 대체 소재**합성감미료 등**를 사용하거나, 체중감량 효과가 있는 성분을 넣거나, 저열량 제조 · 가공 공정을 적용하는 방법 등에 의해 열량을 대폭 낮춘 식품을 말한다**표 5-2, 자료 5-5**. 따라서 다이어트 가공식품은 기존 제품에 비해 열량이 전혀 없거나 2/3 미만인 경우가 대부분이어서, 가공식품 이용 시 다이어트 가공식품을 선택하면 열량섭취를 줄이는 데 도움이 된다.

표 5-2 시판되는 다이어트 가공식품의 예와 열량을 낮추는 방법

종류	열량을 낮추는 방법
저지방우유	저지방우유는 전지우유 중의 지방을 대부분 제거하고 1/4만 남겨 전지우유 열량의 60%만 함유
무지방샐러드소스	무지방샐러드소스는 기존의 원료 중 기름을 전혀 사용하지 않아 기존 소스 열량의 35%만 함유
하프마요네즈	하프마요네즈는 기존의 원료 중 기름 사용량을 반으로 줄여 기존 마요네즈 열량의 50%만 함유
건강한 쿠킹유	건강한 쿠킹유는 기존 식용유에 함유되어 있는 장쇄지방산 대신 중쇄지방산이 함유되어 있어 열량이 낮음. 지방산은 탄소수를 많이 가질수록 열량이 높아지므로, 지방산의 열량은 장쇄지방산(탄소수가 12개 이상) > 중쇄지방산(탄소수 6~10개) > 단쇄지방산(탄소수 6개 미만) 순으로 높음
하프케첩	하프케첩은 기존의 원료 중 당류 사용량을 반으로 줄여 기존 케첩 열량의 50%만 함유
1/2칼로리커피믹스	1/2칼로리커피믹스는 기존의 원료 중 설탕 대신 설탕보다 감미도가 320~1,000배 높은 수크랄로스라는 합성감미료를 사용해 기존 커피믹스처럼 달되 열량은 50%만 갖게 함
제로콜라	제로콜라는 기존의 원료 중 설탕 대신 설탕보다 감미도가 약 200배 높은 아스파탐이라는 합성감미료를 사용해 기존 콜라처럼 달되 열량은 없게 함
자일로스설탕	자일로스설탕은 설탕에 당류의 일종인 자일로스를 넣어 설탕 맛은 그대로 유지시키면서 설탕(서당) 분해효소(sucrase)의 활성을 억제시켜 설탕의 소화 · 흡수를 줄임으로써 저열량 효과를 냄
올리고당딸기잼	올리고당딸기잼은 기존의 원료 중 설탕 대신 흡수율이 낮은 올리고당을 사용해 기존 딸기잼과 감미도는 같고 열량은 50%만 함유
뷰티칼로리면	뷰티칼로리면은 기존의 원료 중 밀가루 대신 고섬유질 식품인 곤약을 사용해 기존의 컵라면 열량의 60%만 함유
컵누들	컵누들은 라면 제조 시 기름에 튀기지 않아 기존 컵라면 열량의 45%만 함유
저칼로리시리얼	저칼로리시리얼은 기존의 원료 중 지방과 당류 사용량을 줄여 기존 시리얼 열량의 50%만 함유

자료 5-5

시판되는 다이어트 가공식품의 예

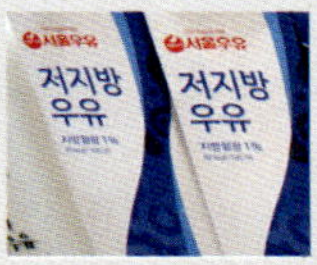

저지방우유

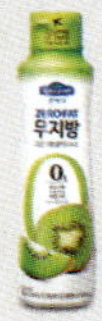

무지방샐러드소스

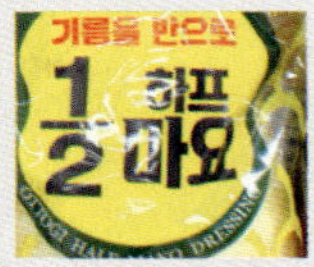

하프마요네즈

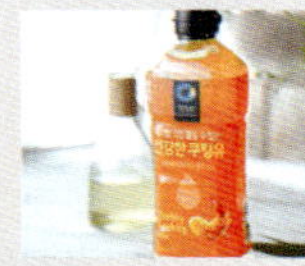
건강한 쿠킹유

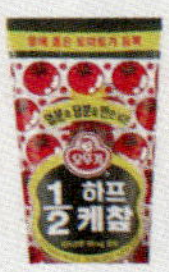

하프케첩

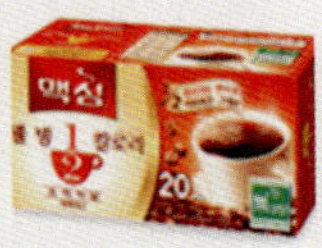

1/2칼로리커피믹스

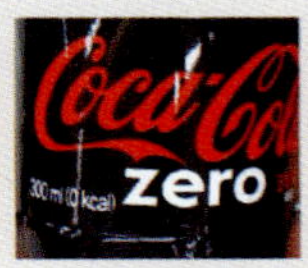

제로콜라

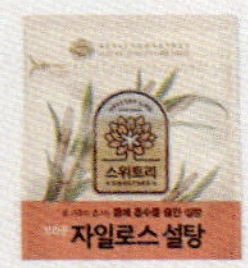

자일로스설탕

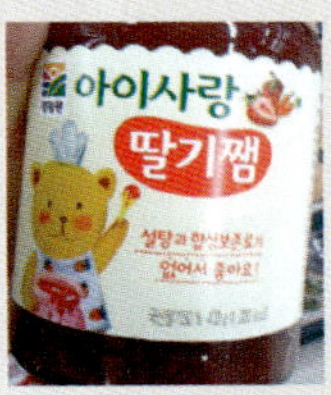

올리고당딸기잼

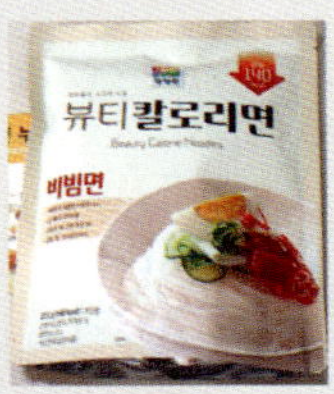

뷰티칼로리면

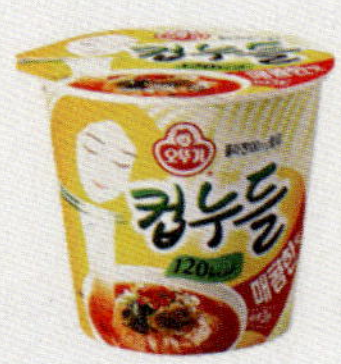

컵누들

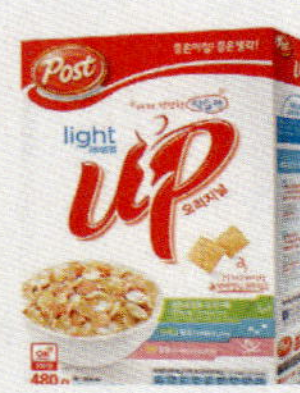

저칼로리시리얼

(3) 다이어트 제품 소재와 항비만작용

다이어트 제품 소재 및 이들의 항비만작용 기전은 다양하다**포인트 잡기 5-2**. 그러나 다이어트 제품에 따라서는 체중감량 효과가 확실하지 않거나 안전성이 확인되지 않아 건강 부작용을 유발하기도 하므로, 신뢰할 수 있는 구입처에서 식품표시를 잘 읽고 선택·구입하도록 해야 한다.

포인트 잡기 5-2

항비만작용과 다이어트 제품 소재

항비만작용	다이어트 제품 소재
식욕 억제	HCA(hydroxycitric acid), 페닐알라닌, 트립토판, 식이섬유, 녹차 카테킨, 렙틴
식사지방 흡수 억제	키토산, 식이섬유, 글루칸
체지방 합성 억제	HCA, L-카르니틴, 녹차 추출물, DHEA(dehydroepiandrosterone)
체지방 분해 촉진	녹차 추출물, L-카르니틴, 크롬, CLA(conjugated linoleic acid), 대두펩타이드, 비타민 B_6, 콜린, 페닐알라닌, 피루브산, 라즈베리케톤(rasberry ketone)
대사 활성화	HCA, CLA, 구아나라(guanara), 중쇄중성지방(middle chain triglyceride, MCT), 캡사이신, 시네프린(synephrine), 녹차 추출물, 렙틴

출처 : 한국보건산업진흥원(2003).

① HCA

HCAhydroxycitric acid는 인도 남서부에서 자생하는 열대 식물인 가르시니아 캄보지아Garcinia Cambogia 나무의 열매 껍질에 들어 있으며, 이 껍질에 HCA가 건조 무게당 10~30% 함유되어 있다. 이 열매는 전통적으로는 카레 등의 향신료나 포만제 같은 전통 민간 약제로 사용되어 왔으나, 최근에는 체중감량 효능이 밝혀져 다이어트 제품 소재로 자주 사용되고 있다. HCA는 ① 식욕 억제, ② 체지방 합성 억제(체내에서 탄수화물이 지방으로 전환되지 못하게 함), ③ 체지방 분해 촉진, ④ 대사 활성화의 기전에 의해 체중을 감량시킨다.

② 키토산

키토산은 게나 새우의 껍질에 들어 있는 키틴 중의 아세틸기를 제거하여 만든 것이다. 키토산은 소장에서 지방을 흡착하여 지방이 소화효소의 작용을 받지 못하게 함으로써, 지방 흡수를 방해하여 항비만 효과를 낸다. 또한 키토산은 소장에서 담즙을 흡착·배설시킴으로써 체내 콜레스테롤이 담즙 합성에 쓰이게 하여 혈중 콜레스테롤 농도를 개선해 주므로, 비만인의 이상지질혈증 발생 위험을 낮춰주기도 한다.

③ 캡사이신

캡사이신capsaicin은 고추의 매운맛 성분으로, 고추씨에 많이 들어 있으며 고추 껍질에도 들어 있다. 캡사이신은 체지방의 분해를 촉진하고, 갈색지방세포를 활성화시켜 에너지 소비 대사를 항진시켜 체지방 축적을 막으므로 항비만 효과를 낸다.

④ 녹차 추출물

녹차에 들어 있는 폴리페놀 물질인 카테킨catechin은 소장에서 α-아밀레이스α-amylase, 수크레이스sucrase, 글루코시데이스glucosidase와 같은 당분해효소의 활성을 억제하는 작용을 한다. 따라서 당의 흡수를 저하시킴으로써 혈당의 급격한 상승을 막아, 고인슐린혈증이 일어나지 않도록 하여 체지방 합성을 억제한다. 이와 함께 녹차 카테킨은 체지방 분해를 촉진하므로 항비만 효과를 낸다. 이 밖에도 녹차 카테킨은 혈중 총콜레스테롤 및 LDL-콜레스테롤 농도를 낮춤으로써 비만인의 심혈관계질환 발생 위험을 낮춰준다.

⑤ 식이섬유

식이섬유는 소화효소에 의해 분해되지 않아 열량을 제공하지 않고, 소화기관에서 수분을 흡수해 위장관에 부피감을 제공하여 포만감을 주고, 변통을 좋게 해 에너지 섭취를 줄이고 변비를 예방하는 작용을 한다. 또 식이섬유는 소장에서 지방을 흡착하여 변으로의 지방 배설을 촉진하며, 당의 흡수 속도를 느리게 하여 식후 혈당을 서서히 증가시킴으로써 인슐린 과다 분비를 막고 체지방 합성이 일어나지 않게 해준다.

⑥ L-카르니틴

L-카르니틴carnitine은 아미노산의 일종으로 체내에서 일부 합성할 수 있으며, 음식으로 섭취할 수 있다. L-카르니틴을 풍부하게 함유하고 있는 식품에는 양고기, 돼지고기 등이 있다.

유리지방산은 세포의 미토콘드리아 내로 유입되어 산화되는데, 유리지방산이 미토콘드리아 내로 들어가기 위해서는 L-카르니틴과 결합된 형태를 취해야만 한다. 따라서 L-카르니틴은 유리지방산의 산화과정에 관여하여 지방의 분해를 촉진하고 지방 이용 효율을 증가시킨다. 또 L-카르니틴은 지방의 재합성을 방지하고 지방의 축적을 억제한다.

2) 술과 안주의 열량

술에는 1g당 7kcal를 내는 알코올이 들어 있으므로 술은 그 자체가 열량이 높다. 이때 알코올 도수가 높은 술일수록 열량이 높다. 또 술은 식사와 함께 마시는 경우가 많은데, 식사 시 술을 마시면 식사 이외의 추가 열량을 섭취하게 되며, 식욕이 자극되어 과식하게 되므로 열량섭취가 증가하게 된다.

뿐만 아니라 술과 함께 먹는 안주의 대부분은 열량이 높아, 술과 안주를 자주 먹으면 비만해지기 쉽다. 따라서 체중관리를 위해 술과 안주의 섭취는 제한하며, 섭취 시에는 안주의 종류에 따라 열량 차이가 크므로 가급적 열량이 높지 않은 것을 선택하도록 한다. 술안주 중 대표적인 삼겹살, 튀김, 포크커틀릿(일명 돈가스) 등은 지방 함량이 많아 열량이 높으므로 피하는 것이 좋다. 또 땅콩, 육포, 마른 과일 같은 안주보다는 생채소나 생과일을 선택하는 것이 열량섭취를 낮출 수 있다. 하지만 과일도 당류를 함유하고 있으므로, 과일을 안주로 너무 많이 먹지 않는 것이 좋다. 흔히 먹는 여러 가지 안주 1인분과 맥주나 소주를 함께 섭취할 때의 열량은 **자료 5-6**과 **자료 5-7**과 같다.

자료 5-6

생맥주 1컵 500mL와 안주 1인분으로부터 섭취하는 열량

<table>
<tr><th>술</th><th colspan="2">안주 1인분</th></tr>
<tr><td rowspan="7">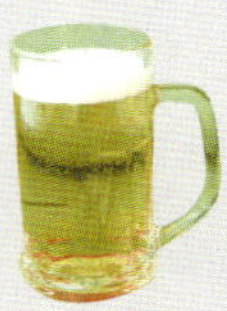
생맥주
4.2도, 1컵 500mL,
190kcal</td><td>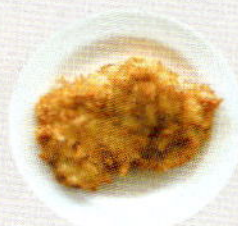</td><td>**포크커틀릿**
재료 : 삼겹살 130g, 감자전분 21g, 밀가루 21g, 달걀 22g, 빵가루 33g, 식용유 11g
열량 : 생맥주 190kcal + 안주 730kcal = 920kcal</td></tr>
<tr><td>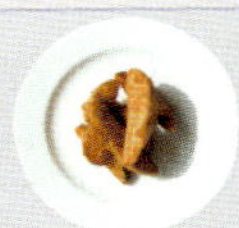</td><td>**감자튀김**
재료 : 반달 양념감자튀김 150g
열량 : 생맥주 190kcal + 안주 490kcal = 680kcal</td></tr>
<tr><td>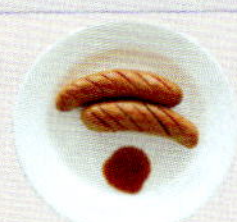</td><td>**소시지**
재료 : 소시지 2개 총 135g
열량 : 생맥주 190kcal + 안주 440kcal = 630kcal</td></tr>
<tr><td>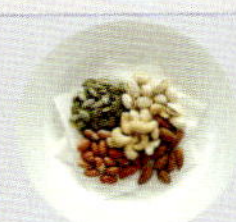</td><td>**모둠 견과류**
재료 : 땅콩, 아몬드, 피스타치오, 캐슈, 해바라기씨 각 13g씩
열량 : 생맥주 190kcal + 안주 380kcal = 570kcal</td></tr>
<tr><td>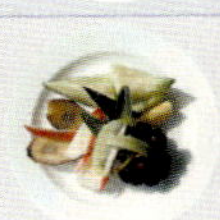</td><td>**모둠 과일**
재료 : 사과, 바나나, 멜론, 키위, 포도, 파인애플 각 100g씩
열량 : 생맥주 190kcal + 안주 310kcal = 500kcal</td></tr>
<tr><td>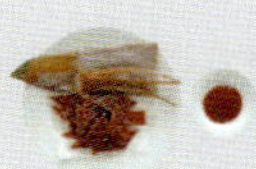</td><td>**오징어/육포**
재료 : 마른 오징어 30g, 육포 45g
열량 : 생맥주 190kcal + 안주 250kcal = 440kcal</td></tr>
<tr><td>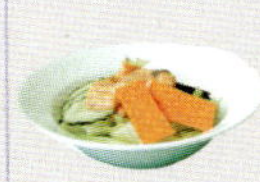</td><td>**채소샐러드**
재료 : 양배추 40g, 양상추 10g, 오이 30g, 당근 10g, 마요네즈 13g
열량 : 생맥주 190kcal + 안주 110kcal = 300kcal</td></tr>
</table>

* 열량 계산 : 한국인 영양권장량 7차 개정판의 식품성분표(2000).

자료 5-7

소주 2홉짜리 1병(360mL)과 안주 1인분으로부터 섭취하는 열량

술	안주 1인분	
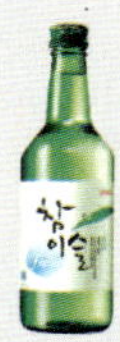 **소주** 21도, 1병 360mL, 430kcal	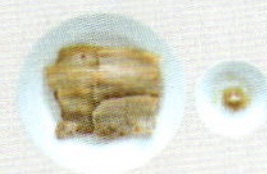	**삼겹살 구이** 재료 : 삼겹살 200g, 참기름 5g, 소금 약간 열량 : 소주 430kcal + 안주 710kcal = 1,140kcal
	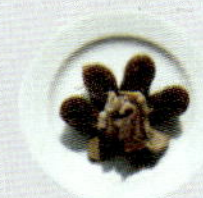	**순대와 내장** 재료 : 순대 130g, 곱창 60g, 간 25g, 허파 25g 열량 : 소주 430kcal + 안주 410kcal = 840kcal
	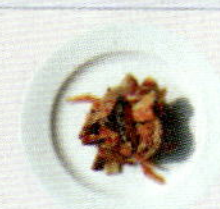	**골뱅이무침** 재료 : 골뱅이 150g, 오이 15g, 당근 10g, 양파 15g, 초고추장 20g 열량 : 소주 430kcal + 안주 190kcal = 620kcal
	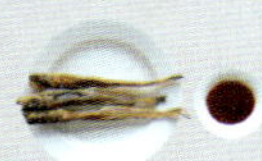	**노가리** 재료 : 노가리 3마리 40g, 고추장 10g 열량 : 소주 430kcal + 안주 160kcal = 590kcal
	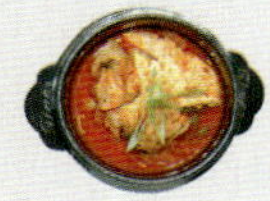	**김치두부찌개** 재료 : 배추김치 100g, 두부 50g, 돼지고기 30g 열량 : 소주 430kcal + 안주 120kcal = 550kcal

* 열량 계산 : 한국인 영양권장량 7차 개정판의 식품성분표(2000).

3) 외식과 열량

외식은 가정식사보다 대체로 지방과 당류 함량이 높으며, 1인 분량도 많다. 뿐만 아니라, 외식 시 식욕이 자극되어 과식하게 되므로 외식을 하면 열량을 과다하게 섭취하기 쉽다. 외식 중에서 양식과 중식은 한 끼에 필요한 열량보다 2배까지 가지고 있는 경우가 많다. 따라서 외식을 할 때에는 열량섭취를 줄이기 위해 중식이나 양식보다 한식을 선택하는 것이 좋으며그림 5-3, 한식도 메뉴에 따라 열량 차이가 크게 나므로 일품요리보다 밥, 국, 생선, 나물, 김치로 구성된 식사를 선택하는 것이 좋다.

그리고 외식 시에는 외식 영양표시를 잘 읽어 메뉴 1인분당 열량, 당류, 포화지방, 나트륨 함량 등을 비교하면서 선택한다. 체중관리를 위한 외식 행동은 **자료 5-8**에 제시되어 있다.

한식		중식		양식	
된장찌개 + 밥	비빔밥	자장면	볶음밥 + 자장	포크커틀릿 정식	오므라이스
440kcal	485kcal	660kcal	720kcal	870kcal	520kcal

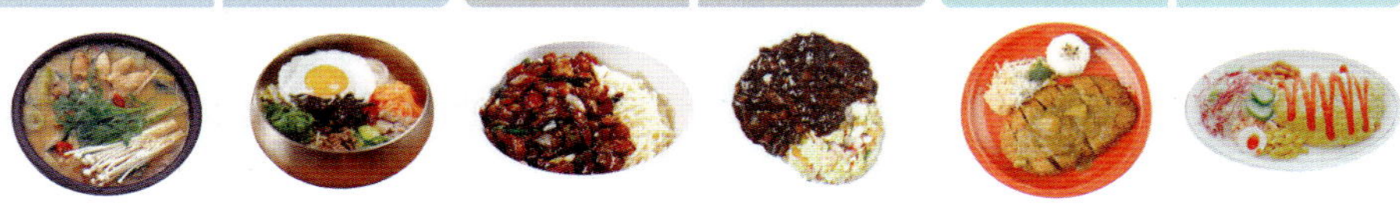

그림 5-3 외식의 메뉴별 열량

자료 5-8

체중관리를 위한 외식 행동

- 외식은 많아야 하루 한 끼만 한다.
- 메뉴는 가급적 밥과 채소 위주로 고른다.
- 복잡한 식당에서 식사하면 급하게 먹어 과식하기 쉬우므로 조용한 식당에서 여유 있게 식사한다.
- 모임에 갈 때 허기진 상태로 가면 과식하게 되므로 모임에 가기 전에 미리 저지방우유, 과일 등의 저열량 식품을 가볍게 먹고 간다.
- 미리 먹을 양을 정하고 먹기 시작한다. 이때 음식량이 자신의 허용량보다 많을 때에는 미리 덜어내고 먹는다.
- 처음부터 고열량 음식을 먹는 것보다는 가벼운 드레싱을 한 샐러드, 죽, 수프 등의 저열량 음식을 먹어 어느 정도 공복감을 해소한 뒤 본 식사를 시작한다.
- 가능한 한 다른 사람과 함께 식사를 하여 천천히 먹는다.
- 음식을 사이즈별로 판매할 때는 작은 사이즈의 음식을 주문한다.
- 디저트와 술은 가능한 한 피한다.

4) 조리방법과 열량

저열량 음식을 만들기 위해서는 저지방, 저당류, 저자극성 조리방법을 적용해야 한다. 따라서 튀김, 볶음, 전 등 기름을 많이 사용하거나, 숨은 지방을 다량 함유하는 고지방 드레싱마요네즈, 프렌치드레싱 등을 사용하는 조리방법은 열량을 높이므로 제한한다. 또 설탕, 물엿 등의 당류를 많이 사용하거나, 식욕을 자극하는 소금, 간장, 고추장, 후추 등을 많이 사용하는 조리방법도 과식하게 하여 열량섭취를 많게 하므로 제한한다자료 5-9.

자료 5-9

조리방법에 따른 열량 비교

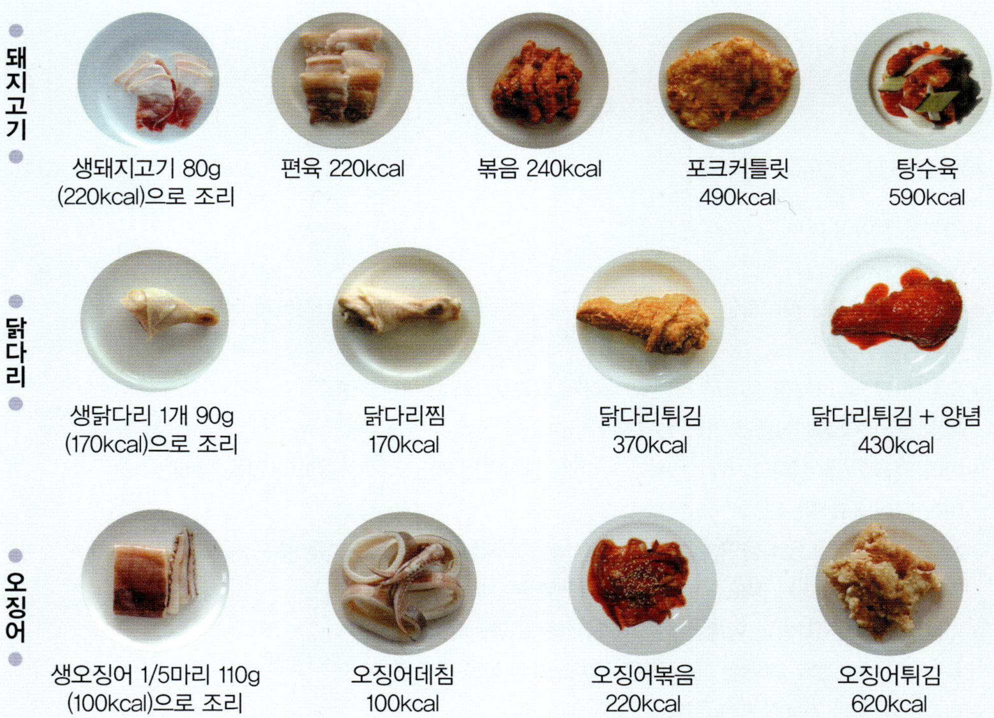
돼지고기
생돼지고기 80g (220kcal)으로 조리
편육 220kcal
볶음 240kcal
포크커틀릿 490kcal
탕수육 590kcal
닭다리
생닭다리 1개 90g (170kcal)으로 조리
닭다리찜 170kcal
닭다리튀김 370kcal
닭다리튀김 + 양념 430kcal
오징어
생오징어 1/5마리 110g (100kcal)으로 조리
오징어데침 100kcal
오징어볶음 220kcal
오징어튀김 620kcal

두부

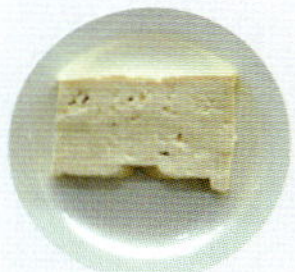

생두부 손바닥 크기 1장 80g (65kcal)으로 조리

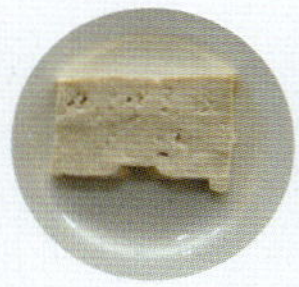

두부데침 65kcal

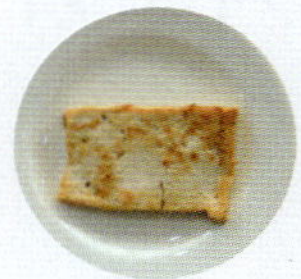

두부부침 100kcal

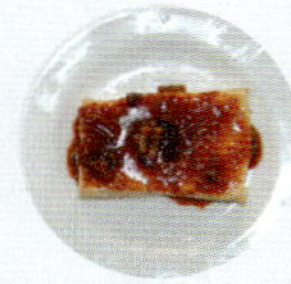

두부조림 115kcal

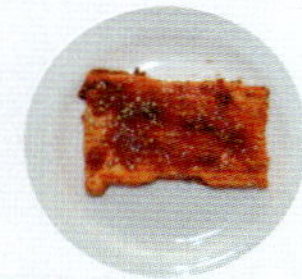

두부 부친 후 설탕, 고추장 조림 130kcal

채소

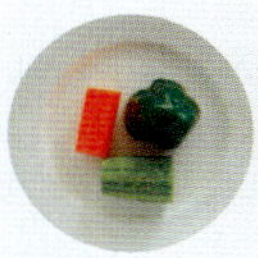

당근 1/5개 30g, 피망 1개 30g, 오이 1/3개 50g (총 20kcal)으로 조리

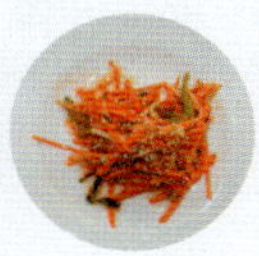

채소무침 70kcal

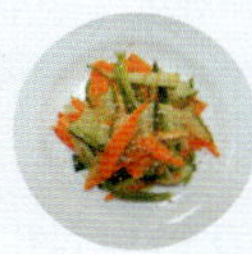

채소볶음 80kcal

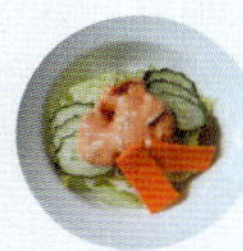

채소샐러드 120kcal

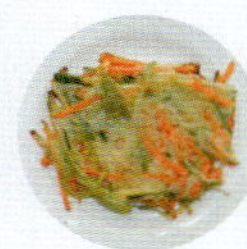

채소전 220kcal

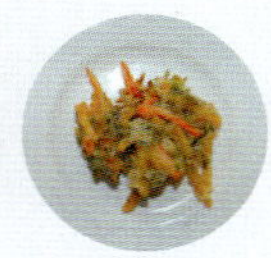

채소튀김 270kcall

CHAPTER 5 다시보기

체중감량 식사의 구성

구분	내용
에너지	• 저열량 · 균형식으로 구성 • 에너지 영양소는 저지방 · 중탄수화물 식사로 구성 • 식사요법만으로 0.5kg/주의 체중감량 시 1일 에너지 섭취량은 1일 에너지 소비량보다 500kcal 적게 함
탄수화물	• 에너지 섭취량의 50~60% 섭취 • 열량 제한에 따른 체단백질 소모를 막고 케톤증 및 심한 수분 손실을 막기 위해 탄수화물은 1일 최소 100g 섭취
지방	• 에너지 섭취량의 15~20% 섭취 • 포화지방산과 다가불포화지방산은 각각 지방 섭취량의 1/3로 섭취 • 콜레스테롤은 1일 200mg 이내로 섭취
단백질	• 에너지 섭취량의 20~25% 섭취 • 열량 제한에 따른 체단백질 손실을 막고 단백질 영양상태가 적정 수준으로 유지되도록 체중감량 시 단백질은 1일 건강체중 kg당 1.0~1.5g 섭취
식이섬유	• 1일 20~25g 섭취 • 전곡류, 채소, 해조류 섭취
비타민 · 무기질	• 1일 필요량을 충족시키기 위해 다양한 식품 섭취 • 1,200kcal/일 미만 섭취 시 혼합비타민 · 무기질보충제 복용
수분	• 1일 최소 1L 이상(5컵 이상) 섭취 • 단 음료보다 물 섭취
식사방법	• 평소보다 적은 열량을 여러 끼니와 간식으로 나누어 섭취 • '아침 : 점심 : 저녁'의 열량 비율을 '3 : 3 : 2' 또는 '3 : 2 : 1'로 함 • 야식 섭취는 금함

저체중의 체중증량

저체중은 성인의 경우 체질량지수가 18.5kg/m^2 미만으로 낮은 상태이다. 저체중 시 저체중의 원인을 찾아 이에 맞는 방법으로 체중을 증량하는 것이 바람직하다. 보통 저체중인의 체중증량을 위해 고열량섭취와 함께 근력운동을 병행한다.

: 식품과 열량

가공식품은 숨은 당류나 숨은 지방을 다량으로 포함하는 경우가 많아 대체로 열량이 높다. 다이어트 가공식품은 기존 제품 중 당류나 지방 함량을 낮추거나, 이들 대신 열량이 낮은 대체 소재를 사용하거나, 가공 · 제조 공정을 개선하는 등에 의해 열량을 낮춘 것이다. 또 체중감량 효과를 내는 소재인 HCA, 키토산, 녹차 추출물 등을 넣은 다이어트 제품도 있다.

: 술과 안주의 열량

술은 1g이 7kcal를 내는 알코올을 함유하고 있어 열량이 높다. 또 술과 함께 먹는 안주의 대부분도 열량이 높아 체중관리를 위해 술과 안주의 섭취를 제한하는 것이 좋으며, 이들의 섭취 시 열량을 고려한 선택이 필요하다.

: 외식과 열량

외식은 메뉴에 따라 열량 차이가 크게 나므로 외식 선택 시 열량을 고려해야 한다. 보통 한식이 양식과 중식보다 열량이 낮고, 한식 중에서는 밥, 국, 반찬으로 구성된 식사가 열량이 낮으면서 포만감을 주어 체중관리에 도움이 된다.

: 조리방법과 열량

튀김, 볶음, 전 등의 기름을 사용하는 조리방법, 고지방 드레싱을 사용하는 조리방법, 설탕이나 물엿 등의 당류를 많이 사용하는 조리방법으로 만든 음식은 열량이 높다. 또한 향신료를 과다하게 사용하는 조리방법은 식욕을 자극하기 때문에 열량섭취를 높인다. 따라서 체중관리를 위해 이들 조리방법의 적용을 줄이는 것이 좋다.

CHAPTER 5 연구문제

01 다음 중 체중감량을 위한 식사요법에 대한 설명 중 틀린 것은?

① 체중감량 시 단백질의 질을 고려한 필수아미노산이 풍부한 식품을 섭취한다.
② 지방은 필수지방산이 풍부한 식물성 기름, 등푸른생선을 중심으로 섭취한다.
③ 배고픔과 체중감량 효과를 고려한다면 남자는 1일 1,000kcal 정도가 적당하다.
④ 탄수화물 섭취가 부족하면 케톤증이 생길 수 있어 탄수화물은 1일 최소 100g을 섭취한다.

02 다음 중 체중감량 식사에서 고려할 점으로 틀린 것은?

① 채소는 충분히 포함시켜도 좋다.
② 마요네즈, 치즈, 피자 등에 숨어 있는 지방을 유의해야 한다.
③ 가공식품은 영양표시를 잘 읽어 열량이 낮은 식품을 선택한다.
④ 식품표시에서 원재료명에 당류나 지방이 먼저 나오는 식품을 선택한다.

03 다음 중 혈당지수가 가장 낮은 식품은 무엇인가?

① 콩 ② 수박
③ 감자 ④ 흰쌀

04 다음 중 다이어트 제품의 소재 이름과 이를 가지고 있는 식품에 대해 잘못 짝지은 것은?

① 키토산–게 ② 캡사이신–마늘
③ L–카르니틴–돼지고기 ④ HCA–가르시니아 캄보지아 나무

05 다음 중 저체중에 대한 설명 중 틀린 것은?

① 성인의 경우 체질량지수가 18.5kg/m^2 미만일 때이다.
② 저체중인의 체중증량을 위해 근력운동을 실시해야 한다.
③ 건강에 이상이 없어도 저체중이라면 반드시 체중증량이 필요하다.
④ 저체중인의 체중증량을 위해 식사횟수를 하루에 세 끼 이상 늘리는 것이 도움이 된다.

정답 1. ③ 2. ④ 3. ① 4. ② 5. ③

CHAPTER 6

건강체중을 위한 운동의 역할

시작하며 생각하기

건강체중을 만들기 위해 먼저 고려할 점은 음의 에너지 균형 상태가 되게 하는 것이며, 이를 위해 식사요법의 적용이 강조된다. 하지만 체중감량 효과의 측면에서 식사요법만큼 큰 반향을 일으키지는 못하지만 운동요법도 식사요법에서 기대할 수 없는 다양한 건강 개선 효과를 나타낸다. 이 장에서는 건강체중관리에서 운동의 중요성을 알아보고 건강체중을 위한 유산소운동과 근력운동의 원리를 학습한다.

CHAPTER

6

1. 건강체중관리에서 운동의 중요성
2. 건강체중을 위한 유산소운동의 원리
3. 건강체중을 위한 근력운동의 원리

1. 건강체중관리에서 운동의 중요성

1) 식사요법의 제한점 극복

(1) 신체조성 개선 효과

식사요법은 체중감량을 위해 가장 먼저 고려할 만큼 확실한 효과를 기대할 수 있다. 하지만 식사요법을 통한 체중감량은 체지방의 감량뿐만 아니라 제지방이 감량되어 신체조성의 개선 효과가 떨어진다그림 6-1. 제지방량이 감소하면 기초대사량이 저하되고 요요현상의 위험이 높아진다. 기초대사량은 음식 섭취량을 줄인 후 24~48시간 후부터 낮아지고 음식 섭취량의 감소가 지속되면 2주 만에 최대 20%까지 저하되기 때문에 지나친 저칼로리 식사요법은 주의해야 한다. 운동을 통한 제지방량 개선 효과는 근육뿐만 아니라 골질량에도 영향을 준다. 열량섭취를 지나치게 제한하면 골다공증과 골밀도 저하는 물론 골질량 감소까지 유발할 수 있지만, 규칙적인 운동은 골질량 증가와 골밀도 향상을 가능하게 한다.

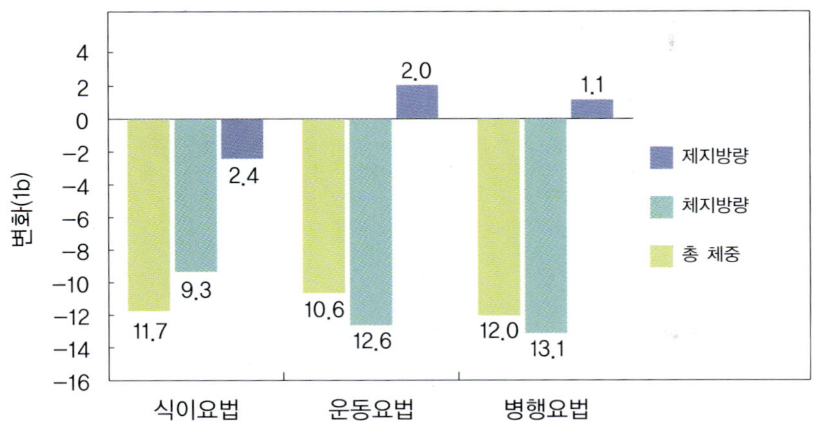

그림 6-1 식사요법과 운동요법이 신체조성에 미치는 영향

출처 : Zuti WB & Golding LA(1976).

(2) 체중감량 유지

건강체중의 관리에서 운동요법은 식사요법에서 발생하는 기초대사량의 저하를 막아 장기적인 체중관리에도 효과적이다. 특히, 근력운동은 유산소운동만큼 높은 칼로리 소모를 기대할 수 없지만 제지방 체중을 유지하는 데 중요한 역할을 한다. 따라서 운동요법을 수행할 때 유산소운동과 근력운동을 함께 하는 복합운동을 실시하는 것이 효과적이다.

식사조절을 통한 체중감량은 장기적으로 20% 정도만 성공하고 1년 이내에 감량된 체중의 절반까지 증가하여 결국 5년 이내에 나머지도 회복되는 것으로 나타났다. 규칙적인 운동은 이러한 체중의 반등 현상을 막아 체중감량의 효과를 지속시켜 준다그림 6-2.

또한 지나친 지방섭취 제한 후 나타날 수 있는 지방 선호 현상을 줄여준다. 체중감량을 지속시키는 동기부여 또한 식사요법보다 운동요법이 더 효과적인 것으로 나타났다.

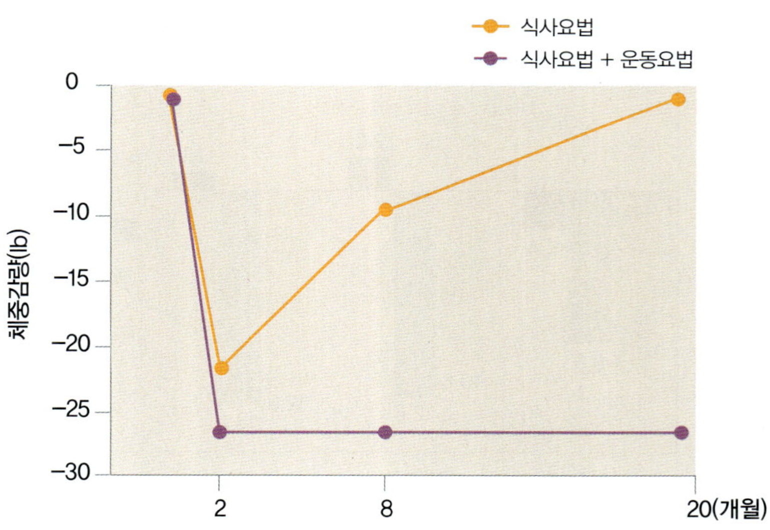

그림 6-2 감량된 체중유지에서 운동의 효과

출처 : Pavlou KN, Krey S & Steffee WP(1989).

(3) 식사요법으로 저하된 지방 산화능력 개선

초저열량 식사요법은 빠른 체중감소가 나타나지만 주로 수분의 감소 효과가 강하며, 장기적으로는 활동 조직인 근육의 감소를 촉진해 운동수행능력을 저하시킨다. 특히, 체중감량 시 식사요법만 수행할 경우 호흡교환율이 높아져서 탄수화물 산화 비율이 증가하게 된다. 운동요법과 병행하게 되면 호흡교환율이 감소하면서 총 열량 중 지방 산화비율이 높아지게 된다. 따라서 규칙적인 운동은 열량 감소에 의한 지방 산화의 감소현상을 방지함으로써 식사요법의 문제점을 개선할 수 있다그림 6-3.

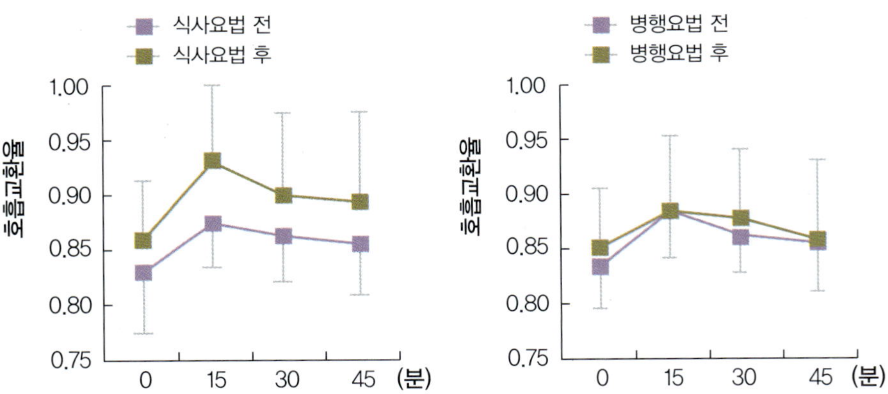

그림 6-3 식사요법, 운동요법 병행에 따른 호흡교환율 변화

출처 : van Aggel-Leffssen DP, Saris WH, Hul GB & van Baak MA(2001).

2) 지질대사 개선

비만인의 에너지대사의 문제점**자료 6-1**은 규칙적인 운동으로 개선될 수 있다. 규칙적인 운동은 지질 산화능력을 개선시키는데, 이는 지방산 산화 효소의 활성화뿐만 아니라 카테콜아민의 작용능력 증가, 성장호르몬 증가, 인슐린 감소 등 호르몬의 기능 향상의 영향을 받는다. 또한 규칙적인 운동을 통해 세포 내 미토콘드리아 밀도가 증가하여 지질대사에 긍정적인 영향을 준다. 규칙적인 운동은 인체가 에너지를 사용할 때 탄수화물 대신 지질 사용 비율을 높여 비만인의 체내 지질의 이용 장애현상을 극복할 수 있다그림 6-4.

미니 사전

호흡교환율respiratory exchange ratio

호흡교환율은 산소 섭취량과 이산화탄소 생성량의 비율을 통해 영양소의 혼합비율을 파악하여 산소의 에너지가를 구할 수 있다.

호흡교환율 = 이산화탄소 생성량 ÷ 산소 섭취량

호흡교환율은 0.7~1 사이인데 순수하게 탄수화물만 산화될 때 호흡교환율은 1이며 지방만 산화될 때 호흡교환율은 0.7이므로 0.7에 가까울수록 지방 산화율이 높다고 해석할 수 있다.

미니 사전

미토콘드리아mitochondria

미토콘드리아는 세포소기관으로 다량의 ATP를 생산하는 에너지 공장이라고 할 수 있다. 미토콘드리아 바깥쪽에 있는 세포질에서 포도당이 분해되어 피루브산으로 전환되는데, 이때 산소가 공급되면 피루브산은 미토콘드리아에 들어가면서 30~32개의 ATP를 생성한다. 반대로 포도당이 산소를 만나지 못하면 2개의 ATP만을 생성하기 때문에 에너지 소비를 높이려면 유산소운동이 절대적으로 필요하다. 비만인은 미토콘드리아의 기능이 떨어지거나 밀도가 부족하기 때문에 지질대사 기능이 떨어지는 경우가 많다.

자료 6-1

비만인이 지방 연소 효율이 떨어지는 이유는?

비만인은 체내 에너지를 사용할 때 지질을 적게 이용하려는 경향이 있다. 이러한 지질 이용 장애 현상은 지방산을 산화하는 능력을 감소시키고 체내 지방 축적을 증가시키게 된다. 특히, 비만인은 운동수행 시 복부나 허벅지 등에 쌓인 지방조직을 분해해서 에너지로 사용하는 능력이 떨어진다. 반대로 근육 속에 있는 중성지질을 우선적으로 사용하는 경향이 높아져서 결국 지방조직의 분해를 어렵게 한다.

운동을 통한 교감신경계의 자극으로 카테콜아민(catecholamine)이라는 호르몬이 분비된다. 카테콜아민은 지방조직을 분해하는 데 필요한 호르몬 감수성 리파아제(hormone sensitive lipase)에 작용하여 유리지방산의 분해를 돕는다. 지방조직에 있는 중성지방은 호르몬 감수성 리파아제를 통해 글리세롤과 유리지방산으로 분해된다. 비만인은 이러한 작용이 원활하게 이루어지지 않아 운동 중 활동조직인 근육으로 유리지방산의 유입이 떨어진다. 반대로 포도당의 유입은 활발하게 일어나 체중조절에 어려움을 초래한다.

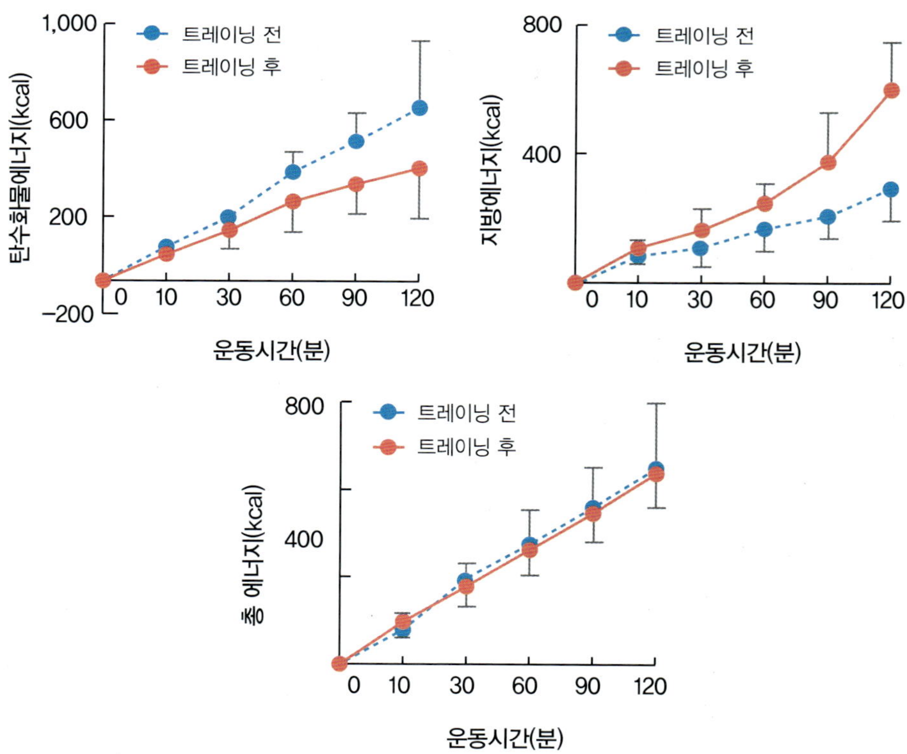

그림 6-4 규칙적인 운동에 의한 에너지원 이용 변화

출처 : Hurley BF, Nemeth PM, Martin WH, Hagberg JM, Dalsky GP & Holloszy JO(1986).

자료 6-2

기초체력 알아보기

기초체력은 일상적인 신체활동을 수행할 때 효율적으로 신체를 이용할 수 있는 운동능력이다. 기초체력에는 크게 근력, 근지구력, 심폐지구력, 유연성이 포함된다. 근력은 근육이 수축해서 최대로 발휘할 수 있는 힘을 말한다. 근지구력은 근수축을 장기간 지속할 수 있는 능력으로 근력운동을 통해 근력과 근지구력 향상을 기대할 수 있다.

심폐지구력은 운동 시 필요한 산소를 생산하기 위한 심장과 폐의 능력이다. 심폐지구력은 건강과 관련된 기초체력에서 중요한 역할을 하며 규칙적인 유산소운동을 통해 개선될 수 있다. 유연성은 관절의 가동 범위를 증가시킬 수 있는 능력으로, 규칙적인 스트레칭을 통해 유연성이 향상되면 운동 상해를 줄일 수 있다.

3) 기초체력 향상을 통한 대사증후군 개선

비만할수록 기초체력**자료 6-2**이 떨어지는데, 기초체력의 저하는 인슐린저항성과 심혈관계질환의 위험을 높이고 대사증후군 발생률 증가와 밀접한 관련이 있다.

자료 6-3

체질량지수와 체력수준에 따른 심혈관계질환 사망률의 상대적 위험

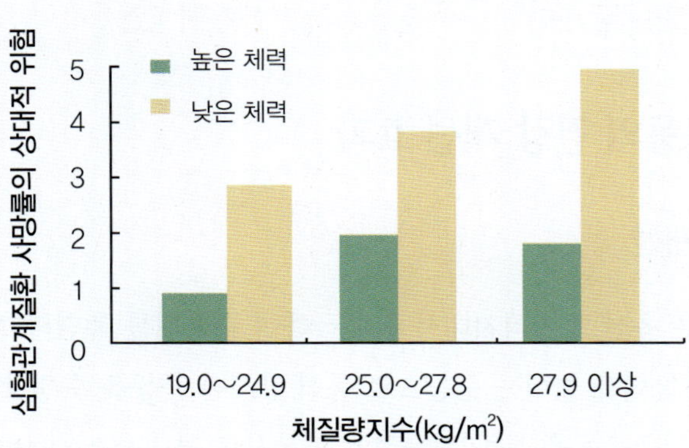

출처 : Lee CD, Blair SN & Jackson AS(1999).

포인트 잡기 6-1

운동과 에너지 시스템

인체가 운동을 할 때 동원되는 에너지 시스템은 무산소대사와 유산소대사로 나누어진다. 운동을 시작해서 3분 전까지는 산소가 원활하게 공급되기 어렵기 때문에 무산소 에너지대사가 일어난다. 3분 이상의 운동을 하게 되면 산소가 미토콘드리아까지 충분히 공급되면서 유산소대사에 의해 다량의 에너지를 생산한다. 탄수화물보다 탄소 수가 많은 지방은 산소의 도움이 있어야 에너지원으로 동원될 수 있기 때문에 무산소대사를 통해서는 지방 연소를 기대하기 힘들다.

마라톤이나 장거리 수영 종목 선수들의 체지방률이 100m 달리기나 투포환 던지기 선수보다 적은 이유 역시 운동 종목에 따라 동원되는 에너지대사가 달라지기 때문이다. 이처럼 음의 에너지 균형을 유지하기 위해 유산소운동이 먼저 고려되는 이유는 지방 연소 효율뿐만 아니라 높은 에너지 소비량 때문이다.

미니 사전

최대산소섭취량
maximal oxygen uptake
최대산소섭취량은 인체가 운동 시 산소를 섭취하여 이용할 수 있는 최대량을 말하는데, 유산소 체력을 평가할 때 가장 대표적인 지표가 된다. 1분 동안 체중 1kg당 사용하는 산소의 양을 mL로 계산한 것으로 좌식생활을 주로 하는 20대 여성의 경우, 최대 산소 섭취량이 38~42mL/kg/min이다. 장거리 달리기 선수는 80mL/kg/min 이상의 기록을 가지는 경우도 많기 때문에 최대산소섭취량은 유산소운동 수행과 밀접한 관계가 있다.

체력이 우수한 비만인은 체력이 약한 정상체중인 사람에 비해 사망률이 비슷하거나 오히려 낮은 것으로 알려졌다**자료 6-3**. 이처럼 운동은 체중조절 효과 외에도 체력 향상을 통해 대사증후군의 위험을 줄일 수 있기 때문에 정상체중인 경우에도 체력 증진을 위한 규칙적인 운동을 실시해야 한다.

2. 건강체중을 위한 유산소운동의 원리

1) 유산소운동의 건강 개선 효과

(1) 심혈관계 개선

유산소운동은 유산소 에너지대사를 자극하여 순환계를 촉진하고 근육이 산소를 이용할 수 있는 능력을 높이는 운동으로 특히 장시간 운동을 수행할 수 있는 능력을 향상시킨다. 유산소운동을 통한 지속적인 과부하로 최대산소섭취량을 증가시켜 심폐기능의 향상을 기대할 수 있다.

비만은 심혈관계질환의 위험을 증가시키며 심장에 영양물질과 산소를 공급해 주는 관상동맥에 장애도 유발하게 된다. 정상체중이라도 심폐지구력이 떨어지는 경우에는 심혈관계질환의 위험이 높아질 수 있으므로 규칙적인 유산소운동을 통해 예방해야 한다.

(2) 근육의 유산소대사 향상

유산소운동은 지방조직뿐만 아니라 근육조직에도 긍정적인 영향을 준다. 유산소운동을 통해 근육으로 들어온 산소는 많은 에너지를 생산해 주는 미토콘드리아의 수를 증가시킨다. 또한 근육 속의 모세혈관 밀도를 증가시키면서 향상된 근육의 혈류량은 근육의 산소 이용능력을 증가시킨다.

운동 중 활동조직인 근육은 체지방조직에서 중성지방을 분해하면서 생산된 유리지방산을 태우는 효율을 높인다. 이렇게 운동을 통해 근육이 체지방을 분해해서 사용하는 능력이 향상되고 근육에 저장된 글리코겐의 사용을 낮추어 근육피로를 줄일

포인트 잡기 6-2

젖산 제거능력

등산을 한 다음날 종아리 근육에 통증과 피로가 많이 느껴진다면 젖산 제거능력을 향상시켜야 한다. 인체는 운동을 할 때 체내에 저장된 포도당을 에너지로 사용하는데, 포도당이 분해되어 산소를 만나지 못하면 젖산으로 전환된다. 혐기성 물질인 젖산은 활동하는 근육에 쌓여 혈중 pH를 감소시키고 근육 피로를 유발하게 된다. 규칙적인 유산소운동은 근육의 모세혈관 밀도를 증가시켜 산소 이용능력을 향상시키기 때문에 젖산이 근육에 축적되는 것을 막아준다.

운동선수가 강도 높은 운동을 해도 근피로가 적은 이유 역시 젖산을 제거하는 능력이 뛰어나기 때문이다. 인체에 젖산이 급격히 증가하는 시점을 젖산역치라고 하는데, 유산소운동에서 무산소운동으로 에너지 시스템이 전환하는 시기이다. 등산을 하면서 호흡 수가 급격히 증가하는 시점을 젖산역치라고 볼 수 있다. 운동선수는 젖산역치가 최대산소섭취량의 75% 정도에서 나타나지만, 일반인은 최대산소섭취량의 50% 지점이 되면 유산소대사에서 무산소대사로 전환되기 때문에 운동강도가 높지 않아도 젖산이 축적되는 시점이 빨라지면서 쉽게 피로해진다.

수 있다. 따라서 장시간 운동에도 효율적으로 에너지를 활용하게 만든다. 또한 근육의 모세혈관 밀도가 증가하면서 근육에 쌓인 피로물질인 젖산을 제거하는 능력도 개선된다**포인트 잡기 6-2**.

2) 건강체중을 위한 유산소운동방법

(1) 운동형태

유산소운동은 지속적으로 산소를 이용하여 에너지대사를 향상시키는 운동으로 대퇴근, 슬와근, 광배근과 같은 대근육군을 주로 사용한다. 체중감량을 위해 권장하는 운동으로는 빠르게 걷기, 달리기, 수영, 자전거 타기, 계단 오르기 등이 있다. 에너지 소비가 높으나 관절에 무리를 줄 수 있는 줄넘기, 에어로빅, 스쿼시, 테니스, 배드민턴 등은 관절의 건강 상태를 고려해서 실시해야 한다.

체중감량을 위해 가장 많이 실시하는 유산소운동인 걷기와 자전거 타기는 지방산화량의 차이를 고려해야 한다. 전신운동인 걷기는 대근육군이 많이 사용되는 반면, 하체 근육 위주의 운동인 자전거 타기는 소근육군이 주로 사용된다. 또한 걷기에 비해 자전거 타기는 에너지원으로 지방보다 탄수화물 사용이 높은 편이다. 따라

미니 사전

대근육군
large muscle group

대근육군은 대흉근(가슴근육), 광배근(등근육), 대퇴근(허벅지근육), 대둔근(엉덩이근육)과 같은 큰 근육을 말한다. 운동을 통해 대근육군이 동원될수록 에너지 소비가 높아진다. 소근육군은 이두박근(상완 앞쪽 근육), 삼두박근(상완 뒤쪽 근육), 승모근(어깨근육)과 같은 근육으로 대근육군에 비해 에너지 동원 능력이 떨어진다.

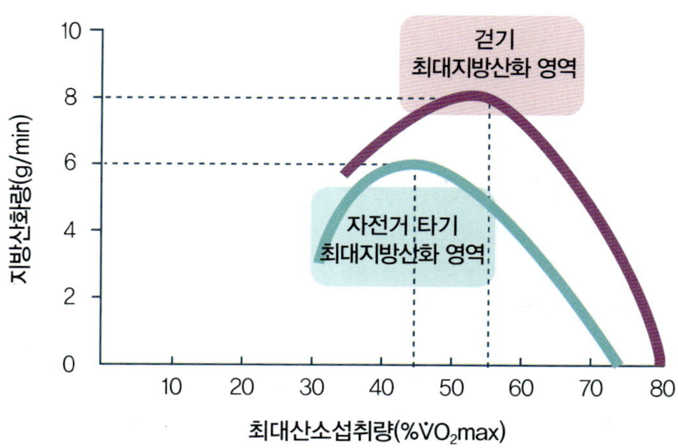

그림 6-5 운동형태에 따른 지방산화량 비교

출처 : 이경영, 신윤아(2015).

서 걷기가 자전거 타기에 비해 지방산화량이 18% 정도 높다그림 6-5.

(2) 운동강도

① 체중감량에 효과적인 운동강도 알아보기

운동강도에 따라 에너지 동원 비율은 그림 6-6과 같이 달라지는데, 저강도 운동은 혈중 유리지방산의 이용이 가장 높으며 근육의 글리코겐이나 근육 속 중성지방의 이용이 적다. 고강도 운동은 혈중 유리지방산의 이용이 줄고 근육의 글리코겐 사용이 증가하여 지질대사보다 탄수화물대사가 활발하게 일어난다.

체내 지방 이용률 측면만 보면 저강도 운동이 바람직하지만 운동강도가 낮아지면 시간당 칼로리 소비량이 적어진다. 따라서 체중감량을 고려한다면 저강도에서 시작하여 중강도로 운동강도를 유지하는 것이 효과적이다. 또한 심혈관계질환의 개선을 위해서는 저강도 운동보다 심장에 적절한 과부하를 줄 수 있는 중강도 운동이 권장된다.

운동 경험이 부족한 비만인 중에서 체중감량에 대한 과도한 욕심으로 자신의 운동수행능력을 고려하지 않고 고강도 운동만 고집하는 경우가 많다. 고강도 운동은 근육 글리코겐 사용을 높여 젖산 생성을 증가시켜 근육피로를 유발할 수 있으며 골

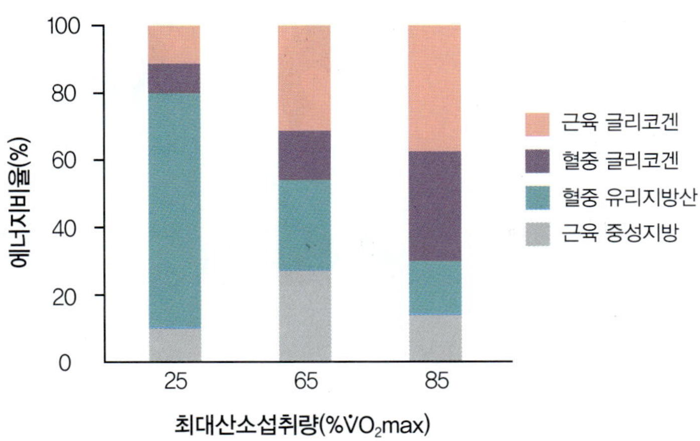

그림 6-6 운동강도에 따른 에너지 동원 비교
출처 : 이경영, 신윤아(2015).

포인트 잡기 6-3

최대심박수를 통한 운동강도 구하기

최대심박수(HRmax) = 220－나이(세)

20세 비만 남성이 최대심박수의 40~70% 수준으로 운동을 한다면

40%HRmax → 0.4 × (220－20) = 80회/분
70%HRmax → 0.7 × (220－20) = 140회/분

20세 비만 남성은 심박수가 80~140회/분을 유지하는 강도로 운동한다.

자료 6-4

심박수 측정방법

운동 중 심박수는 요골동맥, 경동맥이나 측두동맥에서 측정할 수 있는데, 엄지에 맥박이 흐르기 때문에 검지와 중지를 사용하여 측정하도록 한다. 운동 중 1분 동안 심박수 측정이 어렵다면 15초를 집중해서 측정한 후 4를 곱해서 1분간 심박수를 확인할 수 있다.

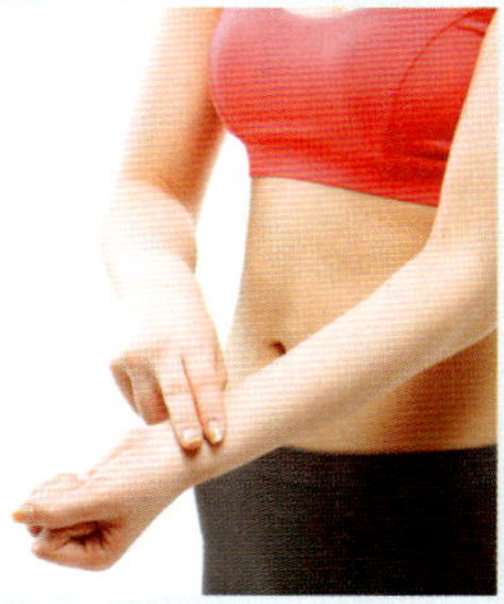
요골동맥

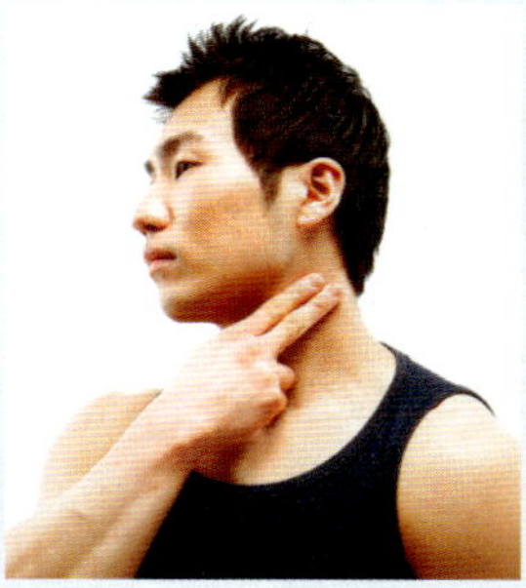
경동맥

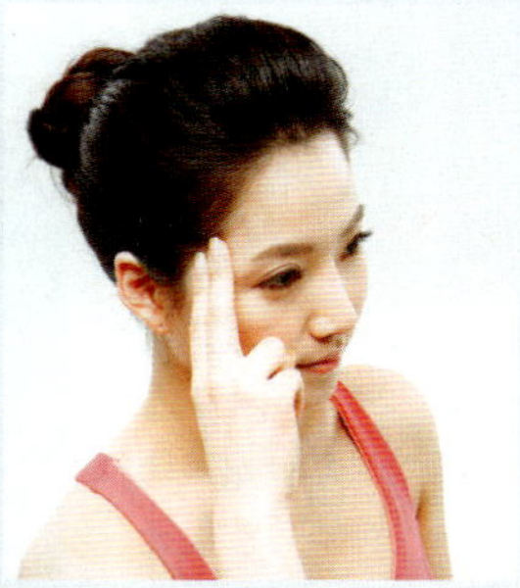
측두동맥

출처 : 이경영, 이병주(2012).

격근의 손상 등 운동 상해를 일으킬 수 있으므로 주의해야 한다.

② 운동강도 구하기

체중관리를 위한 유산소운동의 강도를 정할 때 최대심박수를 이용하는 방법이 가장 많이 활용된다. 운동을 하면서 심장이 1분 동안 최대로 박동할 수 있는 횟수를 최대심박수heart rate max, HRmax라고 한다. 번거로운 운동부하법을 실시해야 파악할 수 있는 최대산소섭취량에 비해 심박수만 측정하면 되기 때문에 많이 이용하는 지표이며 최대산소섭취량과 비례관계를 나타낸다. 체중관리를 위한 유산소운동은 최대심박수의 40~70%를 목표로 하는 것이 바람직하다.

(3) 운동시간

미국스포츠의학회ACSM는 간헐적이거나 지속적인 유산소운동을 20~60분 실시하는 것이 건강 개선 효과를 기대할 수 있다고 한다. 개인의 체력에 따라 운동시간이 달라질 수 있지만 지방 연소에 효과적인 성장호르몬이나 카테콜아민 분비를 고려한다면 한 번에 20분 이상 운동을 실시하는 것이 효과적이다. 또한 칼로리 소비량을 고려한다면 20분 이상을 지속하면서 하루 40분~1시간 실시하는 것이 바람직하다.

(4) 운동빈도

유산소운동을 통해 심폐기능의 향상을 목적으로 할 때는 주 3회가 적당하지만 체중관리를 목적으로 할 때는 주 5회가 바람직하다. 주 2회 이하의 운동은 유산소 에너지대사 시스템의 향상을 기대하기 힘들며, 매일 운동을 실시하는 것은 근골격계 기능이 튼튼하지 않은 비만인에게 운동 상해 위험을 높일 수 있으므로 주의해야 한다.

3. 건강체중을 위한 근력운동의 원리

1) 근력운동의 건강 개선 효과

(1) 근력 증가

근력운동 초기에는 운동신경의 활성을 통해 근력이 증가하게 된다. 그 후 지속적인 근력운동을 통해 근육 단백질 함량이 늘어나면서 근육의 크기가 증가하고 근력이 향상된다. 이러한 근력 향상은 초보자의 경우 더 빠르게 나타나기 때문에 근력운동에 흥미를 가질 수 있게 해준다.

(2) 무산소 에너지대사 향상

근력운동을 통해 무산소 에너지대사와 관련된 물질의 긍정적 변화를 기대할 수 있다. 근력운동은 근육 내에 있는 글리코겐 농도뿐만 아니라 크레아틴, 크레아틴 인산, ATP 농도를 증가시킨다.

미니 사전

크레아틴creatine
아미노산의 일종인 크레아틴은 간 · 신장 · 췌장에서의 합성, 또는 생선 · 육류의 섭취를 통해서 보충할 수 있다. 크레아틴은 인산과 결합하여 포스포크레아틴의 형태로 근육에 저장되고 격렬한 운동을 할 때 분해되어 사용된다. 크레아틴 보충제를 통해 근력운동이나 단거리 달리기의 효율을 높일 수 있으나 과잉섭취 시 신장에 부담을 줄 수 있다. 크레아틴 보충을 통한 체중감량 효과는 입증되지 않았다.

2) 건강체중을 위한 근력운동방법

(1) 운동형태

근력운동은 동적 운동과 정적 운동으로 분류되는데, 동적 운동은 운동기구를 움직이면서 근육의 길이를 짧게 하거나 길게 만들면서 장력을 일정하게 유지한다. 정적 운동은 두 팔로 벽을 미는 것처럼 근육의 길이를 일정하게 유지하지만 장력을 변하게 한다. 기구를 이용해 덤벨이나 바벨과 같이 근육에 부하를 주는 운동기구를 사용한 근력운동은 대부분이 동적 운동이다.

(2) 운동강도

근력운동의 강도는 가장 무거운 무게를 1회 들어 올릴 수 있는 능력인 최대근력

표 6-1 %1RM과 반복횟수의 관계

%1RM	최대반복횟수	운동 효과
100	1	근력
95	2	
90	3~4	근력 · 근파워
85	5~6	근파워
80	7~8	
75	9~10	
70	11	
65	12~15	근지구력
60	16~19	
55	20~24	
50	25~30	

출처 : 이경영, 신윤아(2015).

one repetition maximum, 1RM의 백분율로 표현한다. 1RM의 직접 측정은 5회 이내에 운동부하를 증가시켜 최대근력을 파악하는 것으로 근력운동 경험자나 운동선수에게 적합하며 초보자에게는 무리가 될 수 있다. 근력운동이 익숙하지 않은 경우에는 일정 무게를 최대로 반복할 수 있는 횟수를 구하는 1RM 간접 측정을 사용한다표 6-1.

(3) 운동시간

근력운동의 목표에 따라 운동시간을 다르게 정한다. 근파워를 향상시키는 운동은 높은 강도에서 낮은 반복횟수로 시행한다. 1세트에 3회 이상 실시할 때는 1~2회 반복하는 것보다 운동부하를 낮춰야 한다. 근비대 운동은 높은 운동부하와 반복 횟수에 비해 휴식시간을 짧게 해서 근섬유에 미세한 손상을 유도한 후 이를 복구하는 작용으로 근육 크기를 증가시킨다. 체중감량을 고려할 때는 근지구력 운동을 선택하는 것이 좋다. 왜냐하면 근지구력 운동은 낮은 부하로 많은 반복횟수를 시행하면

표 6-2 근력운동 목표에 따른 운동시간

운동 목표	운동부하(%RM)	반복횟수	세트	휴식시간
근파워	80~90%	1~2	3~5	2~5분
	75~85%	3~5	3~5	2~5분
근비대	65~85%	6~15	3~6	30~90초
근지구력	65% 이하	15~25	2~6	30초 이하

출처 : 이경영, 신윤아(2015).

서 휴식시간을 30초 내로 줄이는 유산소성을 가질 수 있으므로 지방연소 효율 측면에서 효과적이기 때문이다표 6-2.

(4) 운동빈도

운동 경험이 부족한 초급자의 경우 주 3회 운동을 기본으로 상체운동과 하체운동을 동시에 실시한다. 이때 상체운동을 한 후 하체운동을 실시하여 상체 근육이 쉴 수 있도록 구성하고 한 근육군당 한 가지 종목을 실시한다. 운동을 수행한 해당 근육이 2일 정도 휴식을 취하면 근육 회복과 컨디션 조절에 효과적이다. 근력운동을 집중적으로 수행하고 싶다면 6일 동안 상체운동 3일, 하체운동 3일을 교대로 실시하는데, 이렇게 하면 시간적 여유가 있어 해당 근육군당 2개의 운동종목을 수행할 수 있다. 하지만 6일간 근력운동을 실시하는 것은 시간적 구애를 받을 수 있어 일반적으로 주 3회 근력운동을 권장한다.

CHAPTER 6 다 시 보 기

: 건강체중관리에서 운동의 중요성

규칙적인 운동은 식사요법을 통한 체중감량에서 나타나는 다양한 문제점을 보완해 준다. 특히, 제지방량을 유지시켜 감량된 체중을 장기적으로 지속시키는 데 효과적이며 식사요법으로 저하된 지방 산화능력의 개선을 가능하게 한다. 또한 지질대사와 관련된 호르몬 기능을 향상시키면서 비만인의 체내 지질대사 이용 장애 현상을 극복할 수 있다. 이 밖에도 체중감량과 별도로 운동을 통해 향상된 체력은 대사증후군의 위험을 감소시킨다.

: 건강체중을 위한 유산소운동의 원리

유산소운동은 지방 연소 효율과 에너지 소비량을 높이기 때문에 체중감량에 효과적이며, 지속적인 과부하를 통해 심폐기능을 향상시킨다. 또한 근육의 산소 이용능력 향상과 젖산 제거 능력 개선으로 근육의 유산소 대사 기능을 높인다.

체중감량에 효과적인 유산소운동은 대근육군을 중심으로, 저강도에서 시작하여 중강도로 운동강도를 유지하는 것을 권장한다. 주 5회, 40~60분 실시하며 지방연소 효율을 고려하여 한 번에 20분 이상 유산소운동을 유지한다.

: 건강체중을 위한 근력운동의 원리

근력운동은 근력 증가와 무산소 에너지대사를 향상시킨다. 체중감량을 고려할 때는 낮은 부하로 많은 반복횟수를 시행하는 근지구력 운동이 지방 연소 효율 측면에서 효과적이다. 초급자는 주 3회 상체운동과 하체운동을 동시에 실시하는 것을 권장한다. 만약 근력운동을 집중적으로 수행하고 싶다면 6일 동안 상체운동, 하체운동을 교대로 실시한다.

CHAPTER 6 연구문제

01 다음 중 건강체중관리에서 운동의 역할에 대한 설명 중 틀린 것은?

① 운동요법을 통해 지방 산화능력을 개선할 수 있다.
② 운동요법은 감량된 체중을 유지하는 데 식사요법보다 효과적이다.
③ 운동요법을 통해 기초체력이 증진되면 대사증후군 개선에 효과적이다.
④ 운동요법을 통한 체중감량은 체지방 감량뿐만 아니라 제지방 감량도 포함된다.

02 40세 비만 남성이 최대심박수의 60%로 운동한다면 운동 시 심박수는?

① 88회/분 ② 108회/분 ③ 128회/분 ④ 148회/분

03 다음 중 건강체중 관리를 위한 유산소운동의 원리 중 틀린 것은?

① 걷기보다 자전거 타기가 지방 산화량이 많다.
② 최대산소섭취량이 증가하면 심폐기능이 향상된다.
③ 대근육군이 더 많이 동원될수록 에너지 소비가 증가한다.
④ 근육의 모세혈관 밀도가 증가하면 젖산 제거능력이 개선된다.

04 다음 중 체중감량을 위한 유산소운동 수행 시 적절한 운동강도는 무엇인가?

① 최대산소섭취량의 30%
② 최대산소섭취량의 60%
③ 최대산소섭취량의 80%
④ 최대산소섭취량의 100%

05 다음 중 운동요법의 효과가 아닌 것은?

① 골밀도 증가
② 지질대사 개선
③ 기초대사량 감소
④ 체내 지방 이용률 증가

정답 1. ④ 2. ② 3. ① 4. ② 5. ③

CHAPTER 7

건강체중을 위한 운동요법 실전

시작하며 생각하기

이 장에서는 6장에서 학습한 건강체중을 위한 유산소운동과 근력운동의 원리를 적용하여 실전에서 적용할 수 있는 체중감량을 위한 운동 프로그램을 소개한다. 스트레칭, 유산소운동, 근력운동을 중심으로 구성되는 프로그램에 적용할 걷기, 줄넘기, 덤벨, 밴드 등의 구체적인 운동방법을 알아본다.

CHAPTER

7

1. 건강체중을 위한 스트레칭 프로그램
2. 건강체중을 위한 유산소운동 프로그램
3. 건강체중을 위한 근력운동 프로그램
4. 건강체중을 위한 복합운동 프로그램 적용

1. 건강체중을 위한 스트레칭 프로그램

포인트 잡기 7-1

운동의 기본, 스트레칭

본격적인 운동을 실시하기 전과 후에 준비운동과 정리운동이 필요하다. 주로 스트레칭 프로그램을 포함하고 있는데, 모든 준비운동이 스트레칭만 있는 것은 아니다. 근력운동 전에 가볍게 걷기로 몸을 풀어주는 것 역시 준비운동이라고 할 수 있다. 요가 프로그램에서도 같은 스트레칭이지만 강도를 낮춰 운동 초기에 준비운동을 한 후 본운동을 실시하고 정리운동 시 역시 낮은 강도의 스트레칭으로 마무리한다.

스트레칭은 동적 스트레칭과 정적 스트레칭이 있는데, 비만인은 움직임이 없는 정적 스트레칭을 중심으로 실시한다. 스트레칭은 통증이 생기지 않는 범위에서 약간 자극이 가도록 실시하며 규칙적인 스트레칭을 통해 관절의 가동 범위를 증가시켜 운동 상해를 예방할 수 있다.

1) 준비운동

(1) 준비운동의 목적

준비운동은 유산소운동이나 근력운동과 같은 본격적인 운동을 실시하기 전에 차가워진 근육의 온도를 서서히 높여서 근육의 긴장을 풀어주는 운동이다. 또한 운동할 근육으로 혈액의 양을 서서히 증가시켜 운동 효율을 증가시킨다. 이러한 과정을 통해 근육과 심장에 본격적인 운동을 할 준비가 되어 있다는 신호를 보내어 본운동 수행 중 생길 수 있는 운동 상해를 예방할 수 있다.

(2) 준비운동의 구성

준비운동은 3~5분간 가볍게 걷기나 뛰기부터 시작하여 상체 중 심장에서 먼 부위인 목부터 시작한다. 그 다음 어깨, 허리, 손목과 발목, 무릎, 허벅지 순서로 스트

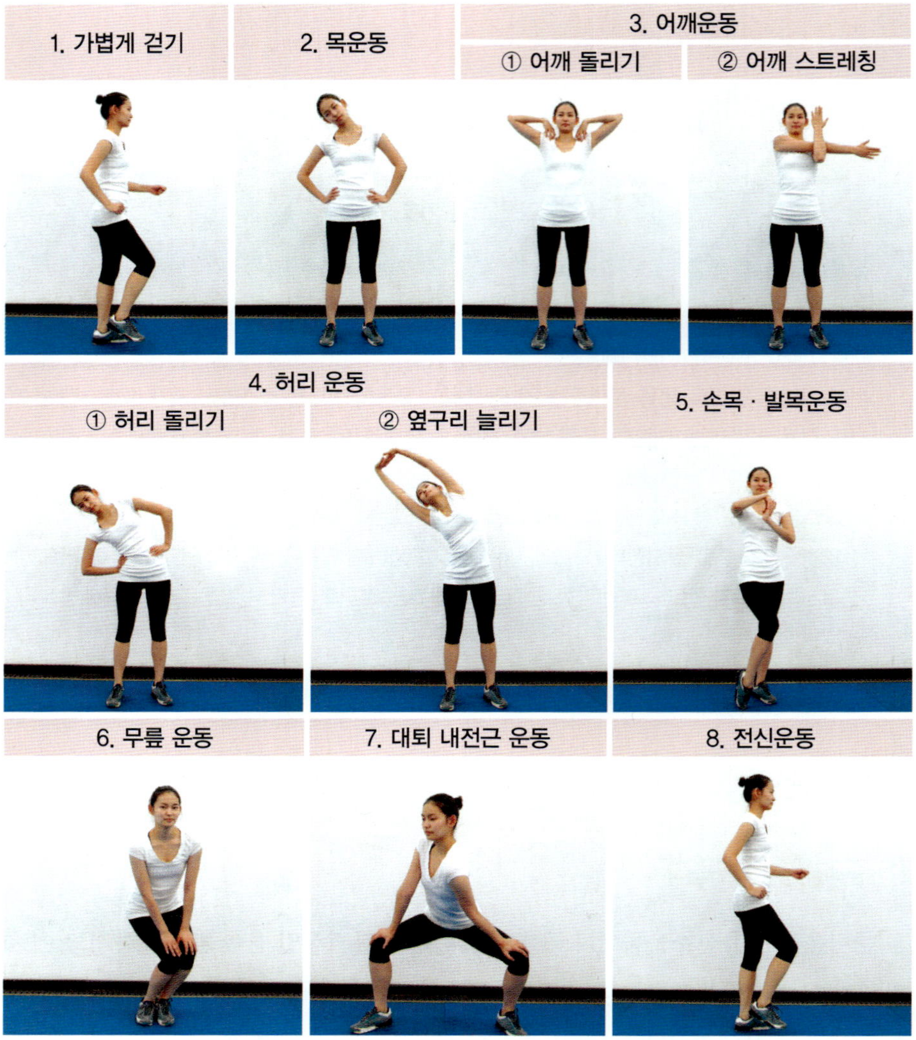
1. 가볍게 걷기
2. 목운동
3. 어깨운동
① 어깨 돌리기
② 어깨 스트레칭
4. 허리 운동
① 허리 돌리기
② 옆구리 늘리기
5. 손목 · 발목운동
6. 무릎 운동
7. 대퇴 내전근 운동
8. 전신운동

그림 7-1 준비운동
출처 : 이경영, 신윤아(2015).

레칭을 한 후 다시 걷기나 뛰기로 마무리한다그림 7-1. 본운동에 유산소운동이 포함되어 있다면 준비운동에서 실시하는 가볍게 걷기 시간을 줄일 수 있다. 스트레칭은 한 동작당 15초 이상 실시하고 총 10~15분 정도가 적당한데, 운동경험이 부족하고 나이가 많을수록 준비운동시간을 늘린다.

2) 정리운동

(1) 정리운동의 목적

마무리 운동인 정리운동은 본운동으로 근육에 모인 혈액을 천천히 심장으로 보내어 심장의 부담을 줄이고 근육에 쌓인 피로물질을 줄여준다. 마라톤 선수들이 완주 후 가볍게 뛰는 것 역시 하체 근육의 통증을 덜어주려는 정리운동이다. 정리운동은 준비운동에 비해 하체 스트레칭이 많이 포함되어 있는데, 이는 상체보다 하체에 피로물질이 많이 쌓이기 때문이다.

(2) 정리운동의 구성

정리운동은 3~5분간 가볍게 걷기나 뛰기를 시작으로 손목, 팔, 가슴과 배, 엉덩이, 허벅지, 종아리 순서로 실시한 후 마무리로 가볍게 걸으면서 정리한다그림 7-2. 스트레칭은 한 동작당 15초 이상 실시하도록 하고 총 10~15분 정도가 적당하다. 정리운동은 준비운동에 비해 하체 스트레칭 동작이 많다. 특히, 등산이나 줄넘기처럼 하체 근육 사용이 많아 하체 근육의 피로감이 높다면 하체 스트레칭 시간을 늘리도록 한다.

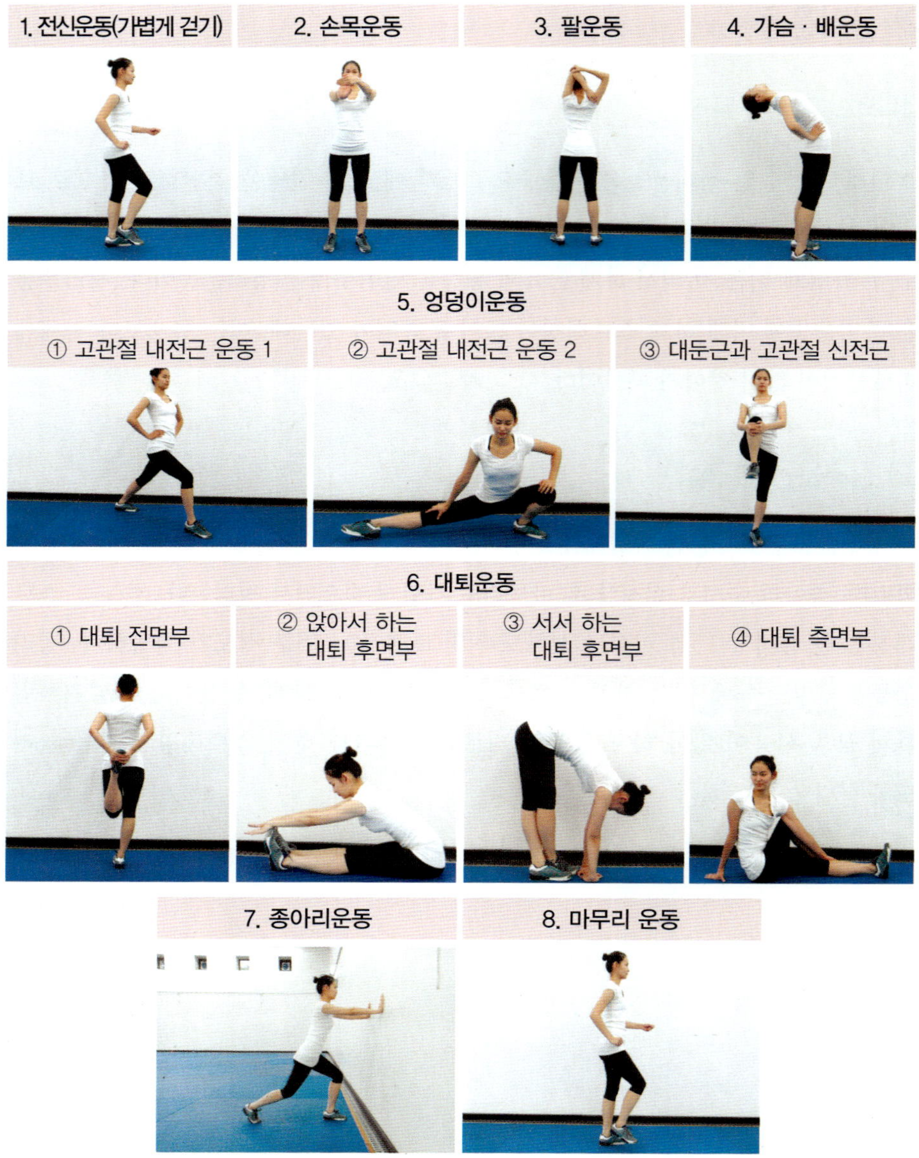
1. 전신운동(가볍게 걷기)
2. 손목운동
3. 팔운동
4. 가슴 · 배운동
5. 엉덩이운동
① 고관절 내전근 운동 1
② 고관절 내전근 운동 2
③ 대둔근과 고관절 신전근
6. 대퇴운동
① 대퇴 전면부
② 앉아서 하는 대퇴 후면부
③ 서서 하는 대퇴 후면부
④ 대퇴 측면부
7. 종아리운동
8. 마무리 운동

그림 7-2 정리운동

출처 : 이경영, 신윤아(2015).

2. 건강체중을 위한 유산소운동 프로그램

자료 7-1

운동종목별 1시간당 에너지 소비량(kcal)

구분		50kg	56kg	62kg	68kg	74kg	80kg	86kg	92kg	98kg
당구		126	144	156	168	174	180	198	210	222
걷기	천천히 (3.4km/h)	156	180	198	216	234	252	270	294	312
	보통 (4.8km/h)	228	252	276	300	330	354	390	414	438
	빠르게 (6.2km/h)	294	324	360	396	432	468	504	534	570
요가		186	210	228	252	276	300	318	342	366
자전거	중강도 (8.9km/h)	192	216	240	264	282	306	330	354	378
	고강도 (15.1km/h)	300	336	372	408	444	480	516	552	588
탁구		204	228	252	276	300	324	348	378	402
골프	실내	234	264	294	324	348	378	408	432	462
	라운딩	288	324	360	390	426	462	498	534	564
볼링		288	324	360	396	432	462	504	534	570
에어로빅		288	336	372	402	432	468	504	546	582
배드민턴		294	324	360	396	432	468	498	534	570
스키		294	330	366	402	438	468	504	540	576
테니스		330	366	408	444	486	522	564	600	642
축구		366	414	456	498	546	588	630	678	720

구분		50kg	56kg	62kg	68kg	74kg	80kg	86kg	92kg	98kg
인라인(야외)		372	420	462	504	552	594	642	684	732
배구		396	444	486	534	582	630	678	726	774
조깅	중강도 (8.4km/h)	408	456	504	552	600	654	702	750	798
	고강도 (10.7km/h)	582	648	720	786	858	924	996	1,068	1,134
복싱		414	462	516	564	612	660	714	762	810
농구(게임)		420	498	552	606	660	714	768	822	876
수영	자유영	468	522	582	636	690	750	804	864	918
	평영	468	546	600	660	720	780	834	894	954
	배영	510	570	630	690	750	810	870	930	996
	접영	516	576	642	702	762	822	852	948	1,008
등산		474	534	594	648	702	762	822	876	936
줄넘기	저강도 (70회/분)	486	546	600	660	720	780	834	894	954
	중강도 (125회/분)	534	594	666	720	786	852	912	978	1,038
검도		582	648	720	792	858	930	1,002	1,068	1,140
스쿼시		630	708	780	858	930	1,008	1,086	1,158	1,236

출처 : 이경영, 이병주(2012).

1) 걷기

(1) 걷기 운동

걷기는 달리기에 비해 에너지 소비량은 적지만 운동강도가 높지 않아 누구나 쉽게 수행할 수 있다. 특히, 속보라고 불리는 파워워킹은 자신의 운동수행능력에 따라 속도조절을 할 수 있다. 4~8주 후 운동량을 늘릴 때 걷기 시간을 늘리는 것보다 속도를 높이는 것이 효과적이다.

과체중이나 체력수준이 높은 비만인의 경우 속보와 달리기를 병행하는 것도 효과적이다. 하지만 달리기는 체중의 3배 되는 충격을 하체가 감당해야 하므로 주 5회 하는 것보다 주 2~3회 정도로 실시하고 30분을 넘지 않도록 한다. 고도비만의 경우 처음부터 파워워킹을 욕심내는 것보다 한 달 정도는 가볍게 산책한다는 느낌으로 걷기 운동을 시작한 후 조금씩 속력을 높이도록 한다. 하체 관절의 건강상태가 좋지 않다면 수영장에서 걷기, 아쿠아로빅, 자전거 운동 등으로 대체할 수 있다.

(2) 파워워킹 방법

- 전신의 근육이 골고루 사용될 수 있도록 가슴을 쭉 펴서 등이 굽지 않도록 하고 엉덩이가 뒤로 빠지지 않도록 한다. 무릎 역시 완전히 펴는 것이 좋으나 하체 힘이 약한 경우에는 억지로 펴지 않는 것이 좋다.
- 팔꿈치를 흔들 때 90°로 유지하여 옆구리를 스치듯이 몸통 쪽으로 붙여서 견갑골 쪽으로 모아지도록 한다.
- 착지할 때 발뒤꿈치가 먼저 닿게 하여 종아리 근육을 자극하고 허벅지 안쪽에 긴장을 준다.
- 11자 걸음으로 오른발과 왼발 간격을 유지하고 보폭은 여성은 어깨너비, 남성은 어깨너비 +10cm가 되도록 한다.
- 양쪽 어깨가 수평이 되게 하고 눈은 전방 20m를 주시한다.
- 준비운동 후 3분 정도 서서히 걸음 속도를 높여서 최대심박수의 50~60%로 약속에 늦었을 때 허겁지겁 가는 정도의 속도를 유지한다. 최소 20분 이상 실시하도록 하고 몸에 무리가 없다면 40분~1시간 유지한다. 마무리를 할 때는 3~5분 정도 단계적으로 속력을 줄인 후 정리운동을 실시한다.

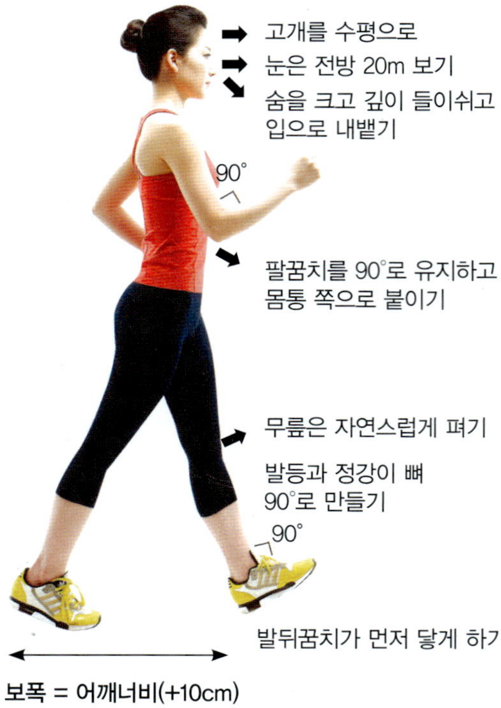
고개를 수평으로
눈은 전방 20m 보기
숨을 크고 깊이 들이쉬고
입으로 내뱉기
90°
팔꿈치를 90°로 유지하고
몸통 쪽으로 붙이기
무릎은 자연스럽게 펴기
발등과 정강이 뼈
90°로 만들기
90°
발뒤꿈치가 먼저 닿게 하기
보폭 = 어깨너비(+10cm)

그림 7-3 **파워워킹 자세**

출처 : 이경영, 이병주(2012).

2) 줄넘기

(1) 줄넘기 운동

줄넘기 운동은 칼로리 소비율이 높아 단시간 체중감량에 효과적이므로 권투, 레슬링 등 체급별 경기를 위해 체중조절이 중요한 운동선수들이 많이 선택한다. 어디서나 쉽게 할 수 있다는 점에서 걷기와 비슷하지만 걷기 운동에 비해 심장에 적절한 과부하를 줄 수 있어 심폐지구력 향상에도 도움이 된다. 손과 발을 동시에 움직이면서 협응력을 길러줘 민첩성이나 순발력 향상에도 효과적이다.

하지만 발바닥 앞부분으로 뛰는 상하운동이기 때문에 상체 무게에 비해 하체 근력이 약하거나 고도비만인 경우 무릎뿐만 아니라 고관절, 발목 등에 부상이 생길 수 있다. 따라서 관절 건강 상태가 양호하고 기초 체력수준이 좋은 과체중이나 비만인이 선택하는 것이 좋다. 줄넘기 운동을 주 5회 모두 수행하는 것보다 주 3회만 실시하고 나머지 주 2회는 관절에 부담이 적은 걷기나 수영, 자전거 등을 병행하는 것이 운동 상해를 예방할 수 있다.

줄넘기 운동의 기본은 양발 모아 뛰기인데, 1분당 최대로 뛸 수 있는 횟수를 확인한 후에 자신의 최대심박수의 50~70% 정도로 줄넘기 횟수를 정한다. 양발 모아 뛰기를 1분당 최대 180회를 할 수 있다면 목표는 분당 90~126회를 뛰는 것이다. 4~8주 후 심폐기능이 향상되면 다시 최대횟수를 파악하여 최대심박수의 60~75%로 운동량을 늘려준다.

(2) 줄넘기 운동방법

- 줄넘기 운동 전후에 준비운동과 정리운동을 철저하게 실행해서 관절 부상을 방지한다.
- 줄 길이 조절 : 초보자는 줄 끝이 겨드랑이 가까이 닿을 수 있도록 약간 길게 잡고 숙달이 되면 배꼽 정도 길이에서 줄넘기를 한다.
- 양발 모아 뛰기 : 양발을 모아 발뒤꿈치를 들고 발의 앞부분으로 뛰기 연습을 시작한 후 무릎은 약간 굽히며 점프는 바닥에서 3~4cm 정도로 한다.
- 양발 모아 뛰기가 익숙해지면 좌우 이동 뛰기, 좌우 비틀며 뛰기 등 다양한 동작을 시도할 수 있지만 어려운 동작을 시도하는 것보다 안정된 자세로 줄넘기를 하는 것이 좋다.
- 줄넘기 자세 : 자세는 달리기를 하듯 앞으로 약간 기울이면서 등을 펴고 어깨에 힘을 뺀 후 시선은 정면을 향한다. 이때 상체가 앞으로 쏠리거나 뒤로 젖혀지지 않도록 주의한다. 손잡이는 몸에서 20~25cm 정도 떨어지게 하고 손잡이를 잡은 엄지손가락을 중심으로 손목을 가볍게 회전하듯이 돌린다. 점프를 지나치게 높게 하면 착지 시 관절에 충격을 줄 수 있어 줄이 발아래에 돌아갈 수 있는 정도인 3~4cm로 점프를 한다.
- 줄넘기 장소는 딱딱한 콘크리트 바닥은 피하고 충격을 흡수할 수 있는 육상트

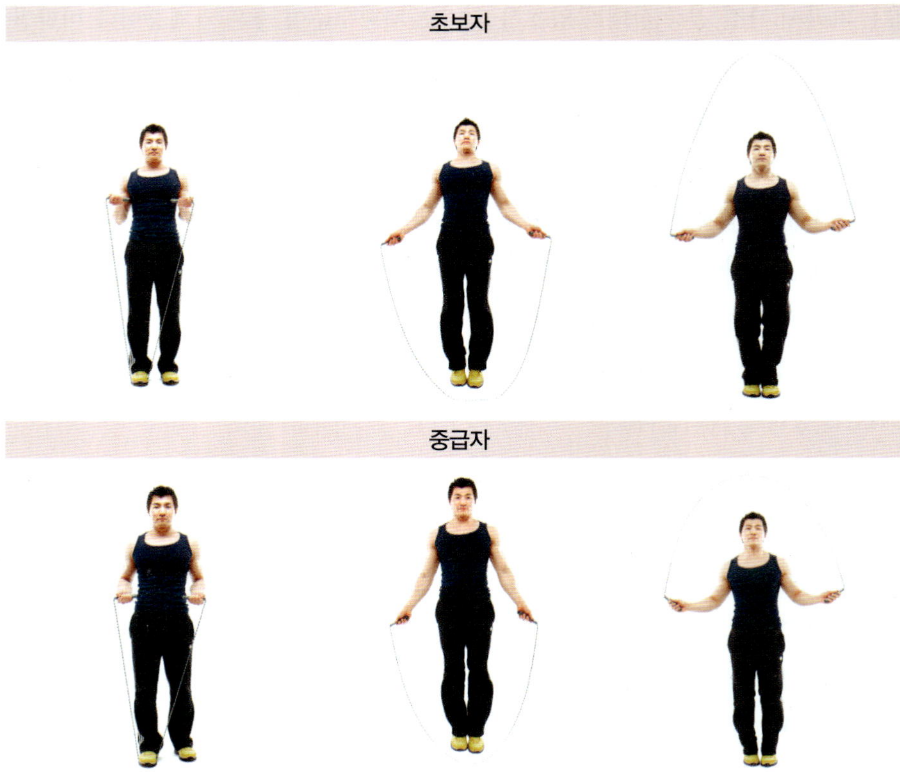

그림 7-4 줄넘기 자세
출처 : 이경영, 이병주(2012).

랙이 좋다. 운동화는 쿠션 기능이 좋은 것을 선택하고 오래 신어 밑창이 닳은 것은 피한다.

3) 인터벌 운동

(1) 인터벌 운동 특징

인터벌 운동이란 운동과 휴식을 반복하는 운동방법으로, 높은 강도로 운동을 실시한 후 낮은 강도로 활동성 휴식을 실시하는 것이다그림 7-5. 인터벌 운동은 60초 이상의 간격으로 '운동 : 휴식' 시간의 비율을 '1 : 1'로 한다. 이때 휴식은 완전한 휴

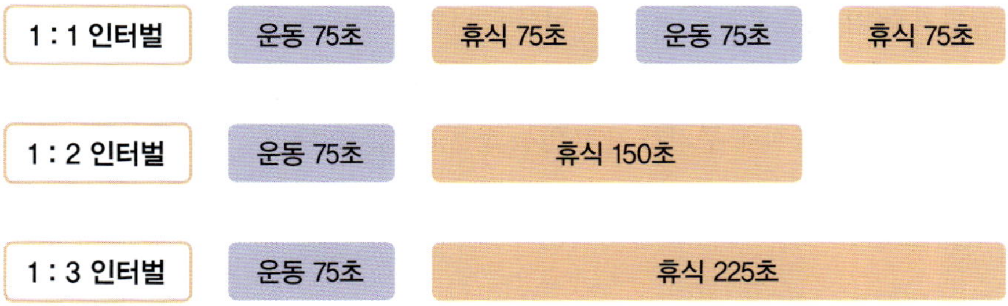

그림 7-5 인터벌 운동

출처 : 이경영, 신윤아(2015).

식이 아닌 낮은 강도의 운동을 의미한다. 인터벌 운동은 높은 강도로 운동을 실시하여 최대산소섭취량을 향상시킬 수 있으며 낮은 강도의 운동을 통해 지방 연소 효율을 높일 수 있다. 인터벌 운동을 통해 유산소 운동수행능력을 최대로 끌어올릴 수 있어 체력수준이 좋은 비만인에게 권장한다. 체력이 낮은 비만인이 인터벌 운동을 실시하는 경우에는 '운동 : 휴식'의 비율을 '1 : 2'나 '1 : 3'으로 조정할 수 있다.

(2) 인터벌 운동방법

인터벌 운동 프로그램은 걷기와 달리기 운동으로 구성하는 경우가 많지만 경우에 따라 자전거, 줄넘기 등의 종목도 인터벌 운동으로 응용할 수 있다. 고강도 운동과 저강도 운동을 반복하는데, 고강도 운동의 경우 최대심박수의 75~90% 정도로 실시하고, 저강도 운동은 최대심박수의 30~40% 정도로 실시한다. 표 7-1과 같이 다양한 유산소 종목의 인터벌 운동을 적용할 수 있다. 줄넘기처럼 관절에 충격을 많이 주는 종목은 인터벌을 '1 : 2'나 '1 : 3'으로 휴식 간격을 늘린다. 인터벌 운동은 운

표 7-1 인터벌 운동 프로그램 적용

종목	인터벌	운동(고강도)	휴식(저강도 운동)	프로그램
달리기/걷기	1 : 2	달리기 2분(9km/h)	걷기 4분(4.5km/h)	6분(2분 + 4분) × 4세트 = 24분
자전거	1 : 1	2분(14km/h)	2분(7km/h)	4분(2분 + 2분) × 6세트 = 24분
줄넘기	1 : 3	1분(160회/분)	3분(80회/분)	4분(1분 + 3분) × 5세트 = 20분

동강도가 높기 때문에 한 번에 30분 이상을 넘기지 않으며 주 2~3회 이내로 실시하는 것이 좋다. 주 5회 유산소운동 중 주 2회 인터벌 운동을 정하면 주 3회는 걷기나 자전거, 수영 등 관절에 무리가 가지 않는 운동을 선택한다.

3. 건강체중을 위한 근력운동 프로그램

1) 근력운동방법

(1) 운동순서

근력운동을 실시할 때 큰 근육을 먼저 사용한 후 작은 근육을 움직여야 운동 상해와 근육 피로를 막고 효율적으로 운동을 수행할 수 있다. 또한 근력운동을 통해 자극한 해당 부위의 근육은 이틀 정도 휴식을 취하게 되면 근육의 피로를 없앨 수 있다. 반면, 해당 근육을 4일 이상 쉬게 하면 운동 효과가 떨어진다. 초보자에게는 주 3회 근력운동이 적합하며, 예를 들어 '가슴 → 허벅지 → 등 → 종아리 → 어깨 → 팔 → 복근'의 순서로 실시하여, 전체적으로 다양한 부위의 근육에 부하를 주도록 한다.

(2) 운동원칙

체중조절을 위한 근력운동은 낮은 부하로 많은 반복횟수를 실시하는 근지구력 운동을 중심으로 실시한다. 반복횟수를 많이 하는 것이 중요하므로 세트당 15~20회씩 반복하여 2~4세트를 실시한다. 15~20회씩 3세트를 반복해도 힘들지 않을 때가 부하를 올리는 시점이 된다. 일반적으로 4~8주 정도에 부하를 올려서 근육이 적절한 자극을 받도록 한다. 1회 동작은 5~6초에 실시하고 한 세트가 끝나면 30초 이내의 휴식 후 바로 두 번째 세트를 진행해서 유산소 운동부하를 갖도록 한다. 상체운동 후 하체운동으로 종목을 바꿀 때는 쉬는 시간이 1분이 넘지 않도록 한다.

자료 7-2

단백질 보충제 바로 알기

과거에는 보디빌더와 같은 선수들이 많이 애용했던 단백질 보충제가 몸짱 열풍이 불면서 일반인도 많이 사용하게 되었다. 단백질 보충제는 크게 크레아틴(creatine)과 웨이프로틴(whey protein)으로 나눠진다. 크레아틴은 인산과 결합하여 근육에 저장되면서 순간적으로 강한 힘을 낼 때 사용된다.

근육의 크기 증가가 필요한 단거리 달리기 선수나 보디빌더들이 주로 사용한다. 우유단백질 중 하나인 웨이프로틴은 소화흡수율이 높으면서 단백질 함량이 커서 근력운동을 할 때 가장 많이 사용된다. 웨이프로틴은 다양한 종류가 출시되어 있는데, 단백질 순도가 높고 유당 분리 상태가 완전해지면서 소화효소가 첨가될수록 단백질 효율이 높아진다.

단백질 보충제를 통한 지나친 고단백질 섭취는 간과 신장에 무리를 줄 수 있다. 또한 혈액에 쌓인 질소가 체외로 빠져나가지 못해 신장 기능이 떨어질 경우 요독증이 생길 수 있으며, 뼈의 칼슘 용출이 증가하면서 골다공증 위험이 높아진다. 이러한 부작용을 줄이기 위해 하루에 2.2g/kg 이상의 단백질을 섭취하는 것은 주의해야 한다. 일반적으로 근비대와 근파워를 증가시키기 위해 하루 1.5~2g/kg 정도의 단백질 섭취를 권장하며, 여성의 경우 근지구력 운동을 중심으로 하기 때문에 보충제보다 식품을 통한 단백질 섭취를 권장한다.

2) 근력운동 응용하기

(1) 덤벨 운동

근력운동 기구인 덤벨은 시간과 장소에 구애받지 않고 웨이트 머신에 비해 사용되는 관절의 범위가 넓고 참여하는 근육의 수가 많아진다. 초보자의 경우 남성은 5kg, 여성은 2.25kg(5파운드)부터 시작하는 것이 좋으며, 1세트를 15~20회로 총 3세트를 쉽게 수행할 수 있다면 부하를 높여 4세트 실시한다. 쉽게 따라할 수 있는 덤벨운동 프로그램을 소개하면 다음과 같다그림 7-6.

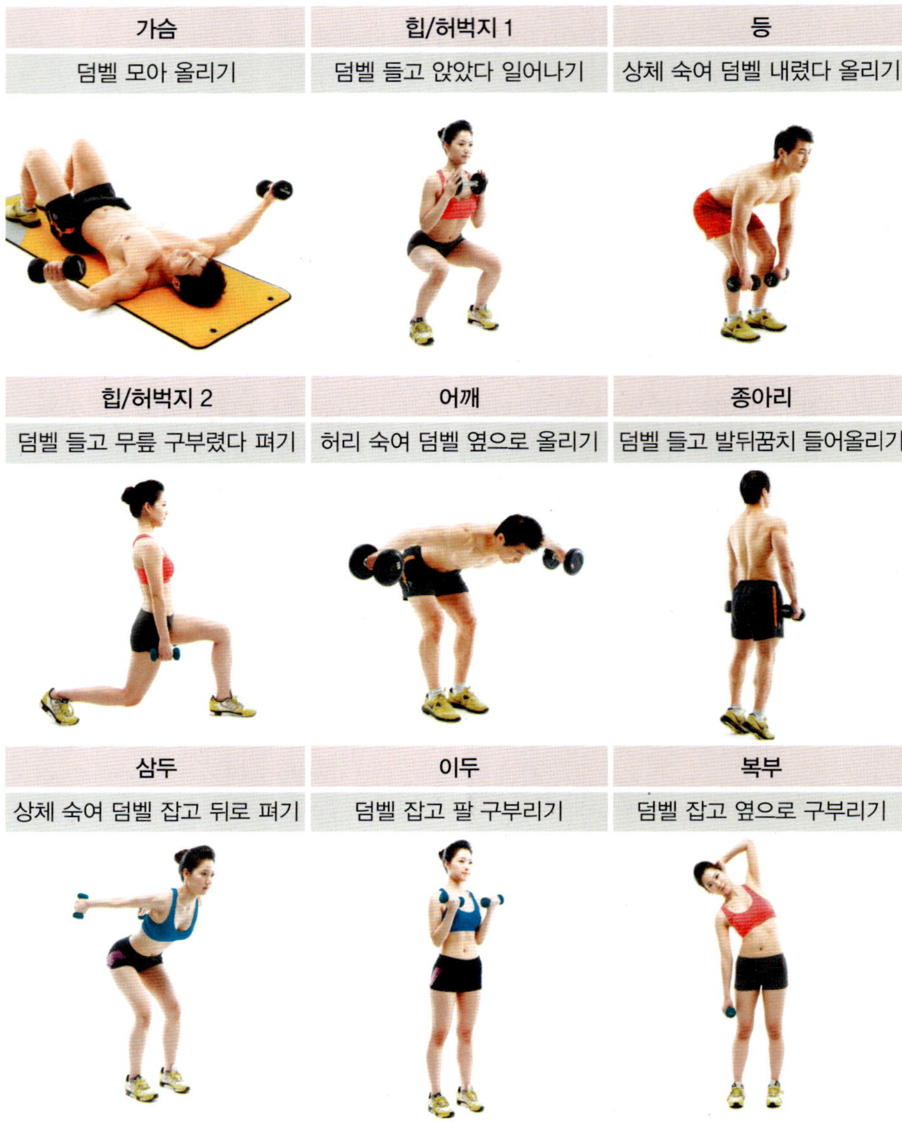
가슴
덤벨 모아 올리기
힙/허벅지 1
덤벨 들고 앉았다 일어나기
등
상체 숙여 덤벨 내렸다 올리기
힙/허벅지 2
덤벨 들고 무릎 구부렸다 펴기
어깨
허리 숙여 덤벨 옆으로 올리기
종아리
덤벨 들고 발뒤꿈치 들어올리기
삼두
상체 숙여 덤벨 잡고 뒤로 펴기
이두
덤벨 잡고 팔 구부리기
복부
덤벨 잡고 옆으로 구부리기

그림 7-6 **덤벨 운동 프로그램**

출처 : 이경영, 이병주(2012).

(2) 밴드 운동

다른 근력운동 기구에 비해 가볍고 부피감이 적어 휴대하기 좋은 밴드는 고무 장

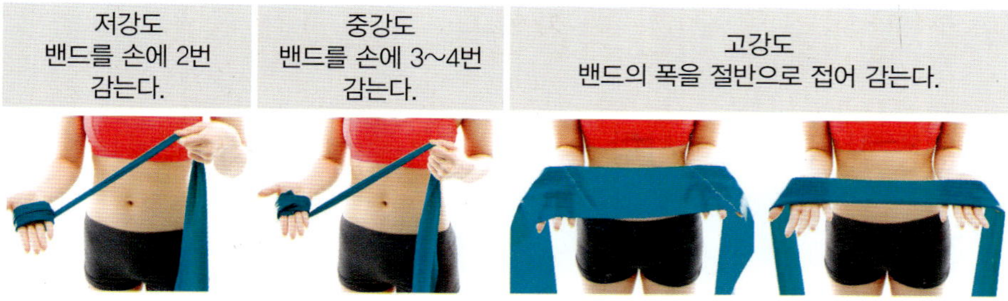

그림 7-7 **강도별 밴드 조절방법**

출처 : 이경영, 이병주(2012).

력의 저항을 이용하여 근육에 과부하를 줄 수 있다. 밴드 줄을 조정하여 운동강도를 조절할 수 있기 때문에 스트레칭보다는 근력운동에 가깝다. 밴드 줄을 짧게 잡거나 이중으로 접어 운동부하를 증가시킬 수 있다. 초보자는 밴드 줄을 길게 해서 강도를 낮춰서 시작하고 1세트를 15~20회로 2~3세트를 실시한다. 4~8주 후 고무 장력에 익숙해지면 밴드줄을 그림 7-7과 같이 조정해서 운동강도를 높인다.

자료 7-3

밴드 운동법

1. 기본자세 : 양발을 어깨너비로 벌린 후 밴드 중앙에 발을 대고 가슴을 편다. 양손에 잡은 밴드 줄을 자신에게 맞는 강도로 조절한다.
2. 1회 동작은 고무 장력을 느끼면서 천천히 6초간 실시한다. 척추를 펴고 호흡법은 근육 수축 시 3초 내쉬기, 근육 이완 시 3초 들이쉬기로 실시한다.
3. 주의점 : 반지나 목걸이 등 액세서리가 밴드에 걸릴 수 있으므로 밴드 운동 시 착용하지 않는다. 밴드를 얼굴 가까이에 대지 않도록 하고 안경을 착용한 경우 주의해야 한다.

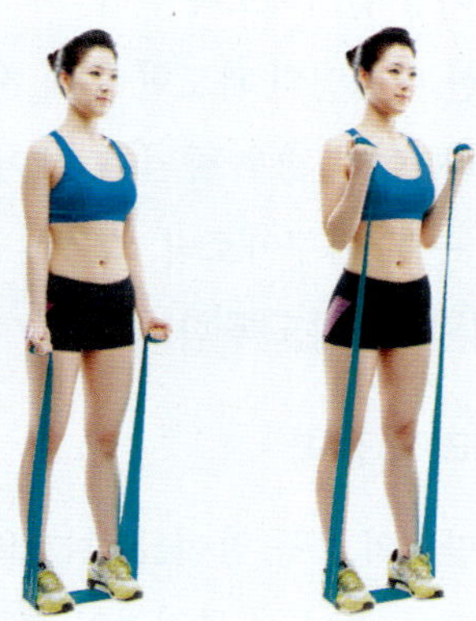

출처 : 이경영, 이병주(2012).

4. 건강체중을 위한 복합운동 프로그램 적용

1) 운동 참여 전 고려사항

(1) 건강상태

젊고 건강한 성인이 운동을 수행할 경우 크게 고려할 사항은 없다. 하지만 운동 중 위험 상황이 생길 가능성이 높은 경우를 파악해야 한다. 미국스포츠의학회ACSM는 관상동맥질환이나 폐질환이 있는 경우 중강도 이상의 운동을 하기 전에 의학적 검사가 필요하다고 경고한다. 또한 45세 이상의 남성과 55세 이상의 여성의 경우 건강에 문제가 없더라도 고강도 운동에 참여하려면 의학적 검사가 필요하다.

(2) 운동 참여 장벽

① 신체적 장벽

비만한 상태에서는 신체적 문제로 운동 참여가 쉽지 않다. 비만할수록 낮은 체력 수준을 보이기 때문에 체중감량 의욕을 따라가지 못한다. 운동 참여 초기에 높은 강도로 운동을 실시한다면 탈락률이 증가하게 되므로 초기에는 저중강도 운동으로 20분 이상 실시하도록 한다.

또한 비만인의 과도한 무게 자체가 관절에 무리를 주어 운동수행에 어려움을 주게 된다. 이런 경우 줄넘기, 에어로빅, 달리기 등 관절에 충격을 주는 운동 대신 자전거, 수영, 아쿠아로빅, 스트레칭 등을 선택함으로써 신체적 장벽으로 운동에 대한 흥미를 잃지 않도록 한다.

② 심리적 장벽

비만인의 운동 참여를 막는 요인으로 심리적인 장벽도 주요하게 작용한다. 특히, 과거 운동 참여 시 부정적인 경험이 큰 영향을 끼치는데, 낮은 체중감량 효과, 운동 후 피로감, 동료의 놀림 등이 운동 참여를 방해한다. 또한 비만인의 경우 운동수행 시 타인의 시선에 집착하고 운동에 의한 건강체중 개선 효과에 대해 확신이 부족한 경우도 많아 운동 참여를 어렵게 한다. 식사요법과 병행하면서 체중감량 효과가 확실해지면 동기부여를 얻을 수 있기 때문에 병행요법이 중요하다.

2) 복합운동 프로그램 설계

포인트 잡기 7-2

건강체중을 위한 운동요법 7 : 5 : 3법칙

건강체중 관리를 위해서는 유산소운동과 근력운동을 병행하는 복합운동이 효과적이며, 본운동 전후에 운동 상해를 예방하기 위한 스트레칭을 포함하는 것을 권장한다. 이를 위해 주 7회 스트레칭, 주 5회 유산소운동, 주 3회 근력운동으로 구성한다. 주 3회 근력운동을 할 때는 유산소운동 시간을 20~30분 정도로 구성해서 전체 운동시간이 1시간 30분을 넘지 않도록 한다. 유산소운동은 체력상태를 고려하여 저강도부터 시작하여 중강도로 유지하는 것이 좋으며, 근력운동은 초기에는 저강도부터 시작한다.

(1) 체중조절을 위한 복합운동 프로그램

유산소운동만 실시하는 날은 40분~1시간 정도로 실시하는 것이 좋으며 관절 상태가 나쁘다면 20분씩 나눠서 실시하는 것이 효과적이다. 체중감량을 위한 운동 프로그램은 단기간보다 8주 이상 꾸준히 수행하는 것이 체중이나 체지방뿐만 아니라 비만 개선에 도움을 주는 다양한 호르몬의 수준이 개선될 수 있다. 한편, 운동 프로그램 참여 후 1년 이내에 참가자의 60% 정도가 탈락하는 것으로 나타나 1년 이상 꾸준히 운동을 수행하는 것이 운동습관을 정착시키는 데 효과적이다.

체중조절 프로그램이 끝난 후에는 주 3회 복합운동을 통해 감량된 체중을 유지하고 요요현상을 방지하도록 한다. 신체조성이 개선되어 건강체중 상태가 된 후 심폐 체력 향상을 목적으로 할 때는 체중관리에 적용한 운동강도보다 높은 최대심박수의 70~85% 정도로 유산소운동을 실시한다.

(2) 운동일지

식사일지를 통해 섭취한 식품의 종류, 양, 식사시간, 장소 등을 모니터하고 개선점을 파악하는 것처럼 운동일지를 작성하는 것이 중요하다. 운동일지에는 그날 수행한 운동종목, 운동강도, 운동빈도, 운동시간을 기록하고 운동 후 컨디션을 점검하여 자신의 운동 상태를 전문적으로 파악한다. 자신의 운동수행능력에 따라 4~8주 사이에 과부하 시점을 정하여 운동강도를 재설정해야 하므로 운동강도를 정확하게 기재해야 한다. **자료 7-4**에 제시한 운동 기록지처럼 작성하기 편한 운동일지를 만들어 보자.

자료 7-4

개인 운동 기록지(1주일)Personal Exercise Record

성명	이○○		성별 / 나이 / HRmax		여성 / 20세 / HRmax : 200	
신체조성	1월 2일	1월 3일	1월 4일	1월 5일	1월 6일	1월 7일	1월 8일
체중(kg)	62.1	61.7	61.9	61.4	61.6	61.3	61.0
체지방률(%)	32.4	31.9	32.2	31.9	31.7	31.5	31.1

날짜	운동 프로그램	컨디션
1월 2일	• 준비운동 10분 • 덤벨 운동 40분 (20회×3set, 5파운드 : 1RM 40%, 휴식시간 : 30초) • 속보 30분 (심박수 : 120, 운동강도 : 60% HRmax) 4~5km/h(3분) → 5.5km/h(24분) → 4~5km/h(3분) • 정리운동 10분	중
1월 3일	요가 30분	중
1월 4일	• 준비운동 10분 • 덤벨 운동 40분 (20회×3set, 5파운드 : 1RM 40%, 휴식시간 : 30초) • 속보 30분(심박수 : 120, 운동강도 : 60% HRmax) 4~5km/h(3분) → 5.5km/h(24분) → 4~5km/h(3분) • 정리운동 10분	하

날짜	운동 프로그램	컨디션
1월 5일	• 준비운동 10분 • 속보 40분(심박수 : 120, 운동강도 : 60% HRmax) 4~5km/h(5분) → 5.5km/h(30분) → 4~5km/h(5분) • 정리운동 10분	중
1월 6일	• 준비운동 10분 • 덤벨 운동 40분 (20회×3set, 5파운드 : 1RM 40%, 휴식시간 : 30초) • 속보 30분 (심박수 : 120, 운동강도 : 60% HRmax) 4~5km/h(3분) → 5.5km/h(24분) → 4~5km/h(3분) • 정리운동 10분	상
1월 7일	요가 30분	상
1월 8일	• 준비운동 10분 • 속보 40분(심박수 : 120, 운동강도 : 60% HRmax) 4~5km/h(5분) → 5.5km/h(30분) → 4~5km/h(5분) • 정리운동 10분	상

CHAPTER 7 다 시 보 기

∶ 건강체중을 위한 스트레칭 프로그램

준비운동은 본운동을 실시하기 전 근육의 온도 상승과 근육으로 혈류량을 증가시켜 운동 상해를 예방해 준다. 정리운동은 심장의 부담을 줄이고 근육에 쌓인 피로물질을 줄여준다.

∶ 건강체중을 위한 유산소운동 프로그램

걷기는 운동수행능력에 따라 속도조절이 가능하며 하체 관절이 좋지 않다면 수영장 걷기, 아쿠아로빅, 자전거로 대체할 수 있다. 에너지 소비율이 높은 줄넘기나 인터벌 운동은 체력수준을 고려하여 수행한다.

∶ 건강체중을 위한 근력운동 프로그램

근력운동은 대근육을 먼저 사용한 후 소근육을 움직여야 운동 상해와 근피로를 막고 효율적으로 운동을 수행할 수 있다. 헬스클럽에서 사용하는 운동기구뿐만 아니라 시간과 장소에 구애받지 않고 운동할 수 있는 덤벨, 가볍고 부피감이 적어 휴대하기 좋은 밴드 같은 기구 등을 활용한다. 단백질 보충제는 과량섭취하면 간과 신장에 부담을 주고 요독증, 골다공증 등 부작용이 발생할 수 있다.

∶ 건강체중을 위한 복합운동 프로그램 적용

운동수행 시 건강상태와 나이를 고려하는 것이 중요하다. 또한 비만인에게 생길 수 있는 신체적 · 심리적 장벽을 고려하여 운동 프로그램을 적용해야 한다. 복합운동 프로그램을 중심으로 구성하며 주 7회 스트레칭, 주 5회 유산소운동, 주 3회 근력운동을 실시한다.

CHAPTER 7 연 구 문 제

01 다음 중 준비운동의 목적이 아닌 것은?

① 근육의 온도를 서서히 높인다.
② 근육에 쌓인 피로물질을 풀어준다.
③ 운동할 근육으로 혈액의 양을 증가시킨다.
④ 근육과 심장에 본격적인 운동을 실시한다는 신호를 보낸다.

02 다음 중 체중조절을 위한 유산소운동에 대한 설명 중 틀린 것은?

① 걷기는 자전거에 비해 지방 연소 효율이 높다.
② 줄넘기는 걷기나 자전거에 비해 에너지 소모율이 높다.
③ 체력이 떨어지는 비만인은 인터벌 트레이닝이 효과적이다.
④ 하체 관절이 좋지 않다면 수영장 걷기, 자전거, 아쿠아로빅 등을 선택하도록 한다.

03 다음 중 단백질 보충제의 과잉섭취 시 많이 나타나는 부작용이 아닌 것은?

① 당뇨병
② 요독증
③ 골다공증
④ 간과 신장의 부담 증가

04 다음 중 근력운동 시 마지막 순서로 적합한 근육 부위는?

① 등 근육
② 가슴 근육
③ 복부 근육
④ 허벅지 근육

05 다음 중 건강체중관리를 위한 운동 프로그램을 구성할 때 가장 바람직한 횟수는?

① 스트레칭 주 3회, 유산소운동 주 3회, 근력운동 주 3회
② 스트레칭 주 5회, 유산소운동 주 3회, 근력운동 주 5회
③ 스트레칭 주 5회, 유산소운동 주 7회, 근력운동 주 7회
④ 스트레칭 주 7회, 유산소운동 주 5회, 근력운동 주 3회

정답 1. ② 2. ③ 3. ① 4. ③ 5. ④

CHAPTER 8

건강체중을 위한 행동수정요법

시작하며 생각하기

행동수정요법은 비만의 원인이 되는 잘못된 식행동이나 신체활동 등 부적절한 생활습관을 개선하여 체중감량을 쉽게 하고, 나아가 감량된 체중을 유지하는 데 도움을 주기 위해 적용되는 방법이다. 이 장에서는 건강체중을 만들고 유지하는 데 필요한 올바른 생활습관의 확립을 위해, 에너지 섭취 및 소비와 관련된 행동수정요법의 방법과 기술을 알아본다.

CHAPTER

8

1. 행동수정요법의 정의
2. 행동수정요법의 구성

1. 행동수정요법의 정의

1) 행동수정요법의 중요성

일반적으로 비만인은 과다한 식사량 이외에도 아침 결식, 야식, 빈번한 군것질 섭취 등의 부적절한 식행동과 비활동적인 습관을 가지고 있는 경우가 많다. 따라서 비만인에게 행동수정요법을 적용하면 부적절한 생활습관을 비만인 스스로 수정하게 함으로써 효율적인 체중감량을 이루고, 식사요법이나 운동요법만을 적용할 때의 문제점인 체중조절의 중도 포기율을 낮출 수 있다. 또한 행동수정요법은 감량된 체중을 유지하는 데 중요한 역할을 하여 성공적인 체중감량이 이루어지도록 해준다. 이 밖에도 행동수정요법을 통해 비만을 일으키는 생활습관에 대한 자기 통제력을

미니 사전

행동수정요법
Behavior modification technique

1967년 스튜어트(Stuart) 박사는 당시에 정신과 영역에서 주로 적용되던 기법인 행동수정요법을 비만치료에 도입하였다. 행동수정요법이란 원하는 행동을 만들거나, 바람직하지 못한 행동을 제거하고 다른 건강한 행동으로 대체하는 것을 말한다. 최근 행동수정요법은 인지적 왜곡이나 감정 변화를 파악할 수 있는 인지적 기법을 추가 · 적용하고 있다.

포인트 잡기 8-1

행동수정요법의 목표

행동수정요법은 근본적으로 식행동을 수정하여 식사량을 스스로 조절하고, 신체활동습관을 수정하여 신체활동량을 늘리는 것을 주요 목표로 삼는다. 따라서 행동수정요법의 최종 목표는 체계적인 생활습관 수정이다. 이를 통해 효과적인 체중감량을 이룰 뿐만 아니라, 요요현상 발생을 막아 감량된 체중을 장기적으로 유지할 수 있다.

자료 8-1

행동수정요법과 감량된 체중의 유지

일반적으로 체중을 감량한 후 감량된 체중을 5년 동안 유지할 때 체중감량에 성공했다고 본다. 이런 측면에서 체중감량 성공률은 매우 낮으며, 감량된 체중의 90~95%는 서서히 증가하면서 다시 예전의 체중으로 돌아가거나 그 이상으로 체중이 증가하는 요요현상을 보인다. 행동수정요법은 체중감량의 중도 포기율을 낮출 뿐만 아니라 장기간의 체중감량 효과를 높이는 데 주요 역할을 한다.

갖게 하고, 긍정적 사고와 자신감을 회복하는 사회심리적 효과를 얻을 수 있다. 따라서 행동수정요법은 장기적인 체중감량과 유지를 위해 효과적이다.

2) 행동수정요법의 요소

행동수정요법은 자기 모니터링을 통한 비만 관련 생활습관 문제점 파악과 행동수정목표 설정, 자극조절, 자극조절을 위한 사회적 지지, 인식 개조 및 스트레스 관리 적용, 행동강화 등의 다양한 요소를 적용한다그림 8-1.

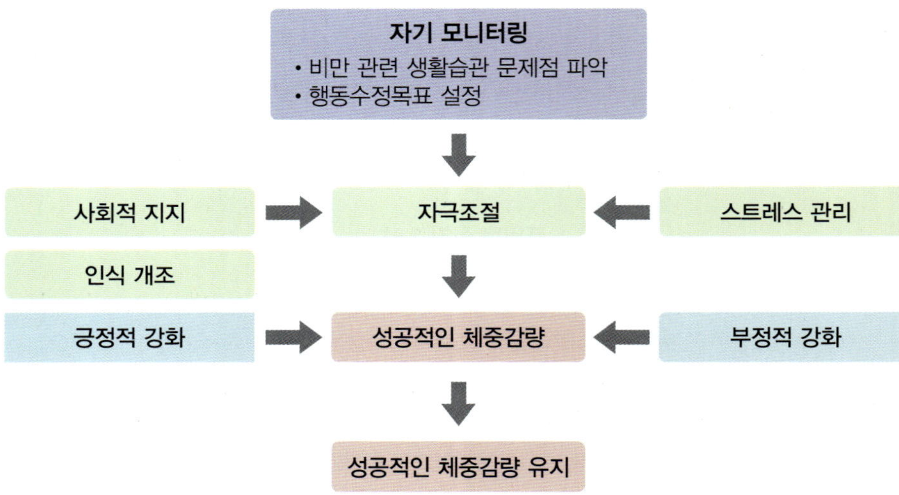

그림 8-1 건강체중을 위한 행동수정요법 요소

자료 8-2

행동수정요법의 적용 사례연구

미국 NWCR(national weight control registry)은 초기 체중의 10% 이상을 감량하고 감량된 체중을 최소 1년 이상 유지한 3,000명을 조사하였다. 이들은 바람직한 식행동(저지방 · 저열량 식사, 규칙적인 세 끼 식사)과 함께 높은 수준의 신체활동량을 보였다. 이들은 감량된 체중을 장기간 유지하고자 지속적으로 자기 모니터링을 실시하고 사후관리를 하고 있었는데, 이들 중 75%는 적어도 주 1회 이상 체중을 측정하였다. 이처럼 감량된 체중을 성공적으로 유지하는 사람들은 체중감량이 끝난 후에도 행동수정요법을 꾸준히 실천하고 있었다.

출처 : Wing RR & Phelan S(2005).

2. 행동수정요법의 구성

1) 자기 모니터링

행동수정요법의 첫 번째 단계는 '자기 모니터링'으로 우선 자신의 체중을 정확하게 기록하여 자신의 비만상태를 객관화하는 것이다. 또 자신의 비만과 관련된 부적절한 생활습관을 수정하기 위해 식행동과 신체활동에 관련된 행동을 관찰하고 일지에 기록하여 비만 관련 생활습관문제를 객관화하는 것이다.

시작 체중 : 65kg
목표 체중 : 61kg
목표 기간 : 8주
0.5kg/주 감량 목표!

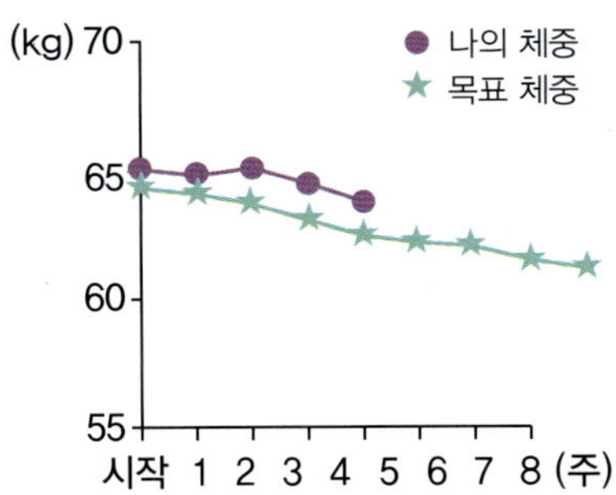

주차	체중(kg)	차이(kg)
시작	65	
1	64.7	−0.3
2	65	+0.3
3	64.5	−0.5
4	64	−0.5

그림 8-2 체중 기록지 작성

(1) 체중 기록

체중을 정확하게 기록하는 것이 중요하다. 체중은 하루 중 일정한 시간에 측정하고 기록하는 것이 이를 습관화하는 데 효과적이다. 이때 체중을 매일 측정·기록하는 것이 부담스럽다면 일주일에 한 번, 가급적이면 주초에 측정·기록하는 것이 주말 동안에 과식하는 식행동을 방지할 수 있어 좋다. 체중 기록지에는 원하는 목표체중을 기록하는데, 이때 일주일의 단기 목표체중을 기록하는 것도 효과적이다. 자신의 체중 변화를 한눈에 쉽게 볼 수 있도록 그래프로 나타내면 흥미를 줄 수 있어 좋다그림 8-2.

(2) 일지 작성

자기 모니터링에서 빠질 수 없는 것이 에너지 섭취량과 소비량을 파악할 수 있는 일지 작성이다. 식행동일지와 활동일지를 작성하면서 자기 모니터링의 정확도를 높일 수 있다. 이들 일지 작성을 통해 비만과 관련된 자신의 생활습관의 문제점을 찾아내고 개선 방향을 찾아낼 수 있다.

① 식행동일지

식행동일지에 포함되는 항목은 식사시간, 식사장소, 식품 섭취량, 식사 상황, 식

표 8-1 식행동일지

식사 시간	식사 장소	식품 섭취량	식사 상황	식사 목적	동반자의 지지[1]	식사 직전의 배고픈 정도[2]	먹을 때의 기분	음식의 맛[3]	스트레스[4]	개선점
오후 12시	음식점	밥과 국 1.5배, 많은 반찬	친구 만남	의논	2	3	기분 좋음	3	3	과다한 식사량

1) 동반자의 지지 : 식사 시 동반자가 행동수정에 도움(예 : 천천히 먹기, 메뉴 선택 도움 등)을 주는 정도를 1~3으로 표시.
(1 : 행동수정 방해, 2 : 보통, 3 : 행동수정 도움)
2) 식사 직전의 배고픈 정도를 1~3으로 표시(1 : 배고프지 않았음, 2 : 약간 배고팠음, 3 : 매우 배고팠음)
3) 식사 시 음식의 맛을 1~5로 표시(1 : 맛이 아주 나쁨, 3 : 맛이 보통임, 5 : 맛이 아주 좋음)
4) 스트레스 : 식사조절이 자신에게 주는 스트레스 정도를 1~5로 표시(1 : 매우 낮음, 3 : 보통, 5 : 매우 높음)

출처 : 손숙미 외(2017).

사 목적, 동반자의 지지, 식사 직전의 배고픈 정도, 먹을 때의 기분, 음식의 맛, 스트레스, 개선점이다표 8-1. 또한 과식행동을 했을 때는 어떠한 감정에서 했는지를 기록하도록 하여, 잘못된 식행동과 기분을 관련지어 보는 것이 필요하다. 이러한 자신의 식행동을 체계적으로 관찰하고, 기분을 인지하는 과정은 식행동에 대한 자극 조절에 도움된다.

② 신체활동일지

신체활동일지에는 활동종류, 활동시간, 활동장소, 활동강도, 활동 시 동반자의 지지 정도, 활동 후 기분 정도 등을 기록한다. 신체활동일지 작성을 통해 신체활동량과 선호하는 신체활동의 종류를 파악할 수 있고, 신체활동량이 적은 날과 많은 날의 특징을 파악할 수 있다.

(3) 식습관 평가

식행동일지의 기록뿐만 아니라 자신의 비만을 조장하는 식습관을 자기 모니터링

표 8-2 비만 관련 식습관평가표

다음 질문의 해당하는 곳에 √표를 해주십시오.	전혀	가끔	자주	항상
1. 일정한 시간에 식사를 한다.	0	4	7	10
2. 아침 식사를 매일 한다.	0	4	7	10
3. 아침이나 점심보다 저녁 식사량이 많다.	10	7	4	0
4. 바쁠 때에는 다른 일을 하면서 라면, 햄버거, 배달요리로 대충 때우는 경우가 많다.	10	7	4	0
5. 여러 사람과 함께 식사를 할 때 주로 내가 제일 먼저 식사를 끝낸다.	10	7	4	0
6. 뷔페식당에서 모든 음식을 조금씩 맛보는 버릇이 있다.	10	7	4	0
7. 내가 좋아하는 음식이 있으면 배가 고프지 않아도 먹는다.	10	7	4	0
8. 냉장고를 열면 어떤 음식이라도 하나는 먹게 된다.	10	7	4	0
9. 배가 불러도 맛있는 음식이 있으면 계속 먹는다.	10	7	4	0
10. 갈증이 나면 물보다 주스나 콜라 같은 것을 마신다.	10	7	4	0
합계 ( )점				

평가	• 60점 미만 : 많은 개선이 필요한 식습관 • 60~80점 : 조금 잘못된 식습관 • 80점 이상 : 좋은 식습관

출처 : 손숙미 외(2017).

함으로써 식습관의 문제를 객관적으로 파악할 수 있다표 8-2. 이를 통해 자신의 행동수정목표를 더욱 명확하게 할 수 있다.

2) 자극조절

행동수정요법의 두 번째 단계는 잘못된 식행동 등의 생활습관에 대한 자극을 조절하여 생활습관 변화를 유도하는 단계이다. 체중감량과 관련된 자극조절을 돕기 위해 사회적 지지, 인식 개조, 스트레스 관리 등의 전략을 적용한다. 비만의 원인이 되는 식행동을 수정하기 위한 자극조절을 중심으로 살펴보면 다음과 같다.

(1) 자극조절을 통한 식행동의 변화

자기 모니터링을 통해 비만을 유발하는 식행동을 인지하고 구분하여, 먹고자 하는 충동을 스스로 조절한다표 8-3. 이를 위해 사회적 · 물리적 · 정신적 환경을 변화시켜야 하는데, 이때 개인마다 비만을 조장하는 자극이 다르기 때문에 개인에게 맞는 방법으로 자극을 조절하는 것이 중요하다.

예를 들어, 음식은 식탁에서만 먹거나 식사가 끝나자마자 식탁을 떠나는 식행동으로 바꾸면, 음식을 먹고자 하는 충동을 줄여 과식을 피할 수 있다. 또한 야행성 생활습관은 다음날 아침식사에 대한 입맛을 떨어뜨려 아침 결식을 유발하고, 점심이나 저녁을 과식하게 만든다. 이때 밤에 늦게 취침하는 생활습관에 대한 연결고리를 끊으면, 야식증후군을 없애고 아침에 결식하는 습관과 점심이나 저녁에 과식하는 습관이 개선되어 식사요법을 순조롭게 진행할 수 있게 된다.

(2) 자극조절을 위한 전략

① 사회적 지지

식행동을 개선하고자 행동수정요법을 적용할 때 주변 사람의 지지가 필요하다. 자신이 체중조절을 하는 것을 주변 사람에게 알리고, 친구나 가족 등 도움을 줄 수

표 8-3 잘못된 식행동의 원인이 되는 자극을 조절하는 방법

구분	자극조절방법
식품 구입	• 배가 부른 상태에서 식품을 구입한다. • 미리 식품 구매 목록표를 작성한 후 이에 맞춰 식품을 구입한다. • 인스턴트식품이나 패스트푸드를 구입하지 않도록 한다. • 장을 볼 때는 식품 구입에 필요한 만큼의 돈만 가져간다.
식사 계획	• 음식 섭취량을 줄이도록 그릇을 작은 크기로 바꾼다. • 간식을 먹는 것을 대체해 주는 다른 일을 하여 간식섭취를 줄인다. • 정해진 시간에 식사와 간식을 먹는다. • 더 이상 음식을 섭취할 필요가 없는데도 음식을 권하면 적절하게 거절한다.
음식 관련 행동	• 음식을 보이지 않는 곳에 보관한다. • 모든 음식은 정해진 장소에서만 먹는다. • 식사 후에 바로 식탁을 떠나거나 식당을 나간다. • 남은 음식을 보관하지 말고 과감히 버린다.
회식 시	• 회식 전에 미리 간단하게 먹어 배가 고픈 상태에서 회식을 하지 않도록 한다. • 회식 전에 미리 음식을 어떻게 먹을 것인가를 계획한다. • 회식할 때에 분위기 메이커 역할을 하지 않는다. • 회식 시 고기를 먹을 때에는 밥과 함께 먹는다.
외식 시	• 외식이 꼭 필요하지 않은 약속은 식사가 아닌 차를 마시거나 산책이나 운동 중심으로 약속한다. • 외식이 꼭 필요할 때에는 가능하면 자신이 원하는 음식을 먹도록 유도한다. • 외식에 대비해서 미리 굶지 않는다. • 한 번에 많이 주문하지 말고 부족하면 추가로 주문한다. • 후식은 미리 주문하지 말고 식사 후 주문하고 배부르면 생략한다. • 칼로리가 높은 음식은 자신의 자리에서 되도록 멀리 놓는다. • 음식에 곁들여진 채소는 우선적으로 먹고 드레싱의 사용은 피하도록 한다. • 음료보다는 물을 마신다. • 가격이 절약된다고 세트 메뉴를 선택하지 않는다. • 여러 가지 음식을 시켜서 함께 나누어 먹지 말고 각자의 음식을 주문해서 자신의 것만 먹는다.

출처 : 이영호(2005).

있는 사람을 행동수정과정에 참여시키면 효과적이다**자료 8-3**. 친구, 가족, 영양사, 트레이너 등 다이어트 후원자가 있으면 식품을 구입·조리하거나 섭취할 때 감시와 격려를 해주어 행동수정의 원활한 진행에 도움이 된다. 특히, 체중감량 중인 사람이 자신의 지지자를 훈련시키고 교육하며, 그 결과 지지자의 식행동 중 문제가 되는 점

자료 8-3

사회적 지지를 강화하는 방법

- 자신의 체중관리에 영향을 주는 중요한 3명을 지명한 후 이들의 지원을 부탁한다.
- 이들과 함께 체중에 영향을 주는 문제(야식, 늦은 식사, 간식 등)에 대해 의논한다.
- 자신의 결심을 가족 앞에서 알리고 살찌게 하는 음식을 사오지 않도록 부탁한다.
- 자신과 함께 있을 때는 밤늦게 식사를 하거나 패스트푸드를 먹지 않도록 부탁한다.
- 함께 운동을 할 친구나 가족을 구한다. 단, 자신보다 운동을 더 싫어하는 사람은 배제한다.

을 수정하게 되면, 체중감량 중인 사람의 식행동을 개선하는 데 큰 도움이 된다.

② 인식 개조

자신의 신체에 대한 부정적 이미지나 행동수정과정 중에 발생한 실수에 대해 부정적으로 생각하는 것은 행동을 수정하고자 하는 의욕을 상실하게 만들 수 있다. 따라서 행동수정이 성공적으로 이루어지려면 긍정적 사고를 가져야 한다**자료 8-4**. 이를 위해 자신의 신체상에 대한 부정적인 생각을 찾아서 보다 현실적이고 건강한 생각으로 수정해 나가도록 한다. 이를 비만한 소아나 청소년에게 적용해 보면 이들은 체중문제로 또래관계에서 감정적으로 상처를 받게 되는 경우가 많고, 이에 따라 비만을 부정적으로 생각하기 쉽다. 따라서 이들이 어떤 관계에서 비만에 대해 부정적인 피드백을 받는지를 파악하여 대처방법을 찾고, 역할놀이 등을 통해 이를 해소하도록 해야 한다.

또한 행동수정 기간에 케이크 등을 먹거나 파티에서 고열량식품을 섭취하게 되면 자포자기하여 행동수정을 중단하는 경우가 많다. 이때는 누구나 실수할 수 있다는 마음으로 자신을 위로하며, 그 다음의 식사에서 다시 저열량 식사를 섭취하고 또 다시 폭식하는 일이 없도록 노력하여 행동수정을 계속하도록 한다. 한 번의 실수에 대해 실망하지 말고 긍정적으로 생각하면 체중조절을 계속하는 데 도움이 된다. 따라서 비만인의 체중감량을 위해서는 자기효능감을 높여야 한다.

미니 사전

자기효능감self efficacy
심리학자 반두라(Bandura) 박사가 제안한 개념으로 어떤 상황에서 적절한 행동을 할 수 있다는 기대와 신념을 말한다. 자기효능감은 성취행동에 대한 중요한 매개 역할을 하기 때문에 건강이나 치료행동과 밀접한 관련을 갖는다. 자기효능감이 높을수록 금연, 운동수행, 체중감량에 적극적이며 성공 확률도 높은 것으로 조사되었다.

자료 8-4

행동수정요법과 체중감량의 성공 가능성

❶ 성공 가능성이 높은 사람

- 자신과 타인에 대해 긍정적 사고를 가진 사람
- 체중감량에 대해 스스로 확신하여 내적 동기가 있고 자제심이 많은 사람
- 체중조절의 목적이 외모보다 건강에 있는 사람
- 열량과 지방을 적게 섭취하는 사람
- 신체활동량을 증가시키는 사람

❶ 성공 가능성이 낮은 사람

- 불안정, 부정적인 생각, 우울증, 분노를 가진 사람
- 관광이나 각종 놀이문화를 즐기는 사람
- 외식을 자주 하는 습관을 가진 사람(식사량과 신체활동량 조절이 어려움)

③ 스트레스 관리

심한 스트레스는 사람을 정신적 · 신체적으로 지치게 하여 급격한 과식을 일으키고, 식사조절에 대한 의지를 약하게 하여 체중감량을 방해한다. 특히, 비만인은 스트레스가 생기면 음식섭취를 통해 스트레스를 풀고자 하는 경향이 높으며, 과식을 하게 되면 죄책감 때문에 스트레스가 더욱 높아지는 등 악순환을 하게 된다그림 8-3. 일반적으로 스트레스가 높을 때에는 자극적인 매운맛과 짠맛을 선호하고, 당류 섭취량과 에너지 섭취량이 많아지기 쉽다. 따라서 스트레스를 잘 관리하는 것은 비만인이 식행동을 순조롭게 수정할 수 있게 만들기 때문에 체중감량을 위해 매우 중요하다.

식행동일지에 스트레스의 정도를 기록하면 스트레스가 식사조절에 미치는 영향을 알게 된다표 8-1 참조. 효과적인 체중관리를 위해서는 조기에 스트레스의 원인을 찾아내고, 스스로 스트레스를 조절할 수 있는 훈련을 해야 한다. 예를 들어, 스트레스 상황에서 음식을 먹는 것 대신에 명상이나 운동 또는 이완요법으로 스트레스를 해소하도록 한다.

미니 사전

스트레스stress
인체에 해로운 반응을 일으킬 수 있는 육체적 · 정신적 자극을 의미한다. 일생에 스트레스를 받지 않는 사람은 없으며 적절한 스트레스는 생활의 활력소가 될 수 있다. 하지만 지나친 스트레스는 심신의 장애를 일으킬 수 있으므로 주의해야 한다.

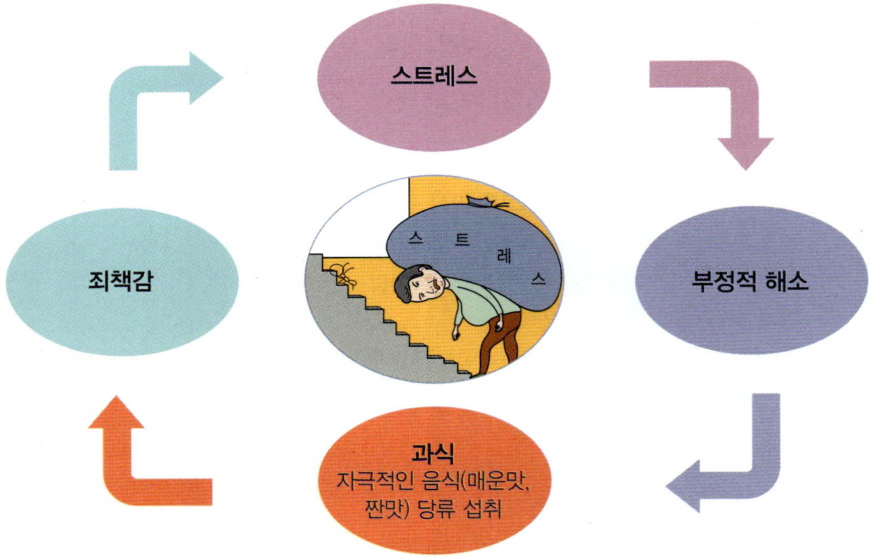

그림 8-3 스트레스와 과식의 악순환

자료 8-5

스트레스 자기 관리법

❶ 자신이 어떠한 일에 얼마만큼 스트레스를 받고 있는지 알기

❷ 스트레스를 일으키는 생각과 행동습관 바꾸기

너무 부정적인 면으로 치우쳐 생각하는 사람은 스트레스를 크게 받는다. 이럴 때는 그렇게 생각하는 방식이나 행동이 잘못되었다는 점을 알아내고 고치는 것이 중요하다.

- 완벽주의, 지나친 자책, 비관에서 탈피하기
- 감정에 치우치지 말고 합리적으로 생각하기
- 긍정적이고 현실적으로 생각하는 습관 들이기
- 남에게 인정받으려고 일하지 말기
- 거절할 줄 알기, 포기할 줄 알기

❸ 생활습관을 변화시키기

- 규칙적이면서 적당량으로 식사하기
- 카페인을 줄이거나 끊기

- 주 3회 30분 이상 규칙적으로 운동하기
- 규칙적이고 충분한 수면 취하기
- 미리 계획해서 여유 있는 스케줄 짜기
- 좋아하는 취미생활하기

❹ 편안한 장소에서 명상이나 복식호흡을 하여 신체 이완시키기

좋은 호흡(복식호흡)습관은 마음을 평안하게 하고 신체를 이완시킨다. 명상이나 호흡법은 근육 긴장, 두통, 피로 등 다양한 스트레스 증상을 완화하는 데 효과가 있다. 근육의 긴장을 풀고 이완상태를 유도하면 정신적인 스트레스도 줄어든다. 이를 통해 교감신경의 고조로 인해 심신 전체의 긴장이 지속되는 문제를 줄일 수 있다.

출처 : 인제대학교 스트레스센터(http://www.stresscenter.co.kr/v2/clinic_sub01.asp#chk).

자료 8-6

행동수정요법을 방해하는 스마트폰 중독

스마트폰이 본격적으로 확산되면서 스마트폰 중독(스마트폰에 지나치게 몰입하여 사용 증가를 스스로 제어할 수 없는 상태)문제가 심각해지고 있다. 스마트폰 중독일수록 식사를 할 때 스마트폰 사용 횟수가 증가하고 결식 비율이 높으며 나쁜 식습관을 가지는 것으로 조사되었다. 대학생 대상 연구에 따르면 스마트폰 중독일수록 짠 음식섭취와 지방 과다 섭취, 알코올 선호도 증가 등 입맛의 부정적인 변화가 나타났다. 또한 튀김이나 지방이 많은 육류의 섭취 빈도가 높은 것으로 조사되었다. 이 밖에도 스마트폰 중독일수록 신체활동량이 감소하고 수면 질 저하, 수면장애, 스트레스와 우울감 증가 등을 겪고 있는 것으로 연구되었다. 과거의 컴퓨터 사용의 증가로 인한 인터넷 중독에 비해 휴대성이 높은 스마트폰의 중독문제는 더욱 심각해질 수 있다. 따라서 비만관리를 위한 행동수정요법을 적용할 때 스마트폰 중독상태를 판단하고 스마트폰 사용시간을 줄이는 것이 매우 중요하다.

출처 : 박경애(2017).

3) 행동강화

(1) 행동강화의 정의

행동강화는 행동수정요법의 마지막 단계로, 행동수정을 통해 목표한 체중감량에 도달했을 때 권장되는 행동을 강화시키기 위한 전략이다. 행동강화에는 긍정적 강화와 부정적 강화가 있다.

긍정적 강화는 생활습관 수정 후에 나타나는 감소된 체중에 대한 만족감이나 대사질환의 개선과 같은 긍정적인 결과가 권장되는 행동을 긍정적으로 강화시키는 것이다. 예를 들어, 아침을 규칙적으로 먹게 되면서 야식을 줄일 수 있어 체중감량이 이루어지고 이에 대한 만족도가 높았다면, 아침을 규칙적으로 먹는 식행동을 긍정적으로 강화하게 된다.

부정적 강화는 생활습관 수정 후에 나타나는 부정적인 결과가 원인행동을 부정적으로 강화시켜 부적절한 행동을 제거하고 적절한 행동으로 대체하는 것이다. 예를 들어, 늦은 시간에 저녁을 먹는 식행동을 수정하기 위해 너무 일찍 저녁을 먹다 보니 밤에 배가 고파 잠을 자지 못하고 오히려 야식을 먹게 되어 체중감량에 실패하는 부정적인 결과가 발생하였다. 이런 경우에는 저녁을 너무 일찍 먹는 행동을 금지시키는 부정적 강화를 적용하여 저녁을 너무 일찍 먹지 않고 적절한 시간에 먹게 하는 식행동 수정이 필요하다.

미니 사전

긍정적 강화positive reinforcement
생활습관 수정 후에 나타나는 체중감량 등의 긍정적 결과가 권장되는 행동을 긍정적(적극적으로 실시하거나 빈도를 늘리는 방법 등)으로 강화하는 것을 말한다.

부정적 강화negative reinforcement
생활습관 수정 후에 나타나는 체중감량 실패 등의 부정적인 결과에 대해 문제가 된 원인행동을 부정적(금지하거나 빈도를 줄이는 방법 등)으로 강화해 부적절한 행동을 제거하고 적절한 행동으로 대체시키는 것이다.

(2) 행동강화를 위한 보상방법

행동수정을 통해 목표한 체중감량에 도달했을 때 보상을 해주어 권장되는 행동을 강화시키는 것이다. 행동강화를 위해 체중감량 프로그램 초기에 목표체중과 함께 이를 달성했을 때 보상을 해주는 행동계약서를 작성한다. 이때 체중감량을 달성하기 위한 행동 변화 목표를 확실하게 규정한다. 체중을 감량하는 행동으로 개선시키기 위해, 부분적인 목표를 달성하면서 최종 목표로 향해 가는 방식을 적용하는 것이 좋다. 목표는 현실적이어야 하며 보상도 실현 가능한 것이어야 한다**자료 8-7**.

자료 8-7

체중감량 중인 사람의 행동 변화에 대한 보상

- 체중감량 중인 사람의 체중이 조금이라도 감량되었을 때 가족이나 친구가 애정 어린 격려와 칭찬을 해주면 행동의 변화는 더욱 가속화된다. 예를 들어, 불규칙한 식행동에서 정해진 시간과 장소에서 하루 세 끼를 먹는 식행동으로 개선되었다면, 체중이 감량되었을 때 가족이나 친구가 옷 등의 선물을 주는 보상에 의해 행동수정이 더 강화될 수 있다.
- 타인뿐 아니라 스스로가 자신에게 보상을 해주는 자기강화도 효과적이다. 예를 들어, 적절한 식행동을 유지한 날에는 자신이 좋아하는 활동을 하거나, 체중감량 목표를 달성했을 때에는 스스로에게 큰 보상을 해주면 행동수정이 더 강화될 수 있다.
- 이때 보상에는 긍정적인 보상(칭찬, 선물 제공 등)과 부정적인 보상(벌주기, 야단치기, 용돈 줄이기 등)이 있으며, 상황에 따라 이들을 적절하게 적용할 수 있다.

- 행동강화를 위해 체중 변화보다는 행동 변화를 중시하여 보상해 준다.
- 보상으로 음식을 주는 것은 피해야 한다. 이왕이면 자전거나 인라인스케이트, 운동복과 같은 체중감량을 돕는 선물을 주는 것이 효과적이다.
- 보상을 통해 좋은 행동을 강화시키려면 행동이 개선되었을 때 가능하면 빨리 보상해 주어야 한다.

포인트 잡기 8-2

행동수정의 효과를 높이기 위한 전략

1. 행동수정요법은 식사요법, 운동요법과 함께 병행할 때 그 효과를 높일 수 있다.
2. 비만한 소아는 부모와 함께 행동수정을 받으면 장기적으로 큰 효과를 얻을 수 있다.
3. 행동수정은 단기간에 성공하기 어렵기 때문에 장기적인 계획을 가지고 실천하는 것이 좋다.
4. 체중감량보다는 식행동이나 신체활동습관 등의 행동 변화에 대해 긍정적인 생각을 갖는다.

CHAPTER 8 다 시 보 기

: 행동수정요법

비만의 원인이 되는 잘못된 식행동과 신체활동습관을 인식하고 반성하여 올바른 생활습관을 확립하고 주변의 환경을 고치는 것이다. 체중감량은 식사요법, 운동요법과 함께 행동수정요법을 병행해야 효과적으로 이루어진다.

: 행동수정요법의 요소

자기 모니터링, 자극조절, 행동강화 등이 있다.

: 자기 모니터링

비만과 관련된 자신의 부적절한 생활습관을 수정하기 위해 체중 기록과 함께 식행동일지와 신체활동일지를 작성하여 비만과 관련된 자신의 생활습관문제를 객관적으로 찾아내는 것이다.

: 자극조절

섭식에 대한 자극과 충동을 조절하여 식행동 변화를 긍정적으로 유도한다. 체중감량이 순조롭게 이루어지도록 과식을 유발할 수 있는 자극을 조절하여, 식사의 진행 요소와 행동 자체, 잘못된 식사에 대한 사슬을 깨뜨려 식행동 변화와 활동습관의 변화를 준다. 성공적인 자극조절을 위한 전략으로는 사회적 지지, 인식 개조, 스트레스 관리 등이 있다.

: 행동강화

행동강화는 행동수정요법의 마지막 단계로 행동수정을 통해 목표한 체중감량에 도달했을 때 권장되는 행동을 강화시키기 위한 전략이며, 긍정적 강화와 부정적 강화가 있다. 긍정적 강화는 생활습관 수정 후에 나타나는 긍정적인 결과가 권장되는 행동을 긍정적으로 강화시키는 것이다. 부정적 강화는 생활습관 수정 후에 나타나는 부정적인 결과가 원인행동을 부정적으로 강화시켜 부적절한 행동을 제거하고 적절한 행동으로 대체하는 것이다. 또한 체중감량의 목표를 달성했을 때 보상을 해주면 권장되는 행동이 더욱 강화된다. 이때 체중감량 프로그램 초기에 목표체중과 함께 이를 달성했을 때 보상을 해주는 행동계약서를 작성하고, 목표체중에 도달하면 실제로 보상을 해준다.

CHAPTER 8 연구문제

01 **다음 중 행동수정요법의 목표가 아닌 것은?**

① 감량된 체중을 유지시킨다.
② 신체활동량을 증가시키도록 한다.
③ 적절한 운동기술을 배워 운동수행능력을 증가시킨다.
④ 식행동을 수정해서 식사량을 스스로 조절할 수 있도록 한다.

02 **다음 중 비만치료 성공 가능성이 낮은 사람이 아닌 것은?**

① 외식 습관을 지속하는 사람
② 부정적인 생각을 주로 하는 사람
③ 스스로 체중감량에 확신을 갖는 사람
④ 여행이나 각종 놀이문화를 즐기는 사람

03 **다음 중 행동수정요법의 효과를 높이기 위한 전략이 아닌 것은?**

① 다이어트 후원자를 만들어 도움을 받는다.
② 자기 모니터링이나 스트레스 관리가 중요하다.
③ 식사요법이나 운동요법과 같은 체중감량 요법을 병행한다.
④ 비만한 소아는 수치심 때문에 부모와 함께 행동수정을 하는 것이 좋지 않다.

04 **행동수정요법의 전략이 아닌 것은?**

① 근력운동 ② 자극 조절
③ 자기 모니터링 ④ 사회적 지지 및 인식 개조

05 **행동수정요법에서 식행동 변화를 유도하는 단계에 대한 설명으로 맞지 않은 것은?**

① 체중감량에 대한 현실적인 목표를 세운다.
② 친구들과 만나 외식으로 스트레스를 해소한다.
③ 섭식이나 과식을 유발할 수 있는 자극을 조절한다.
④ 자기 모니터링을 통해 찾은 과식을 일으키는 연결고리를 끊는다.

정답 1. ③ 2. ③ 3. ④ 4. ① 5. ②

Diet & Healthy Weight

CHAPTER 9

비만치료의 의료적 접근

시작하며 생각하기

식사요법 · 운동요법 · 행동수정요법을 통해서도 건강체중을 유지하기 힘든 경우, 약물요법과 수술요법을 고려할 수 있다. 약물요법과 수술요법은 단기간에 체중을 감량할 수 있다는 장점 때문에 많은 사람의 관심을 끌고 있다. 하지만 여러 부작용이 보고되고 있어 신중한 선택이 필요하다. 최근 비만클리닉에서는 약물요법이나 수술요법 외에도 다양한 비만관리 시술을 선보이고 있다.

CHAPTER

9

1. 약물요법

약물요법은 세계보건기구WHO와 미국 국립보건원NIH 등의 비만치료 지침 중 일부로서 포함되어 있다. 그러나 비만치료에서 약물요법은 식사요법 및 운동요법 등 체중감량 및 유지를 위한 방법에 대한 보조적인 수단이며 다양한 부작용이 보고되어 있으므로 신중한 선택이 필요하다.

1) 약물요법의 적용 대상

약물요법의 적용 대상은 한국인의 경우 비만도가 높거나 비만 관련 질환을 가지고 있는 사람으로 정하고 있다.

- 체질량지수BMI가 25kg/m^2 이상
- 체질량지수가 23kg/m^2 이상이면서 비만과 연관된 한 가지 이상의 의학적 문제를 가지고 있는 사람

포인트 잡기 9–1

서양인의 비만 약물치료 적용기준

- 식사요법 및 운동요법과 함께 약물요법을 고려하는 경우(미국 국립보건원, 2000)
  - 체질량지수가 30kg/m^2 이상인 사람
  - 체질량지수가 27kg/m^2 이상이면서 심혈관계질환이나 수면무호흡증 등이 동반된 경우

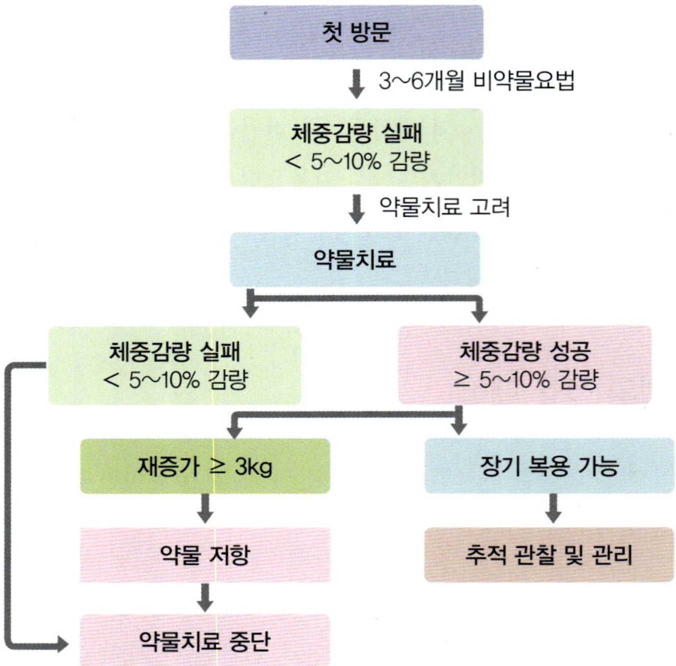

그림 9-1 아시아 · 태평양지역 약물요법 절차

출처 : 대한비만학회(2002).

자료 9-1

비만치료를 위한 약물요법을 적용할 수 없는 경우

- 소아
- 비만치료제의 부작용을 경험한 환자
- 임신, 수유 중인 여성
- 현재 다른 세로토닌 재흡수 억제제를 복용 중인 환자
- 미용 목적으로 체중감량을 하고자 할 때

2) 작용 기전에 따른 비만치료 약제의 분류

(1) 비만치료제의 원리

현재 처방을 받아 사용할 수 있는 비만치료 약제는 크게 식욕 억제, 지방 흡수 억제, 열생산 촉진을 원리로 하는 약제로 나누어진다.

- 식욕 억제 약제 : 세로토닌serotonin의 재흡수를 억제하면서 포만감을 증가시켜서 식욕을 억제한다.
- 지방 흡수 억제 약제 : 지방분해효소인 라이페이스lipase의 작용을 억제하여 지방이 흡수되는 것을 방해하면 섭취한 지방의 30%가 대변으로 배출된다. 지방을 분해하는 효소에 작용하기 때문에 탄수화물이나 단백질 섭취는 문제가 생기지 않는다. 그러나 지방 흡수가 원활하지 않아 지용성 비타민(A, D, E, K)의 부족으로 비타민 보충제 섭취가 필요하다.
- 열생산 촉진 약제 : 교감신경계에서 노르아드레날린을 자극하여 열생산을 촉진한다.

(2) 주요 비만 치료제

✽ FAD 승인 비만치료제

식욕 억제제와 지방 흡수 억제제가 있다.

① 식욕 억제제

- 단기 허용(12주 이내 복용 권장)
  - 펜터민phentermine : 식욕 억제 효과가 뛰어나며 미국에서 가장 많이 처방하는 식욕 억제제이다. 불면, 구강건조, 무력, 변비, 두통 등의 부작용이 있다. 12주 단기 사용을 권한다.
  - 펜디메트라진phendimetrazine : 식욕 억제 효과는 크나 일정 기간 경과 후 약물 내성이 생길 수 있다. 불면, 초조 등의 부작용이 있고, 장기 복용 후 중단

하면 피로감, 우울증을 초래한다.

- 장기 허용(2년 정도 장기 복용 가능)
  - 로카세린Locaserine(상품명 : 벨빅) : 고혈압, 심혈관계질환 환자에게 사용이 가능하고 부작용이 적으나, 상대적으로 체중감량 효과가 적다. 두통, 어지러움, 오심 등의 부작용이 있을 수 있다.
  - 부프로피온-날트렉손bupropion+naltrexone(상품명 : 콘트라브) : 탄수화물 및 음식에 대한 식탐, 중독 환자, 금연 후 비만치료에 효과적이다. 변비, 두통, 구토, 어지러움 등의 부작용이 있을 수 있다.

② 지방 흡수 억제제

- 올리스타트orlistat(상품명 : 제니칼) : 지방을 분해하는 효소인 위장관 및 췌장 리파아제를 억제해 섭취한 지방이 소화·흡수되는 것을 막고 배출시킨다. 식욕중추에 관련 없이 위장관에만 작용하여 내성이나 의존성이 없는 장점이 있다. 찔끔 지방변oily spotting, 대변실금, 지방흡수저해로 인한 지용성 비타민 흡수 장애, 간손상 등의 부작용이 있을 수 있다.

✽ FAD 미승인 비만치료제

기타 FAD 승인은 받지 않았지만 필요한 경우 제한적으로 사용이 가능한 약제들은 다음과 같다.

① 식욕 억제제

- 토피라메이트topiramate : 간질 치료제이나 식욕 억제 효과가 뛰어나 다른 비만약물과 병합 처방하기도 한다. 손발 저림, 집중력 저하, 녹내장 등의 부작용이 있다.

② 열 생산 촉진 약제

- 에페드린ephedrine : 아드레날린 작용성 화합물로 말초 열 생성을 촉진한다. 카페인과 복용 시 열 생성 효과가 높아지고 식욕 억제 효과가 증진된다.

자료 9-2

사람 잡는 살빼기 약?

처음 비만치료제로 쓰인 갑상샘호르몬은 발열 효과로 인한 에너지 소비량의 증가를 기대할 수 있었다. 하지만 갑상샘호르몬 투여로 인해 근육병증, 심혈관계질환, 골다공증의 위험이 높아지면서 갑상샘기능저하증 환자에게만 사용되고 있다. 1990년대 미국에서는 펜플루라민(fenfluramine)과 펜터민(phentermine)을 병행해서 사용하는 펜펜(fen-phen)요법이 많은 인기를 얻었지만 심장판막질환이나 정신질환 등의 부작용이 보고되어 판매가 금지되었다.

중추신경계에 작용하여 각성 효과를 내는 암페타민(amphetamine)은 아드레날린 수용체를 활성화시켜 식욕을 억제하는데, 아드레날린을 고갈시켜 중추신경계의 흥분 작용을 유발해 FDA의 판매 금지 권고를 받았다. 히로뽕으로 불리는 메스암페타민(methamphetamine)은 식욕 억제 효과가 강하지만 강한 환각이나 중독 증상 때문에 절대로 사용해서는 안 된다. 최근 체중감량 효과를 얻기 위해 마약류 사용이 급증하고 있어 심신의 건강을 위협하고 있다.

한편, 한국에서 많이 사용된 식욕 억제제인 시부트라민(sibutramine, 상품명 : 리덕틸)의 경우, 2010년 FDA가 판매금지 조치를 하면서 한국에서도 자진 철수를 하였다. 이처럼 한때 유행했지만 다양한 부작용의 보고로 뒤늦게 판매금지가 되는 약제가 많기 때문에 약물요법을 선택할 때는 신중한 판단이 필요하다.

2. 수술요법

비만 환자를 위한 대표적인 수술요법으로는 위축소술(베리아트릭 수술bariatric surgery)과 지방흡입술이 있다. 수술요법은 단기간에 체중감량 효과는 뛰어나지만, 이것은 기존의 식사요법, 운동요법, 약물요법 등으로 효과를 보지 못하는 고도비만인에게 제한적으로 실시될 수 있으며 부작용에 따른 위험 또한 크다.

1) 위축소술

- 대상 : 기존의 식사요법, 운동요법, 행동수정요법으로 체중감량에 실패한 고도 비만인으로서 수면무호흡증, 심혈관계질환, 제2형 당뇨병을 가지고 있거나, 동반된 다른 의학적 문제로 위험한 경우 시행한다**포인트 잡기 9-2**.
- 방법 : 위의 80~90%를 스테이플러로 봉쇄하거나 잘라내기, 위에 밴드를 삽입하여 조이기, 소량의 위장만을 소장과 연결하는 위우회술 또는 랩밴드삽입술 등을 통해 위의 용적을 줄이고 이것을 소장과 연결시켜주는 우회술 등을 해준다.
- 효과 : 위 용적이 감소하여 조금만 먹어도 포만감을 느끼게 되므로 체중이 감량된다. 수술 후 50% 이상의 체중이 감량되어야 성공한 수술로 판정한다.
- 부작용 : 음식물이 위에 오래 머물지 못하고 빠르게 내려가는 덤핑증후군이나 영양실조가 나타날 수 있으며 구토, 구역질, 변비 등의 부작용도 있다. 수술 후 약 30%는 적절한 체중감량 효과가 나타나지 않는다.

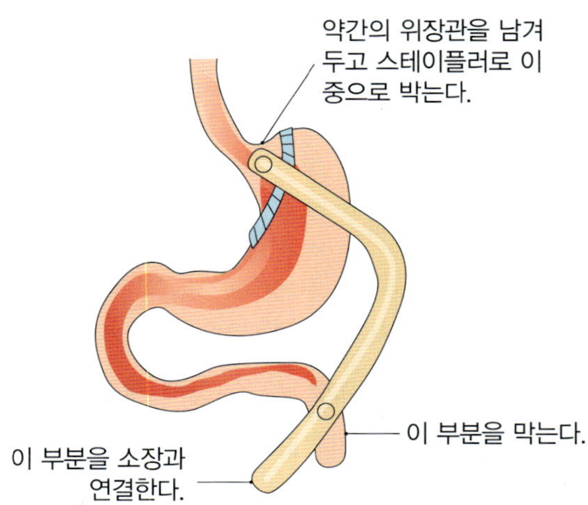

그림 9-2 **베리아트릭 수술**

포인트 잡기 9-2

위축소술 적용 조건

1991년 미국 국립보건원(NIH)에서는 위축소술에 적합한 환자의 조건을 다음과 같이 정의하였다.

① 체질량지수 40kg/m² 이상 또는 체질량지수 35kg/m² 이상이면서 비만 관련 질환 동반 시
② 체중감량의 의지가 있고 수술 이외의 치료를 시행했던 경력이 있는 경우
③ 18~60세 성인
④ 심각한 정신과적 병력이 없는 경우

동양인은 서양인에 비해 체중 증가 시 합병증 위험이 더 높아 서양인의 위축소술 적용기준을 그대로 적용하기 어렵다는 논의가 있었다. 이에 2011년 국제비만수술연맹 아시아·태평양 학술대회에서 체질량지수 35kg/m² 이상이거나, 30kg/m² 이상이면서 비만관련 질환을 동반하고 ②번, ③번, ④번 항목을 모두 만족할 경우 위축소술을 시행하는 것으로 결정하였다.

2) 지방흡입술

- 대상 : 특정 부위에 많이 저장된 체지방을 제거하는 데 도움이 된다. 전신의 지방 제거보다는 국소 지방 제거가 주목적이므로 체중감량 효과는 3~4kg 이상을 넘지 못한다.
- 방법 : 피하지방에 튜브를 삽입하여 진공펌프로 지방을 빨아내는데, 수술시간은 큰 부위인 복부나 허벅지의 경우 2시간 정도이며 작은 부위는 1시간 정도 소요된다. 수술 후 빠른 회복과 정맥 울혈을 방지하기 위해 거들이나 압박붕대를 5~8주간 착용해야 한다.
- 효과 : 한 번에 1~1.5L의 지방을 제거할 수 있어 체형교정 효과가 있다.
- 부작용 : 감염, 체액부족, 지방색전증, 내부 장기 손상, 근육 및 혈관 손상, 신경마비, 허혈성 쇼크 등의 부작용이 우려되고 시술 후 시간이 지나면 다시 지방이 침착될 수 있다.

미니 사전

지방색전증
지방흡입술 중 떨어진 지방이 혈관을 막으면서 위급한 상황이 발생하는데, 특히 폐순환에 장해를 일으키면 폐부종 등의 합병증이 생기고 안구·신장·뇌에 문제를 일으킨다. 지방색전증은 지방흡입술 후 주요 사망원인 중 하나이다.

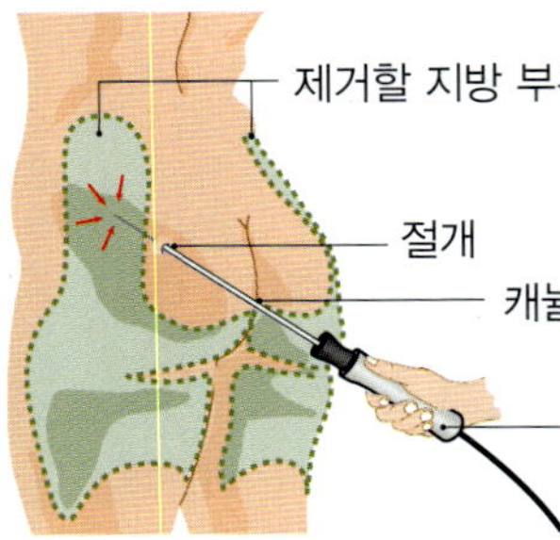

그림 9-3 지방흡입술

3. 비만클리닉의 관리

체지방률이 높은 임상적 비만 환자를 대상으로 적절한 투약과 처치를 통해 환자를 치료하는 전문적인 병원 혹은 시설을 비만클리닉이라고 한다. 전문적으로 비만만을 특화하여 진료하는 비만클리닉은 계속 증가하는 추세이며, 크게 양방 비만클리닉과 한방 비만클리닉으로 분류된다.

1) 양방 비만클리닉

양방 비만클리닉은 일반적으로 전문 비만상담사, 영양상담사, 간호사, 물리치료사와 비만전문의로 구성된다. 일반 의원과 다른 점은 환자교육과 상담에 많은 인원과 시간을 할애하며, 급속한 감량보다는 상담자 개개인의 신체적 특성을 검진하여 원인에 맞는 다양한 처방을 해주므로 비교적 안전하게 효과를 볼 수가 있다.

대개 체력, 비만도, 혈압, 맥박 등의 신체검사와 식습관 상담 등을 통하여 몇 주 단위의 프로그램으로 진행된다. 주요 치료전략은 식사요법, 운동요법, 행동수정요법, 그리고 약물요법을 병행한 체중감량이며, 경우에 따라서는 지방흡입술과 위축소술 등의 수술요법이 적용된다. 이 밖에도 양방 비만클리닉에서는 다양한 시술을 병행하여 체형 개선 효과를 높이고 있다표 9-1. 하지만 이러한 시술은 효과가 장기적으로 지속되지 못하는 경우가 많아 식사요법과 운동요법의 병행이 권장된다.

표 9-1 양방 비만클리닉 시술 내용

시술명	시술원리	장점	부작용
카복시테라피	지방이 많은 부위에 인체에 무해한 CO_2가스(카복시가스)를 주입하면 혈관이 확장되어 산소운반이 증가하여 단단하게 축적된 지방조직을 느슨하게 풀어준다. 그 부위의 미세혈액순환을 증가시켜서 지방의 대사와 분해를 촉진해 피하지방을 제거한다.	다양한 부위에 선택적으로 치료가 가능하며 약물요법이 아니므로 부작용이 적다. 시술 시간이 10분 이내로 짧다.	심장질환이나 고혈압 환자의 경우 저혈압 쇼크가 올 수 있다. 최소 8회 이상 시술이 필요하고 체중감량 효과는 적은 편이다.
메조테라피	경피침주요법인 메조테라피는 중배엽(mesoderm), 즉 피부 중간층에 약물을 주입하여 통증 및 국소병변을 치료한다. 지방분해 효과가 있는 물질을 소량씩 주입해서 해당 부위에만 직접 작용할 수 있게 한다. 혈액순환과 림프순환을 촉진해 부분비만과 셀룰라이트 개선 효과가 있다.	시술시간이 짧고 소량의 약물을 주입하기 때문에 부작용이 거의 없다.	1주일에 한 번씩 약물을 투입하여 지방 부위에 천천히 작용하므로 단기간의 효과를 기대하기 힘들며 10회 이상 시술받아야 한다.
HPL 지방용해술	HPL(hypotonic pharmacologic lipodissolution)이라고 하는 저장성 특수 분해 약물을 주사하면 삼투압 원리로 지방세포가 부풀어 오르게 된다. 해당 부위에 지방분해 레이저를 조사하여 용해된 지방은 소변으로 배출시킨다.	마취가 필요 없고 지방흡입술과 유사한 효과가 나타나며 일상생활에 지장을 주지 않는다.	수술 부위에 발열이나 뭉침이 나타날 수 있고 부종이 생길 수 있다. 경우에 따라 생리불순이 나타나기도 한다.
PPC 주사요법	간세포막 결합 및 재생에 사용되던 약물인 PPC(phosphatidylcholine)가 지방분해 효과가 있는 것으로 밝혀지면서 인기를 얻고 있다. 대두레시틴에서 추출한 지방질 분해 물질로 지방을 녹여 림프관을 통해 소변으로 배출시킨다.	지방흡입술과 같이 지방세포를 녹여 몸 밖으로 배출시키며 콜라겐 조직의 재생을 도와 피부 탄력과 피부 처짐 예방에 효과적이다.	어지러움과 현기증이 나타나거나 시술 부위에 멍 자국이 생길 수 있다. 몸살이나 오한, 구토, 손떨림이 나타난다. 대두알레르기나 당뇨, 갑상샘 등의 질환자는 피해야 한다.
엔더몰로지 요법	프랑스 LPG SYSTEM에서 개발한 방법으로, 진공음압에 의해 피부조직을 당겨주고 특수 롤러가 지방세포와 주변 조직을 흡착하고 롤링하여 지방세포의 자극을 촉진한다.	국소 지방 제거와 셀룰라이트 개선에 효과적이다. 혈액순환을 촉진하고 피부 탄력을 개선시킨다.	약물 투입이 아니기 때문에 부작용이 적은 편이나 빠른 효과가 나타나지 않으므로 식사요법과 운동요법을 병행해야 한다.

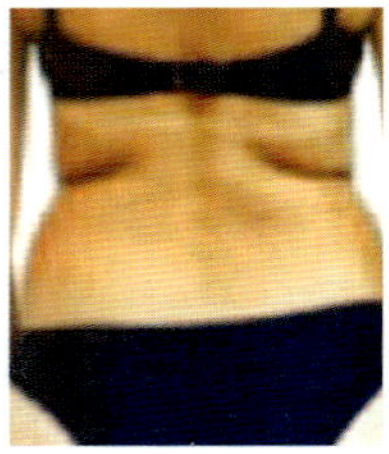
시술 전

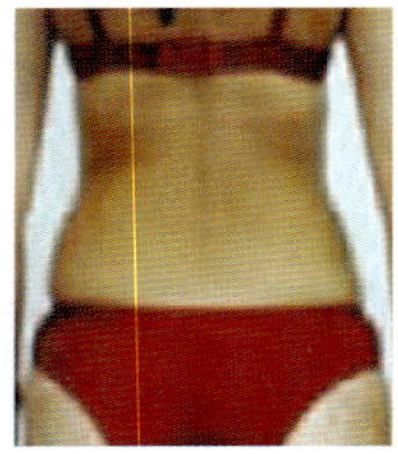
시술 후

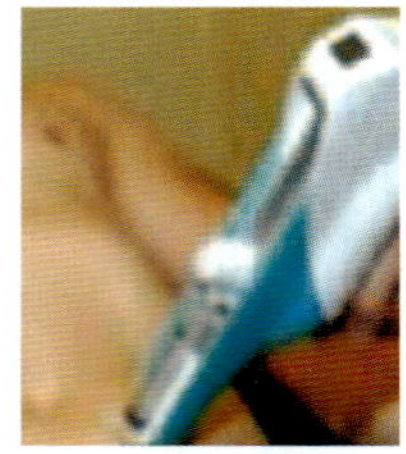
시술 모습

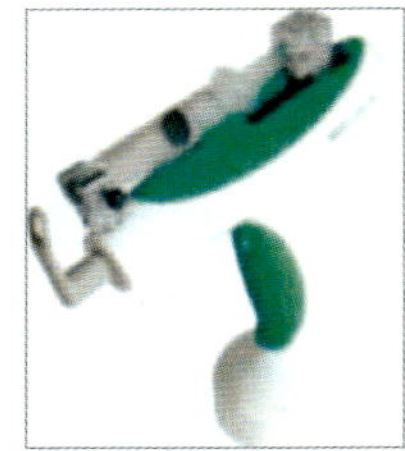
메조테라피 기구

그림 9-4 메조테라피

포인트 잡기 9-3

셀룰라이트 바로 알기

셀룰라이트는 수분 · 노폐물 · 지방으로 구성된 물질이 엉덩이, 허벅지, 복부 등 특정 부위에 뭉쳐 있는 상태이다. 여성이 남성보다 셀룰라이트가 많은 이유는 피부 결합조직이 남성보다 치밀하지 못해 피부 아래에 있는 피하지방을 조직적으로 누르지 못하기 때문이다. 피부에 울퉁불퉁하게 튀어나온 것처럼 보이는 것이 셀룰라이트인데, 지방조직에 노폐물이 많아지거나 림프 순환이 원활하지 않으면 셀룰라이트가 생기게 된다.

셀룰라이트는 인종적으로 백인에게서 많으며, 에스트로겐이 많은 여성에게 많이 발생한다. 스트레스로 자율신경계가 비정상적으로 흥분하게 되면 셀룰라이트 생성을 유도할 수 있다. 오래 앉아 있어 혈액 순환이 안 되는 경우나 운동량이 부족한 경우도 셀룰라이트 생성을 촉진한다. 탄수화물이나 나트륨을 과다 섭취하거나 식이섬유의 섭취가 부족한 경우도 셀룰라이트가 잘 생기므로 균형 잡힌 식생활이 중요하다.

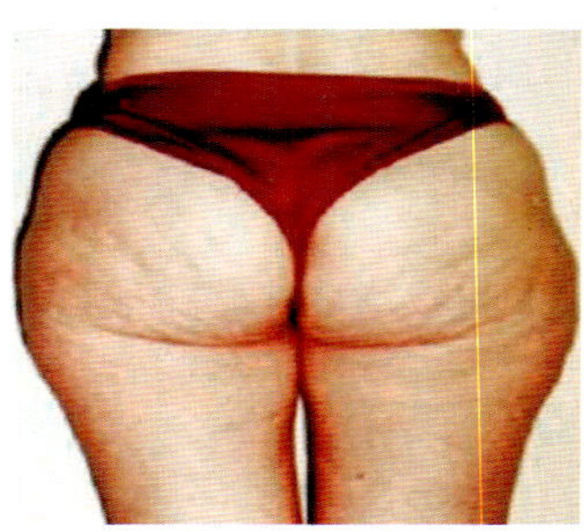
허벅지, 엉덩이에 집중적으로 나타난 셀룰라이트

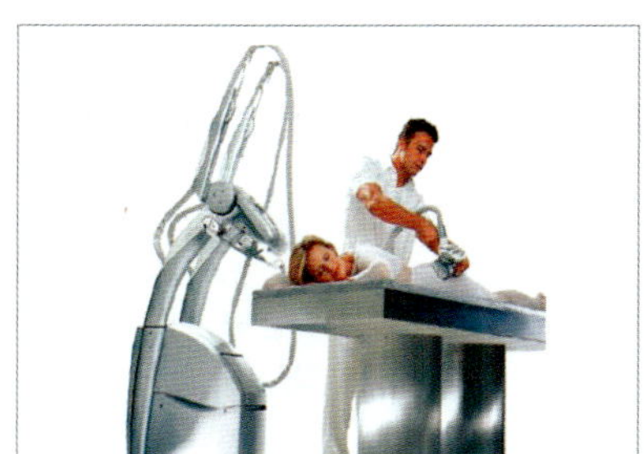
특수 롤러를 이용해 진공음압으로 셀룰라이트를 줄이는 시술인 엔더몰로지 요법

그림 9-5 셀룰라이트 관리요법

2) 한방 비만클리닉

한방 비만클리닉도 양방 비만클리닉과 유사하게 체력 · 비만도 · 혈압 · 맥박 등의 신체검사와 식습관 상담이 이루어진다. 수술요법 이외의 거의 모든 양방 비만치료방법이 사용되며 추가로 한약, 침, 부항 등이 사용되는 특징이 있다표 9-2. 한약

표 9-2 한방 비만클리닉 시술 내용

시술명	시술원리	장점	부작용
한약 처방	다이어트 한약은 신진대사의 향상을 통해 기초대사량 증진과 식욕 억제 효과를 낸다. 비만인에게 많이 나타나는 만성 변비나 하복부 냉증 개선 효과도 있다.	식욕억제가 잘되어 단기간 감량 효과가 높다. 한약을 받아 집에서 복용하기 때문에 내원을 자주 해야 하는 번거로움이 없다.	다이어트 한약에 많이 들어있는 마황의 주성분인 에페드린(ephedrine)은 혈압 상승, 부정맥, 불면증 등의 부작용과 중독성이 있다.
지방분해침	피하지방층에 침을 넣어 전류가 흐르게 하여 지방 분해를 촉진한다. 침을 통한 자극으로 카테콜아민 분비를 촉진해 지방분해 효과가 있다.	복부나 허벅지와 같은 국소 지방 제거에 효과적이며 시술 시간이 30분 정도로 짧다.	주 2~3회 주기적으로 시술을 받아야 하는 번거로움이 있으며 7~8회 이상 시술해야 효과를 볼 수 있다.
이침	귀에 위치한 소화기관과 내분비 및 식욕중추에 상응하는 부위를 침으로 자극함으로써 식욕 억제 효과를 유도한다.	식욕 억제 효과가 있으며 간편하고 경제적이다.	부작용이 적은 편이나 구토나 현기증이 나타나기도 한다.
부항요법	배설기능을 담당하는 경락을 중심으로 혈액순환을 돕고 분해된 체지방의 배설을 촉진할 목적으로 시술한다.	혈액순환 기능이 떨어지거나 부종이 잘 생기는 비만인에게 효과적이다.	직접적인 체중감량 효과가 적은 편이며, 모세혈관의 파열 등으로 멍이 잘 생기기 쉽다. 시술 부위에 가려움증이 생길 수 있다.
약침	한방 메조테라피로 지방분해 효과가 있는 한약재를 침을 통해 경혈에 소량 주입하여 침의 자극 효과와 한약의 비만 개선 효과를 병행할 수 있다.	소화기능 장애 등으로 한약 복용이 어려운 환자에게 적용할 수 있고 직접 침투로 빠른 시간 내 효과를 기대할 수 있다.	한약재가 들어간 부위가 직사광선에 노출될 경우 단백질 변성이 생길 수 있고 특이 체질일 때 알레르기 반응이 나타난다.

처방을 기본으로 다양한 시술을 통해 비만 개선 효과를 볼 수 있으나 식사요법과 운동요법을 병행해야 감량된 체중을 유지할 수 있기 때문에 한방 시술과 함께 식사교정과 운동지도를 받아야 한다.

자료 9-3

비만산업과 다이어트 프로그래머

2016년 미국의 비만율은 38.2%이며, OECD 평균도 23.8%에 달하여 세계적으로 비만관리사업이 대표적인 성장사업으로 뜨고 있다. 서구 기준에 의하면 한국의 비만율은 5.3%로 OECD 가입 34개국 중 두 번째로 낮으나, 우리의 비만 기준에 따르면 성인 3명 중 1명이 비만(2016년 국민건강영양조사 결과)이고, 특히 30대 남성비만율은 43.3%에 달한다. 이에 따라 비만의 사회경제적 비용도 급격히 증가하여 2015년 9조 1,000억 원 이상으로, 2006년에 비해 2배 이상 증가했다. 비만인구의 증가와 외모에 대한 관심이 높아지면서 한국의 비만산업도 급속도로 발전하여 비만클리닉, 비만치료제, 다이어트센터, 다이어트 관련 식품과 제품, 헬스클럽 등 다양한 분야에서 양적 · 질적 성장을 보이고 있다. 비만산업의 성장과 함께 비만관리 전문인력의 공급이 부족해지면서 비만관리 전문가인 다이어트 프로그래머에 대한 관심이 높아지고 있다.

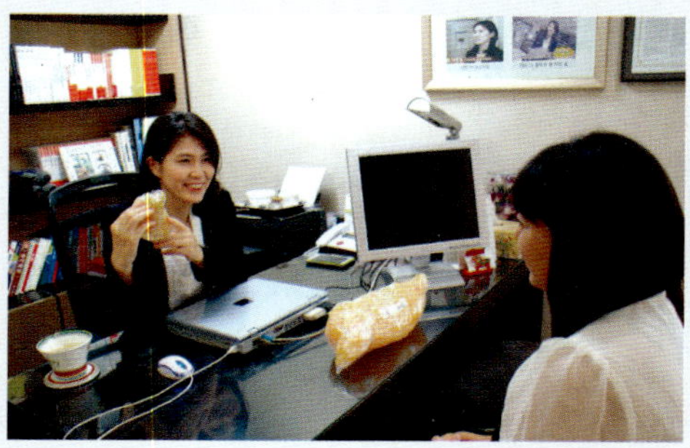

다이어트 프로그래머는 비만 고객의 신체조성을 분석하여 고객에게 적합한 식사요법이나 운동요법, 행동수정요법 등이 포함된 과학적인 다이어트 프로그램을 설계한다. 설계된 프로그램을 고객이 잘 이행하고 있는지 점검하고, 어떤 음식을 섭취하고 피해야 하는지, 적합한 운동은 무엇인지 상담한다. 또한 주기적으로 체중 및 체지방 감소 여부를 측정하여 변화 여부를 알려준다. 고객에게 심리적인 안정감을 주고, 다이어트로 인한 스트레스와 우울증을 줄여 주는 것도 다이어트 프로그래머의 중요한 업무 중 하나이다.

다이어트 프로그래머는 고객에게 과학적인 다이어트를 상담해야 하기 때문에 다이어트 관련 학과나 식품영양학, 체육학, 운동처방학, 스포츠의학 전공자가 많은 편이다. 최근에는 스스로 다이어트에 성공한 후 이 직업에 관심이 생긴 비전공자의 진출이 많아지고 있다. 여성 고객을 주로 상대하기 때문에 여성 종사자가 많이 활동하고 있으나 최근 남성도 점차 증가하고 있다. 이들은 비만클리닉이나 다이어트센터, 체형관리센터, 다이어트식품회사, 에스테틱, 헬스클럽, 다이어트 관련 회사 등에서 활동하고 있다.

출처 : 국민건강보험공단(2017) ; OECD(2017).

CHAPTER 9 다시보기

: 약물요법

비만치료에서 약물요법은 식사요법, 운동요법, 행동수정요법의 보조적인 수단으로 사용된다. 한국인의 경우 체질량지수 25kg/m^2 이상이거나 체질량지수 23kg/m^2 이상이면서 비만 관련 위험인자 또는 질병이 있는 환자로 정하고 있다. 약물요법은 다양한 부작용이 생길 수 있으므로 신중한 선택이 필요하다.

: 수술요법

식사요법, 운동요법, 약물요법으로 체중감량에 실패한 고도비만 환자가 대상이다. 위축소술은 위 용적이 감소해 소량 섭취해도 포만감을 느껴 체중이 감소하며 덤핑증후군, 영양실조, 구토, 구역질 등의 부작용이 있다. 지방흡입술은 국소 지방 제거가 목적으로 감염, 체액 부족, 지방색전증 등의 부작용이 있다.

: 비만클리닉의 관리

양방 비만클리닉의 주요 치료전략은 식사요법, 운동요법, 행동수정요법, 약물요법을 병행한 체중감량으로 수술요법이 추가되기도 한다. 또한 카복시테라피, 메조테라피, HPL 지방용해술, PPC 주사요법, 엔더몰로지요법 등 다양한 시술이 병행되고 있다. 한방 비만클리닉은 양방 비만클리닉과 유사하지만 한약 처방, 지방분해침, 이침, 부항요법, 약침 등이 대표적인 시술요법이다. 이러한 시술요법은 식사요법과 운동요법을 병행할 때 체중감량 효과가 지속될 수 있다.

CHAPTER 9 연구문제

01 **다음 중 한국인의 약물요법 적용기준에 속하지 않는 것은?**

① 임신, 수유 중인 여성
② 체질량지수가 25kg/m^2 이상인 경우
③ 6개월간 비약물요법으로 체중감량 효과가 미비한 경우
④ 체질량지수가 23kg/m^2 이상이면서 당뇨와 고혈압이 있는 경우

02 **다음 중 비만치료 약제에 대한 설명 중 틀린 것은?**

① 갑상샘호르몬은 다양한 부작용이 보고되어 비만치료제로 사용할 수 없다.
② 국내 출시된 대부분의 비만치료약제는 장기적인 안전성과 효과가 규명되었다.
③ 단기간 사용이 허용된 비만치료제는 대부분 12주 이내에 복용을 끝내야 한다.
④ 지방 흡수 억제제는 탄수화물 식사를 주로 하는 한국인보다 서양인에게 적합하다.

03 **다음 중 비만치료를 위한 수술요법에 대한 설명 중 틀린 것은?**

① 심각한 정신과적 병력이 있는 경우 위축소술을 시행하지 않는다.
② 지방흡입술은 허혈성 쇼크나 지방색전증 등의 부작용이 생길 수 있다.
③ 고도비만이면서 비만 관련 질환이 있을 경우 위축소술을 고려할 수 있다.
④ 지방흡입술은 체중감량 효과가 가장 크게 나타난다.

04 **다음 중 위축소술에 대한 설명 중 틀린 것은?**

① 고도비만이면서 의학적 문제가 있는 경우 시행할 수 있다.
② 고도비만이라면 식사요법이나 운동요법보다 먼저 고려해야 한다.
③ 부작용으로 덤핑증후군이나 영양실조, 구토 증상이 나타날 수 있다.
④ 위 용적을 줄여서 조금만 먹어도 포만감을 느끼게 되어 체중감량 효과가 나타난다.

05 **다음 중 대두레시틴에서 추출한 지방분해효소를 이용한 시술요법은?**

① 부항요법 ② 지방분해침
③ PPC 주사요법 ④ 엔더몰로지요법

정답 1. ① 2. ② 3. ④ 4. ② 5. ③

Part
3

건강체중 유지하기

'비만 치료율이 암 치료율보다 낮다!' 이것은 과학적인 통계수치로도 제시된 바 있는 실제 상황이다. 이것은 결코 비만이 암보다 힘들고 난해한 질병이기 때문은 아닐 것이다. 바로 사람들의 접근방식에 문제가 있는 것이다. 암 진단을 받은 사람은 매우 심각하게 암이라는 질병의 무게를 느끼고 최선을 다해 암 치료에 임한다. 반면, 비만인 사람은 비만을 그저 얼마든지 마음만 먹으면 스스로 해결할 수 있는 단순한 문제로 생각한다. 그래서 쉽게 아무 방법이나 선택하고 도중에 포기하며 여러 가지 잘못을 저질러 비만을 악화시킨다. 생애주기별 비만관리방법, 잘못된 다이어트로 인해 나타날 수 있는 부작용, 그리고 유행 다이어트에 대해 살펴봄으로써 비만관리를 위한 올바른 다이어트 방법에 대해 생각해 보자.

CHAPTER 10

생애주기별 비만관리

시작하며 생각하기

비만은 성인기뿐 아니라 소아기, 노인기 등 전 생애에 걸쳐 나타나며 생애주기별로 비만의 유병률, 원인, 양상 등이 다양하다. 그러나 비만이 생애 어느 시기에 나타나든 비만은 공통적으로 신체조성을 부정적으로 변화시키고 질병 발생 위험을 높일 뿐 아니라, 정신적 · 사회적 건강에 지장을 초래한다. 따라서 우리의 전 생애 동안 건강체중을 갖기 위해서는 생애주기별 비만의 원인과 관리를 위해 필요한 식사요법과 운동요법에 대한 전략적 이해가 필요하다.

CHAPTER

10

1. 소아비만
2. 청소년비만
3. 성인비만
4. 노인비만

1. 소아비만

1) 소아비만 특성

소아비만은 일반적으로 10세 전후의 아동에게 나타나는 비만을 의미한다. 그러나 넓은 의미로 소아비만은 영아기1세 미만, 유아기1~5세, 아동기6~11세의 비만을 포함한다. 소아비만은 성장이 왕성하게 이루어지는 시기에 발생하므로, 지방세포 수가 증가할 뿐 아니라 지방세포 크기도 증대됨으로써 단기적 · 장기적으로 생리적 손상을 일으킨다. 이 시기에 비만해지면 일단 생긴 지방세포 수는 줄어들지 않으므로, 소아비만이 성인비만으로 이행될 가능성이 매우 높다. 또한 이 시기에 비만했던 성인비만인은 이미 지방세포 수가 많아진 상태이므로 체중을 감량해도 감량된 체중을 유지하기가 어렵다.

소아기는 심신의 성장단계에 있기 때문에 비만에 따른 정신적 손상도 크다. 또래 아동에 비해 비만한 경우 소아의 자존감, 사회성, 성격 형성, 학업능력 등에 부정적 영향을 받게 된다. 특히, 어린 시절부터 비만하면 어른이 된 후 비만해진 경우보다

포인트 잡기 10-1

성인비만보다 심각한 소아비만!

❶ 신체적 측면

- 지방세포 수의 증가에 의해 성인비만으로 이행 증가
- 대사성질환(지방간, 고요산혈증 등)에 대한 발생 위험도 증가
- 만성 퇴행성질환(고혈압, 고지질혈증, 심혈관계질환, 당뇨병 등)에 대한 발생 위험도 증가
- 고도비만아의 경우 체중부하로 정형외과적 질환, 수면무호흡증, 천식 등에 대한 발생 위험도 증가

❷ 정신적 측면

자아존중감과 자신감의 상실, 소극적 성격, 친구 간의 관계 장애, 학업능력 저하, 학교생활 장애

사회 · 심리적 스트레스를 더 크게 받는다**포인트 잡기 10-1**.

(1) 영아비만

① 영아의 성장 특징과 체지방 변화

영아기는 출생 후 1년간의 시기로서 일생에서 성장이 가장 빠르게 이루어지는 시기이다. 영아기에 체중은 3배, 신장은 2배 증가한다. 체지방률은 출생 시에는 14~15%이나 1세가 되면 22~24%가 된다. 특히, 출생 후 2~6개월 동안의 체지방 증가량은 같은 기간 근육 증가량의 두 배 이상이 된다. 체지방률은 여아가 남아보다 높다.

② 영아비만의 원인

영아비만은 유전에 의해 발생하는 경우도 많지만, 잘못된 인공영양 공급이나 이유식 도입과 같은 후천적 요인에 의해서도 발생한다. 출생 시 과체중이거나 저체중으로 태어난 영아와 체중증가 속도가 빠른 영아는 나중에 비만해지기 쉽다 **표 10-1**.

표 10-1 영아비만의 원인

구분	내용
출생 시 저체중	임신기에 영양불량, 흡연, 태반기능 장애 등에 의해 저체중으로 태어난 경우
출생 시 과체중	임신부의 과도한 체중증가, 비만과 관련된 임신성 당뇨 등에 의해 과체중으로 태어난 경우
영아기의 급격한 체중증가	출생 시 영아가 저체중이었지만 이후 성장이 빠른 경우
모유영양 대신 잘못된 인공영양이나 혼합영양 실시	모유영양 대신 잘못된 인공영양이나 혼합영양을 실시해 영아에게 열량을 과잉으로 공급한 경우
부적절한 이유식 도입	영아를 위해 설탕이나 나트륨이 많은 고형 이유식을 조기에 도입한 경우

(2) 유아비만

① 유아의 성장 특징과 체지방 변화

유아기1~5세 동안 체중이 연평균 2~2.5kg 정도로 증가하며, 체지방 증가량은 남녀 간에 차이가 없다. 또한 유아기에 체질량지수는 일반적으로 감소하였다가 다시 증가하는 체중 반등 현상을 보인다. 43개월 전에 체질량지수가 증가하는 유아의 경우에는 체중 반등 현상이 일찍 시작되어 성인기에 비만해질 확률이 높아진다. 밤에 늦게 자거나 수면시간이 적은 유아도 비만해지기 쉽다.

② 유아비만의 원인과 특성

유아비만의 원인은 크게 세 가지로 구분된다. 첫 번째로, 유전적 요인을 들 수 있으며 두 번째로, 과식, 빨리 먹는 습관, 육류와 인스턴트식품 위주의 식사와 같은 식습관 문제를 들 수 있다. 세 번째로, 움직이지 않는 생활습관을 들 수 있다. 유아비만의 특징은 복부비만이다. 비만한 유아는 유치원 친구들의 놀림으로 내성적이고 소극적인 성격을 갖기 쉬우며, 행동발달도 또래 아이에 비해 더디기 때문에 동작이 느리고 둔해서 또래와 놀이를 통해 함께 어울리기가 어렵다. 또한 유아비만은 영아비만과 마찬가지로 지방세포 수가 증식하는 비만이므로, 성인비만보다 치료하기가 어렵다. 유아비만은 아동비만으로 이어질 위험이 높으며, 더 나아가 성인비만으로의 이행률도 높다.

(3) 아동비만

아동기는 6~11세까지 주로 초등학교에 재학하는 시기로서, 신체적 · 정신적 발달과 함께 인격 형성이 이루어지는 중요한 시기이다. 비만아동은 또래보다 키가 크고 사춘기가 일찍 시작되는데, 골성숙이 촉진되면서 성장판이 조기에 닫혀, 결과적으로 성인기의 신장이 크지 않은 문제가 발생한다.

① 아동의 성장 특성과 체지방 변화

- 성장 특성

  아동 전반기에는 유아기처럼 지속적이고 완만한 성장을 보이지만, 후반기에는 빠른 성장속도(급성장기)를 보이며 남녀 간 구분이 점차 뚜렷해진다. 급성장기는 여아는 10~12세, 남아는 12~14세경으로 여아가 남아보다 2년 빠르게 나타난다.

- 체지방 변화

  체질량지수는 9세까지는 남아와 여아의 신장과 체중의 증가 속도가 비슷하여 성별에 따른 차이가 없다. 아동기 후반에는 여아가 남아보다 신장과 체중의 증가 속도는 빠르나 체질량지수는 남녀 아동 간에 차이가 없다. 지방조직의 발달은 사춘기를 전후하여 여아가 남아보다 빠르게 나타나며, 사춘기의 체지방률은 여아가 남아보다 높다.

- 진행성 비만

  비만은 아니지만 체질량지수가 정상 상한치에서 멀어지는 과체중인 상태를 진행성 비만progressive obesity이라고 한다. 진행성 비만을 가진 대부분의 아동은 평생 중증 비만이 지속되는 경향을 나타내는데, 이는 소아기에 지방세포 수가 증가한 것과 관계있다.

② 아동비만의 원인

최근 들어 아동비만이 증가하는 원인은 과거에 비해 열량 섭취량이 증가한 것뿐만 아니라, 활동량 감소에 따른 에너지 소비량이 감소한 것과 관련이 높다. 또한 열량이 높은 패스트푸드를 선호하는 아동의 식습관은 비만의 원인이 되고 있다그림 10-1.

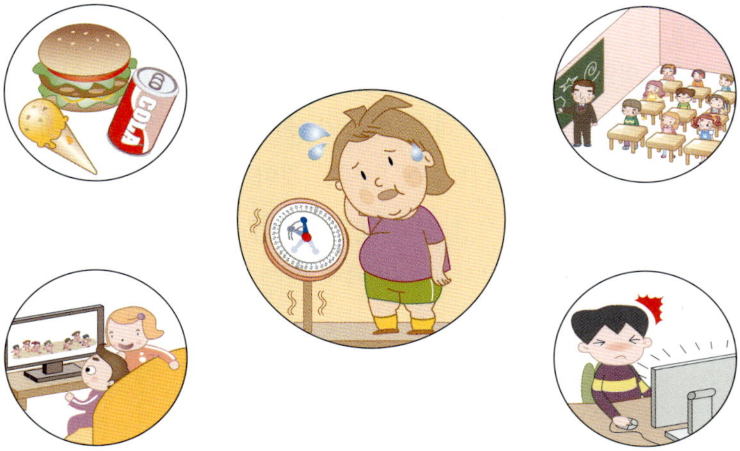

그림 10-1 아동비만의 원인

2) 소아비만 관리

(1) 영유아비만 관리

① 식사요법

소아비만을 해결하기 위해서는 우선 영유아기 때부터 좋은 식습관을 가질 수 있도록 부모의 역할이 중요하다. 영유아기에 분유 등의 인공적인 영양섭취보다 모유를 통해 영양섭취를 하는 것이 비만관리에 효과적이다. 미국에서는 부모가 비만인 경우 유아에게 이유식을 빨리 시작하지 않도록 권장하고 있다. 판매되는 이유식 중 당류나 나트륨 함량이 높은 제품은 주의해야 하고, 6개월 전 영아에게 고형식 형태의 이유식은 먹이지 않는다.

3세 미만의 영유아가 비만인 경우 적게 먹일 필요는 없지만 심한 비만이면서 가족력이 있다면 우유는 표준 섭취량만 먹이고 저지방우유를 선택하도록 한다. 부모의 불규칙적인 식사습관에 따라 영유아의 식사도 영향을 받기 때문에 부모의 식습관 교정도 중요하다.

② 운동요법

영유아비만을 위한 운동 프로그램은 움직임에 대한 흥미를 줄 수 있는 놀이형 프로그램이 효과적이다. 동물 흉내 내기, 공놀이, 훌라후프 넘기, 풍선 배구, 매달리기, 고무줄놀이, 자전거 등을 통해 운동이 힘든 것이 아니라는 점을 인식하게 해준다. 활발한 신체활동을 하루 1시간 정도 실시하는데, 연속적으로 운동하기 힘든 연령이므로 10~15분씩 나눠서 실시한다. 가족도 함께 참여하며 운동 중 사고를 예방하도록 한다.

(2) 아동비만 관리

포인트 잡기 10-2

아동비만 관리는 정상적인 성장 유지가 중요!

아동비만 관리의 목적은 정상적인 성장을 유지하는 것으로 아동뿐만 아니라 가족의 적극적인 참여가 필요하다. 7세 이상의 비만아동은 당뇨병, 고지질혈증, 고혈압과 같은 대사증후군 검사가 필요하다. 체질량지수가 85~94 백분위수인 경우 대사증후군이 있다면 체중감량이 필요하며, 질환이 없는 경우 현재 체중을 유지하도록 한다. 95 백분위수 이상의 아동은 대사증후군과 상관없이 체중 감량을 해야 한다. 경도비만 아동은 성장을 통해 신장이 증가하기 때문에 엄격한 식사 제한은 필요가 없다. 하지만 중등도 · 고도비만 아동은 집중적인 체중감량을 통해 성인비만으로 이행될 확률을 줄여야 한다.

① 식사요법

아동은 성장과정을 고려하여 성인과 같은 식사요법을 시행하기보다 잘못된 식사습관을 교정하는 것이 효과적이다. 성장에 필요한 단백질은 충분히 섭취하게 하고 탄수화물과 지방섭취를 줄이도록 한다. 엄격한 열량조절은 비만 아동에게 스트레스를 줄 수 있으므로 피하도록 한다. 표 10-2에는 아동이 쉽게 이해하고 따라할 수 있도록 영양소 나라 신호등 식사요법이 제시되어 있다. 초록나라는 대부분 채소류로 아이들이 마음껏 먹을 수 있도록 권장하는 식품들을 소개하고 있다. 노랑나라는 단백질 식품들이 많으며 정해진 양을 먹도록 한다. 빨강나라는 탄수화물과 지방이 많은 식품으로 매일 섭취가 필요하지만 과다섭취는 주의해야 한다. 검정나라는 과자나 초콜릿처럼 이를 썩게 만들고 체지방을 증가시키기 때문에 먹지 말아야 할 식품들이다.

표 10-2 영양소 나라 신호등 식사요법

영양소		가족들	
초록나라	칼슘	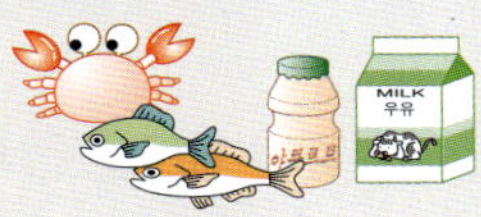	멸치, 뱅어포, 잔 새우, 잔 생선, 우유, 분유, 요구르트
	비타민	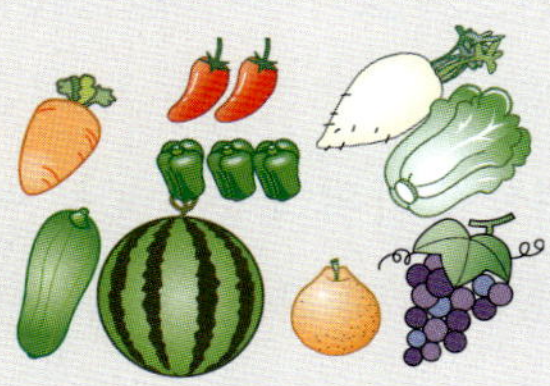	시금치, 당근, 쑥갓, 상추, 풋고추, 부추, 깻잎, 토마토, 배추, 무, 파, 오이, 콩나물, 사과, 배, 귤, 딸기, 포도, 수박, 과일주스
노랑나라	단백질	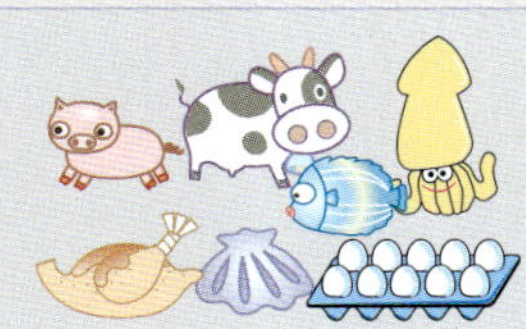	쇠고기, 돼지고기, 오징어, 닭고기, 생선, 조개, 두부, 굴, 콩, 달걀, 된장, 햄, 소시지, 생선묵
빨강나라	탄수화물		쌀, 보리, 팥, 옥수수 밀가루, 감자, 고구마, 토란, 밤, 국수, 떡, 식빵
	지방	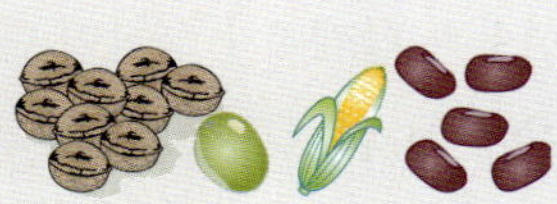	참기름, 콩기름, 옥수수기름, 채종유, 버터, 마가린, 깨, 잣, 호두
검정나라	당류	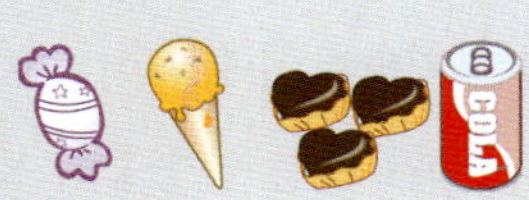	과자, 사탕, 초콜릿, 설탕, 사이다, 꿀, 아이스크림

출처 : 대한비만학회 소아비만위원회(2006).

② 운동요법

비만 아동은 성인처럼 정해진 운동 프로그램을 참여하면 싫증 낼 수 있어 장기간 지속할 수 없다. 걷기, 달리기, 자전거 타기, 줄넘기, 수영, 아동용 에어로빅, 맨손 체조, 등산, 계단 오르기 등 아동이 즐겁게 할 수 있는 운동을 권장한다. 특히, 줄넘기나 에어로빅과 같이 성장판을 자극하는 운동은 신장 증가에 효과적이며 음악과 함께 할 수 있어 재미를 줄 수 있다. 하지만 뼈나 관절에 심한 충격을 주는 운동은 주의하고 줄넘기를 할 때 발뒤꿈치가 땅에 닿지 않도록 하며 준비운동과 정리운동 교육이 중요하다.

아동을 위한 근력운동은 스포츠센터에서 하는 기구운동보다 자신의 체중을 이용한 팔굽혀펴기, 윗몸일으키기, 탄력 밴드가 효과적이다. 근육이 약해서 쉽게 피로하기 때문에 운동시간은 하루 30분 정도, 주 3~5회 정도가 적당하다. 아동은 성인에 비해 발한능력이 떨어지기 때문에 여름철 야외에서는 30분 이상 운동을 하지 않도록 하고 수분을 자주 섭취시킨다. 운동과 함께 TV 시청을 줄이고 컴퓨터 게임 사용을 줄이는 행동수정요법을 병행하도록 한다.

미니 사전

성장판

성장판은 뼈의 관절 부분에 연결된 연골로 아동의 성장에 중요한 역할을 한다. 외부의 압력에 약하며, 손목 · 무릎 · 팔꿈치 주변에 심한 충격을 받으면 골성장이 멈출 수 있다. 성장판의 손상을 방지하려면 운동 전 충분한 스트레칭을 실시하고 인라인스케이트나 자전거를 탈 때 안전장치를 갖추어야 한다.

2. 청소년비만

1) 청소년의 성장 특성과 체지방 변화

청소년기(12~18세)는 신체의 급성장과 함께 2차 성징이 나타나며 정신적 · 사회적 성숙이 급속히 일어난다. 청소년기에 여자는 체지방률이 증가하는 반면, 남자는 체지방량은 변화하지 않고 체중과 신장이 증가하므로 체지방률이 감소하는 경향을 보인다. 여자 청소년은 사춘기 이전에 체지방률이 16%이었으나 사춘기에 27%까지 증가한다. 청소년비만은 아동비만보다 비만 관련 합병증의 동반 위험이 높고, 성인비만으로 이행될 가능성도 높다.

2) 청소년비만 원인

청소년기에는 급격한 성장으로 식욕이 늘어나며 아침 결식과 불균형식 등 잘못된 식습관 때문에 비만이 되기 쉽다. 집에서 있는 시간이 적어지면서 건강한 식생활을 하기 힘든 시기로 여러 요인에 의해 청소년비만이 발생한다그림 10-2.

사회적 요인	정서적 요인	식생활요인	생활양식
• 식품광고 노출 증가 • 가공식품 범람 • 외식산업 만연 • 편리한 구매환경 (자동판매기, 편의점)	• 또래 문화(정크푸드 같이 즐기기) • 불안감, 욕구해소 • 무료함에 대한 대안	• 저영양 · 고열량 음식 선호 • 아침 결식률 증가 • 군것질 선호	• 좌식생활 증가(학교+학원) • 운동선호도 감소

그림 10-2 청소년비만의 원인

3) 청소년비만 관리

(1) 식사요법

청소년기에는 정상적인 사춘기 성장과 발달을 위한 바람직한 영양관리가 필요하다. 특히, 청소년기에 단백질 섭취가 부족하면 신체 성장과 성적 성숙이 지연될 수 있다. 여자 청소년은 월경으로 철 손실이 커지면서 철 필요량이 증가한다. 남자 청소년도 근육량과 혈액량이 급증하여 철 필요량이 증가한다. 따라서 청소년비만을 위한 식사요법에서는 단백질과 철 함량을 고려하여 지나친 저열량 다이어트는 피해야 한다. 또한 청소년이 아침 식사를 규칙적으로 할 수 있도록 해야 한다.

청소년기에 높아지는 아침 결식은 저녁 식사 후 장기간 공복이 생기면 혈당이 떨어져 주의력 결핍과 학습능력의 저하를 초래한다. 또한 아침 결식은 무절제한 간식

자료 10-1

청소년기 왜곡된 신체상으로 건강 악화 문제 발생

성장을 위한 균형 잡힌 영양관리가 필요한 청소년들이 무리한 다이어트로 부작용을 겪고 있다. 영양실조와 탈모, 골다공증뿐만 아니라 월경을 시작해야 할 나이에 조기 폐경이 되는 심각한 사례까지 나타났다. 2011년 교육과학부가 학생 건강검사를 분석한 결과 여고생의 경우 저체중 학생의 비율이 6.4%로 전체 초 · 중 · 고교생 평균 4.6%보다 훨씬 높은 수준으로 조사되었다. 또한 빈혈 증상이 있는 여고생이 15%로 판정되어 마른 몸매에 대한 선호로 무리한 다이어트를 하는 것으로 판단된다. 한국청소년정책연구원에 따르면 정상 체중의 여고생 절반이 스스로 비만이라고 생각하는 왜곡된 신체 이미지를 가지고 있었다. 가치관이 정립되지 않은 청소년기에는 대중매체나 또래 문화 등으로 왜곡된 신체상을 형성하기 쉽기 때문에 주의해야 한다.

으로 이어질 수 있는데, 당류나 나트륨이 많이 함유된 패스트푸드 섭취 등 잘못된 식습관 형성의 원인이 된다. 식사시간이 10분을 넘기지 않는 경우가 많아 포만감을 쉽게 얻을 수 없어 최소 15~20분의 식사시간을 지키도록 한다. 청소년기 비만관리는 정해진 식단을 따라하는 것보다 채소나 과일, 유제품을 즐겨 먹고 패스트푸드를 줄이는 등 식습관을 개선하는 방법이 효과적이다. 또한 외모에 대해 관심이 많은 시기이므로 왜곡된 신체상body image을 가지지 않도록 주의해야 한다.

(2) 운동요법

청소년기 규칙적인 운동은 바람직한 신체조성뿐만 아니라 운동 기술을 습득하고 체력수준을 향상시켜 성인기에도 건강체중 관리에 도움이 된다. 성장을 도와주고 기술을 습득할 수 있는 다양한 종목에 도전해 보는 것이 효과적이다. 청소년기에는 뼈의 길이와 무게가 증가하면서 연골조직에 체성분이 침착되기 때문에 골질량 증가와 체지방 감소를 위해 걷기, 줄넘기, 구기 종목 등이 권장된다. 하지만 비만도가 심각한 경우 점프를 동반한 운동은 성장판의 손상을 줄 수 있으므로 걷기, 자전거, 수영 등이 적합하다. 비만 청소년의 경우 낮은 심폐지구력과 근력을 가지고 있기 때문에 저강도 운동부터 시작해서 단계적으로 강도를 높이도록 하고 운동뿐만 아니라 다양한 레크리에이션 활동에 참여하는 것도 필요하다.

청소년기에는 비만 때문에 스트레스나 교우관계의 문제가 발생하기 쉬운데, 운동을 통해 자존감 향상과 정서적 안정을 기대할 수 있다. 또한 규칙적인 운동은 두뇌활동을 활발하게 하고 학업 성취도를 높이는 것으로 조사된다.

3. 성인비만

포인트 잡기 10-3

대사증후군의 위험이 높아지는 성인비만

성인기(19~64세) 비만율은 남녀 간에 차이가 있어서 20~50세까지는 남성이 여성보다 높은 반면, 50대 이후에는 여성이 폐경기에 들어서면서 남성보다 비만율이 높다. 또한 중년층에 나타나는 비만의 형태는 팔과 다리는 가늘어지고 복부에 지방이 축적되는 중심성 비만이 대부분이다. 중심성비만은 대사증후군과 밀접한 관련이 있기 때문에 건강한 노인기를 준비하려면 성인기 비만관리가 필수적이다.

1) 남성비만

(1) 남성비만 원인

사무직에 종사하는 남자 성인은 활동량이 낮은 반면 잦은 회식, 과음, 야식, 아침 결식 등 부적절한 식습관에 의해 열량을 과잉섭취하게 되는 경우(특히, 지방과 알코올에 의함)가 많아 비만해지기 쉽다.

(2) 남성비만 특성

남성호르몬인 테스토스테론이 상체, 특히 복부의 지방 축적을 도우며 장기 사이에 지방이 축적되는 내장지방형비만으로 발전하면서 대사증후군 및 여러 가지 만성퇴행성질환의 발생 위험이 높아진다.

(3) 남성비만 관리

① 식사요법

상체비만이 중심이 되는 남성비만은 열량의 과잉섭취가 주원인이기 때문에 과식을 피하고 알코올 섭취를 줄여야 한다. 특히, 소주나 양주와 같이 도수가 높아 열량이 높은 술보다 도수가 낮은 맥주나 와인으로 일주일에 1~2잔 정도 섭취하도록 한다.

② 운동요법

규칙적인 유산소운동은 내장지방형 복부비만을 개선할 수 있다. 주 5회 최소 20분 이상 유산소운동을 실시하는데, 저 · 중강도의 자전거, 걷기, 등산, 수영 등이 적당하다. 하체 근력이 약해 지속적인 운동을 수행하기 힘들다면 하체 근력을 키울 수 있는 근력운동을 주 3회 병행하는 것이 효과적이다.

2) 여성비만

(1) 산후 여성비만

성인 여성에서 일어나는 급격한 체중증가는 대개 자녀 출산에 의한 경우가 많다. 임신 중 늘어난 체중이 산후에도 임신 전으로 돌아가지 못하고 여전히 남아 있는 경우가 많다. 이는 임신과 수유를 위해 임신 기간에 축적된 체지방을 출산 후에 완전히 소비하지 못하기 때문이다. 이처럼 산후에 체지방량이 줄지 않는 것은 임신기 및 출산 후에 임신 전보다 신체활동량이 줄고 지나치게 보양식을 섭취하는 습관 등과 관련이 있다.

① 임신 전 체중과 임신기 및 산후 체중 변화

임신 중 체지방량의 증가 정도는 임신 전 체중 상태에 따라 영향을 받는다. 임신 전에 비만한 여성은 임신 전 저체중인 여성에 비해 체지방 증가량이 낮다. 임신 전 체질량지수에 따라 체중증가량을 조절하면 저체중아와 과체중아 출생 및 이에 따른 제왕절개에 의한 분만율을 줄일 수 있으며, 산후 비만 발생 위험이 감소한다. 임신 전 체질량지수에 따른 임신 중 권장 체중증가량은 표 10-3과 같다.

표 10-3 임신 전 체질량지수에 따른 임신 중 권장 체중증가량

임신 전 체질량지수(kg/m²)	임신 중 권장 체중증가량(kg)
< 19.8	12.5~18.0
19.8~26.0	11.5~16.0
26.1~28.9	7.0~11.5
≥ 29.0	6.8

출처 : 이연숙 외(2017).

② 산후 여성비만에 대한 위험요인

산후 여성비만에 대한 위험요인으로 임신 전 비만도, 임신 중 체중증가량, 임신횟수, 모유수유 유무, 흡연, 신체활동습관, 첫 출산연령 등을 들 수 있다. 임신 전 비만했던 여성, 임신 중 체중증가량이 많은 여성, 임신횟수가 많은 경우, 모유수유를 하지 않은 경우, 산후 불규칙한 식습관, 신체활동량이 적은 경우, 첫 출산연령이 높은 경우에 산후 비만 발생 위험이 높다.

③ 산후 여성비만 방지방법

- 식사조절 : 지나친 보양식 섭취를 삼가고, 과식을 피하면서 규칙적으로 식사한다.
- 모유수유 : 모유를 수유하면 하루 400~800kcal의 열량이 소비된다. 따라서 모유수유는 산후 체중감소에 도움이 되므로 가능한 모유수유를 실시하는 것이 좋다.

- 신체활동 : 출산 후 꾸준히 신체활동을 한다.
- 산후우울증 : 산후우울증이 있을 때 이를 음식으로 해소하지 않도록 한다.

(2) 폐경기 여성비만

폐경 여성은 에스트로겐의 급격한 감소 및 노화에 따른 기초대사량 저하에 의해 에너지 소비량이 감소하기 때문에 체지방량이 증가한다. 여성이 비만한 경우 폐경기 이전에는 체지방이 주로 엉덩이와 허벅지에 분포되어 서양배형비만을 보이는 것에 비해, 폐경기 이후에는 체지방이 하체에서 복부로 이동하여 사과형비만을 보이게 된다**자료 10-2**.

심지어 체중 변화가 없는 여성조차도 폐경 후에는 이와 같은 체지방 분포의 변화가 점진적으로 나타난다. 폐경기 복부비만은 이후의 노인여성의 근육감소형비만 sarcopenic obesity과 연결되어, 60대 중반 이후에는 다리근육은 감소하면서 몸통 지방은 증가하는 현상이 나타난다.

> **미니사전**
> **근육감소형비만** sarcopenic obesity
> 근육감소형비만은 체지방, 특히 복부지방이 증가하고 근육량은 오히려 감소하여 몸무게가 증가하지 않아도 신체조성의 부정적 변화가 나타나는 마른 비만이다. 근육감소형 비만은 노인기에 주로 나타나며 대사증후군의 발생 위험이 높다.

① 폐경기 여성비만의 원인

- 에스트로겐 감소 : 폐경 이후 여성에게 체지방량의 급격한 증가와 복부비만율

자료 10-2

여성의 폐경 전과 폐경 후의 비만 형태 변화

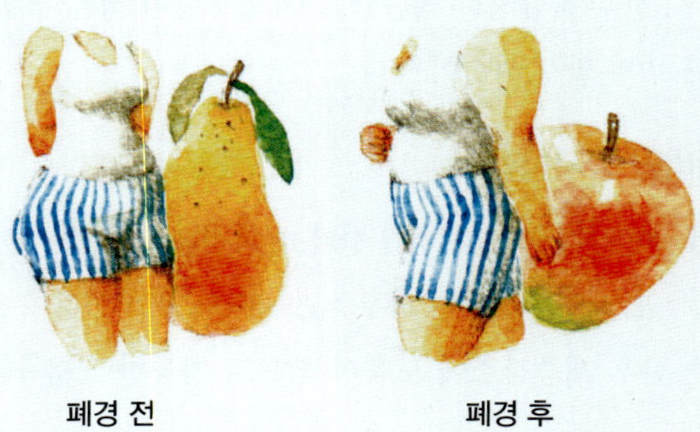

폐경 전 / 폐경 후

이 높아지는 것은 일반적인 노화현상이 아니라, 난소에서의 에스트로겐 분비 감소에 대한 보상작용으로 말초지방조직을 발달시켜 에스트로겐을 합성하기 위한 것이다.

- 황체기 소실 : 생리주기 중 황체기에 에너지 소비율이 8~16% 상승하는데, 폐경 후 황체기의 소실로 에너지 소비량이 감소하게 된다.
- 신체활동량의 감소 : 폐경기에 신체활동량이 감소하는 것도 체지방량 증가의 원인이 된다.

② 폐경기 여성비만의 특성

폐경 여성의 비만은 복부비만이어서 암(특히, 유방암)을 비롯한 만성퇴행성질환의 발생 위험도를 높일 뿐 아니라, 여성의 심리적 건강에도 영향을 미친다. 따라서 폐경기 여성비만에 의해 다양한 질병이 발생하므로**자료 10-3**, 폐경기에 비만해지지 않도록 주의해야 한다.

자료 10-3

폐경기 여성비만에 의해 발생 위험이 높아지는 질병

- 관상동맥질환, 고혈압, 이상지질혈증, 뇌졸중
- 대장암, 유방암, 자궁내막암
- 지방간, 당뇨병, 담석증, 골관절염
- 우울증 등 심리장애
- 사회적 차별증가에 따른 사회 · 경제적 지위 하락

미니 사전

황체기 luteal phase
여성의 월경 주기에서 배란(난포에서 난자가 나오는 것) 후 난포가 누렇게 되는 황체가 형성되어 황체호르몬인 프로게스테론을 분비하는 시기이다. 여성의 월경 주기는 약 28일을 주기로 호르몬의 작용이 변하는데, 난포기, 배란, 황체기로 분류된다. 배출된 난자가 수정되지 않으면 황체는 퇴화되고 자궁내막이 떨어지게 되는 월경이 나타난다. 황체기에는 체온이 상승하여 에너지 소비량이 증가한다.

포인트 잡기 10-4

폐경기 여성비만과 에스트로겐

에스트로겐은 시상하부에 작용하여 식사 섭취량을 감소시키고 지방 축적을 억제한다. 또한 지단백질분해효소(lipoprotein lipase, LPL) 및 렙틴 합성에 영향을 주어 지방조직의 대사를 조절한다. 따라서 폐경에 따른 에스트로겐 감소는 식욕감퇴를 억제하며, 체지방 축적과 중심성 내장비만을 유도한다. 또한 에스트로겐 분비가 감소하면 복부와 유방에서의 지방분해가 저하되어 복부지방이 증가하게 된다. 에스트로겐 분비 감소는 콜레스테롤 대사, 혈당조절과 인슐린 감수성에도 부정적 영향을 미친다.

③ 폐경기 여성비만 관리

폐경기 여성비만의 관리를 위한 식사요법에서 중요한 것은 단기간 빠른 감량으로 골다공증이 악화되는 것을 방지해야 한다. 에스트로겐의 감소 때문에 골다공증의 위험이 증가한 상태에서 지나친 저열량 식사요법은 골다공증을 악화시킬 수 있다.

폐경기 여성의 운동요법은 복합운동이 필수적이다. 주 5회의 유산소운동으로 체중증가에 따른 대사질환의 위험을 줄인다. 또한 골다공증 위험을 줄이기 위해 뼈에 중량을 부하할 수 있는 중강도 이상의 근력운동을 주 3회 병행한다. 하루 30~60분의 계단 오르기, 빠르게 걷기, 근력운동 등이 효과적이다.

4. 노인비만

1) 노인비만 원인

노인기(65세 이상)의 비만은 단순하게 과식이나 식품섭취의 문제보다 노화에 따른 생리적 변화와 생활양식의 변화와 관련 있다. 남녀 노인 모두에게 나타나는 성장호르몬의 감소와 여자 노인에게 나타나는 에스트로겐 분비 감소가 노인비만의 원인이 된다. 또한 노인기에 거동이 불편하거나 골절 등으로 인해 주로 앉거나 누워서 생활하는 시간이 많아짐에 따라, 신체활동량이 감소하므로 체중증가가 나타나기도 한다.

2) 노인비만 특성

노인비만의 특징은 노화로 인해 근육량은 감소하고 체지방률(특히, 내장지방량)이 상대적으로 증가하여, 근육감소형비만그림 10-3과 내장지방형비만이 동시에 나타나는 것이다. 또한 노인비만은 인슐린저항성, 염증성질환, 수면무호흡증, 고혈압, 당뇨병, 관상동맥질환, 골관절염, 욕창, 거동 불편 등을 더욱 악화시킨다.

비만 노인을 위한 체중감량의 필요성은 청·장년의 비만에서처럼 절실하지 않은 것으로 보고 있다. 이는 비만 노인의 체중감량이 질병이환율과 사망률을 낮추는 데 효과적인가에 대해 논란의 여지가 있기 때문이다. 비만 노인의 체중감량이 오히려

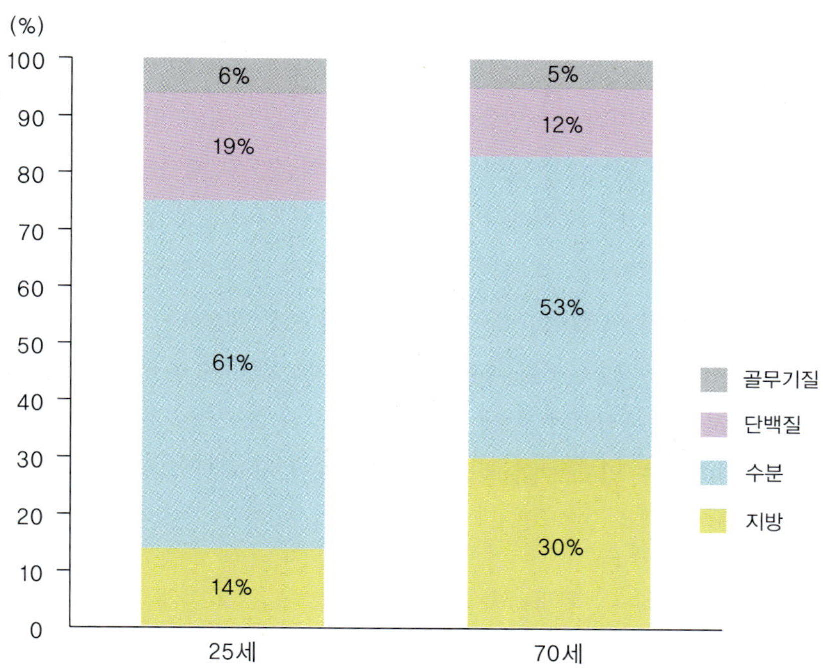

그림 10-3 25세 청년과 70세 노인의 신체조성 비교

출처 : Fryer JH(1962).

신체기능의 이상을 악화시킬 수도 있으므로, 체중감량이 당뇨병 · 고혈압 · 퇴행성 관절염 · 요통 등 비만 노인의 건강에 도움이 되는 경우에만 체중감량을 시도하는 것이 좋다.

3) 노인비만 관리

(1) 식사요법

비만 노인의 체중감량을 위해 식사요법을 적용할 때 평생의 식습관을 바꾸는 것은 어려운 일이다. 따라서 식사내용의 변화보다는 규칙적인 식사가 이루어지도록 관리하는 데 중점을 두는 것이 좋다. 특히, 독거노인은 정해진 시간에 식사를 하지 않거나 결식을 하는 경우가 많아 영양관리가 필요하다.

(2) 운동요법

비만 노인에게 청 · 장년기처럼 체내 대사의 변화를 가져올 정도의 운동부하를 주는 것은 무리이다. 따라서 노인들이 신체적 활력감을 느낄 수 있는 정도에 목표를 두어 운동을 하도록 권장하는 것이 좋다. 주 3~4회 정도로 재미를 느낄 수 있는 수준으로 실시하고 부상을 고려하여 초기에는 10분씩 나눠서 하다가 체력이 개선되면 30분 정도를 꾸준히 하도록 한다. 노인비만을 위한 유산소운동으로 걷기, 수중운동, 고정식 자전거 등이 많이 권장된다. 노인에게 흔히 발생하는 낙상과 골절을 예방하기 위해서는 근력운동이 효과적이다. 큰 근육군을 주로 움직여서 1~2세트를 실시하며 부하를 증가시키는 것보다 반복횟수를 늘린다. 근력운동은 노인기에도 빠른 효과를 기대할 수 있고 2개월 이내 근육량과 근력이 개선되어 운동수행도를 높일 수 있다.

CHAPTER 10 다시보기

소아비만		
원인 및 특성		• 성장이 왕성한 시기로, 지방세포 수 증가뿐 아니라 지방세포 크기도 증대 • 성인비만으로 이행될 가능성이 높음 • 자존감, 사회성, 성격 형성 등 정신적으로 부정적 영향 미침
관리	영유아	• 좋은 식습관을 가질 수 있도록 부모의 역할 중요 • 움직임에 흥미를 줄 수 있는 놀이형 프로그램 효과적
	아동	• 정상적인 성장을 유지하는 것을 목표로 가족의 적극적 참여 필요 • 잘못된 식사습관 교정 필요 • 줄넘기, 에어로빅 등 성장판을 자극하는 운동 효과적
청소년비만		
원인 및 특성		• 신체의 급성장, 2차 성징, 급속한 정신적 · 사회적 성숙 • 식욕 증가, 아침 결식, 불균형식 등 잘못된 식생활이 원인 • 여자는 체지방률 증가, 남자는 체중과 신장이 증가해 체지방률 감소
관리		• 정상적인 사춘기, 성장 · 발달을 위한 단백질, 철 함량 고려 • 지나친 저열량 다이어트 주의, 규칙적인 아침식사 중요 • 성장을 도와주고 기술을 습득할 수 있는 다양한 운동종목 도전 • 왜곡된 신체상 주의
남성비만		
원인 및 특성		• 낮은 활동량, 잦은 회식 등 부적절한 식습관이 원인 • 테스토스테론이 복부지방 축적을 도와 내장지방형비만으로 발전해 만성질환에 대한 위험 높음
관리		• 과식, 알코올 섭취 주의 • 규칙적인 유산소운동을 통한 복부비만 개선
산후 여성비만		
원인 및 특성		• 임신 중 체지방량 증가는 임신 전 체중 상태에 의해 영향 • 산후 비만에 대한 위험요인 : 임신 전 비만도, 임신 중 체중증가량, 임신횟수, 모유수유 여부 등
관리		• 규칙적인 식사, 모유수유, 꾸준한 신체활동 필요

폐경기 여성비만	
원인 및 특성	• 에스트로겐 급격한 감소, 황체기 소실, 노화에 따른 기초대사량 저하가 원인 • 복부비만인 사과형비만, 이후 근육감소형비만으로 연결
관리	• 지나친 저열량 식사요법은 골다공증 악화 • 복합운동 필수적(유산소운동 + 근력운동)
노인비만	
원인 및 특성	• 성장호르몬 감소, 에스트로겐 분비 감소, 생활양식 변화가 원인 • 체지방량 증가와 함께 근육량 저하 동반
관리	• 체중감량이 건강에 도움이 되는 경우에만 체중감량 시도 • 식사내용의 변화보다 규칙적인 식사관리 중점 • 신체적 활력감을 느낄 수 있는 정도에 목표를 두어 운동 권장

CHAPTER 10 연구문제

01 다음 중 영아비만의 원인에 포함되지 않는 것은?

① 출생 시 저체중 ② 출생 시 과체중
③ 고형식 이유식 조기 도입 ④ 모유수유를 통한 영양섭취

02 다음 중 소아비만에 대한 설명 중 틀린 것은?

① 소아비만은 성인비만으로 이행될 확률이 높다.
② 비만으로 인한 정신적 손상이 성인보다 큰 편이다.
③ 지방세포의 수보다 지방세포의 크기 증가가 주로 일어난다.
④ 소아비만은 TV 시청이나 컴퓨터 사용 증가로 인한 활동량 감소가 주요 원인이 된다.

03 다음 중 산후비만의 위험요인에 포함되지 않는 것은?

① 늦은 출산 연령 ② 모유수유 경험
③ 임신 전 산모의 비만 ④ 임신 중 과도한 체중증가

04 다음 중 폐경기 비만에 대한 설명 중 틀린 것은?

① 폐경 후 난포기 소실로 인해 에너지 소비량이 증가한다.
② 폐경으로 인한 에스트로겐 감소는 내장지방형비만을 유도한다.
③ 폐경 후 체중증가와 골밀도 손실을 막기 위해 복합운동이 권장된다.
④ 폐경 후 당뇨병, 고지질혈증, 유방암, 관상동맥질환 등의 위험이 증가한다.

05 다음 중 노인비만에 대한 설명 중 틀린 것은?

① 비만 노인은 식사 내용을 바꾸기보다는 규칙적인 식사를 중심으로 한다.
② 노인기에는 약간의 저체중이 과체중에 비해 건강에 긍정적 영향을 준다.
③ 노인비만은 근육량 감소와 체지방 증가로 인한 근육감소형비만이 나타난다.
④ 규칙적인 근력운동은 노인에게 자주 발생되는 낙상이나 골절 예방에 효과적이다.

정답 1. ④ 2. ③ 3. ② 4. ① 5. ②

CHAPTER 11

다이어트 부작용 방지하기

시작하며 생각하기

체중을 감량한 후 그 체중을 유지하기란 결코 쉽지 않다. 또한 다이어트에 대한 강박관념과 무리한 다이어트의 실행은 비만보다 더 심각한 건강문제를 일으킬 수 있다. 이 장에서는 요요현상을 방지하기 위한 전략에 대해 살펴보고 식사장애, 골다공증, 변비, 빈혈 등 다이어트 부작용으로 생길 수 있는 건강문제에 대해 알아본다.

CHAPTER 11

1. 요요현상
2. 식사장애
3. 골다공증
4. 변비
5. 빈혈

1. 요요현상

1) 요요현상이란?

일단 체중감량에 성공했다 하더라도 금세 원래의 체중으로 되돌아가는 현상을 흔히 볼 수 있다. 일반적으로 감량한 체중을 5년 이상 유지하여 건강에 무리가 없을 때 그것을 성공한 다이어트라고 한다. 실제로 다이어트를 하는 많은 사람이 체중감량과 재증가가 반복되는 '요요현상'을 경험한다. 요요현상이 반복될수록 체중감량은 더욱 어려워지고 반면 체중 재증가는 더 빨리 더 쉽게 더 많이 일어나는 악순환을 겪게 된다그림 11-1.

자료 11-1

요요현상이란?

'요요'란 '다시 돌아온다'는 뜻의 필리핀 말이다. '요요'는 동그란 원형 가운데에 막대를 축으로 하여 끈을 매단 장난감 이름이기도 한데, 요요를 손가락에 끼우고 길게 늘어뜨리면 다시 빠른 속도로 올라온다. '요요현상'이란 이 장난감의 반사원리가 체중감량 후에 일어나는 체중 재증가 현상과 비슷하여 붙여진 이름이다.

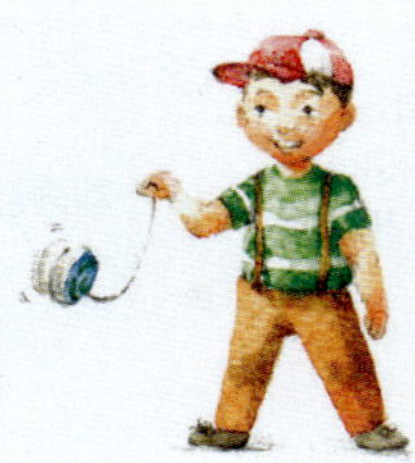

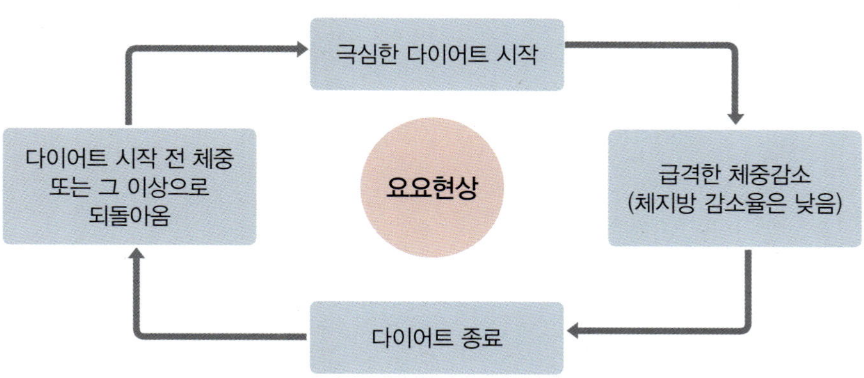

그림 11-1 요요현상의 개요

2) 요요현상의 원인

단식이나 초저열량 식사요법으로 갑자기 살을 뺀 경우 우리 신체는 이에 대한 방어기전으로 신진대사가 저하되고 기초대사량이 떨어져 에너지 소비가 감소함으로써 적은 에너지만으로도 살아갈 수 있게 적응된다. 이렇게 되면 살이 잘 빠지지 않을 뿐만 아니라 살이 쉽게 찌고 피곤하며 몸이 쉽게 붓는 현상이 발생한다.

이 상태에서 다이어트 이전과 비슷한 음식이나 더 많은 음식을 섭취하면 여분의 에너지가 지방으로 저장되어 오히려 다이어트 전보다 더 뚱뚱해지는 결과를 초래한

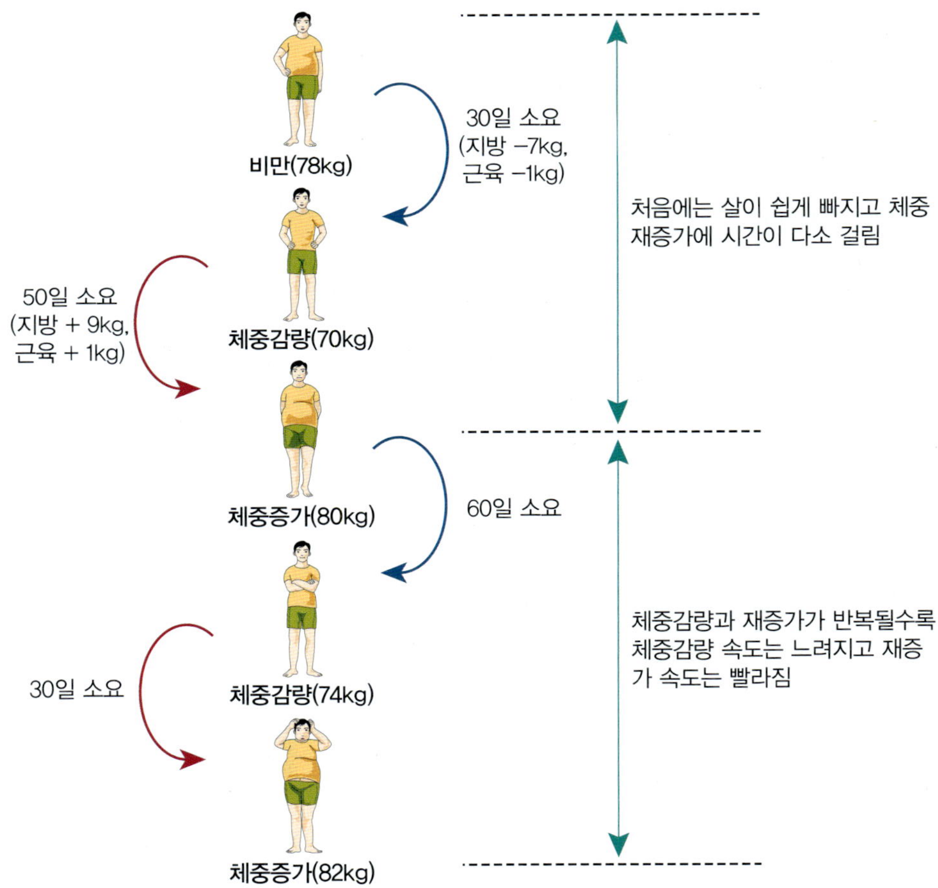

그림 11–2 요요현상의 예

다그림 11-2. 또한 무리한 단식이나 원푸드 다이어트one food diet로 체내의 영양소 균형이 깨지면 몸 안에 부족한 영양소를 무의식적으로 보충하려는 체내 방어반응이 일어나 식욕이 과도하게 항진되는 현상이 발생한다.

3) 요요현상 방지 전략

(1) 식사요법

① 극단적인 다이어트를 피한다

급격하게 체중을 감량하면 요요현상이 생길 확률이 높아진다. 따라서 영양 균형이 맞는 저열량 식사요법을 장기적인 계획하에 꾸준히 실시하여 체중을 감량하는 것이 요요현상을 방지하는 데 가장 효과적이다.

② 다이어트가 끝난 후에도 감량된 체중을 유지할 수 있는 식사요법을 계속한다

다이어트가 끝났다고 해서 갑자기 식사량을 늘리고 또한 체중감량 전과 똑같이 먹으면 안 된다. 체중이 감량된 만큼 전보다 필요한 열량이 적다. 따라서 최소한 한 달 이상의 시간을 두고 천천히 감량된 체중을 유지할 수 있는 정도로만 열량섭취를 늘려 나간다.

③ 감량된 체중을 유지하기 위해서는 열량의 양만큼이나 질도 중요하다

같은 열량을 먹어도 지방은 탄수화물보다 체지방으로의 전환이 더 빠르다. 따라서 튀김이나 볶음과 같은 고지방 식품보다는 잡곡밥, 콩, 두부, 나물, 미역, 생채소, 과일 등으로 필요 열량을 보충하는 것이 좋다.

(2) 운동 및 일상생활

① 다이어트 후에도 운동을 생활화한다

기초대사량 감소에 의한 요요현상을 방지하기 위해서는 체중이 감량되더라도 기초대사량은 그대로 유지시켜 주기 위한 전략이 필요하다. 이를 위해 가장 좋은 방법은 운동이다.

② 운동의 종류도 중요하다

체중감량을 위한 운동요법 하면 대개 유산소운동만을 생각한다. 그러나 기초대사량이 감소되지 않고 오히려 높은 상태로 유지되기 위해서는 유산소운동과 더불어 근력운동을 적절히 병행하여 근육량을 늘려야 한다. 따라서 유산소운동과 근력운동을 '1 : 1'의 비율로 실시하는 것이 좋다.

③ 평상시의 신체활동량을 늘린다

따로 시간을 내서 운동을 하지 않더라도 다이어트 전보다 더 부지런히 움직이고 신체활동을 많이 하는 등 생활 속에서 자연스럽게 더 많은 에너지를 소비하려는 노력이 필요하다.

자료 11-2

알고 싶어요!

1. **체중조절에 실패해서 여러 번 체중감량을 시도하면 왜 예전보다 더 살이 찌게 되나요?**
   체중감량을 했다가 다시 체중이 재증가하면 여분의 에너지가 지방으로 저장되는 비율이 증가한다. 이런 과정이 여러 번 반복되면 다이어트 전보다 오히려 더 뚱뚱해지고 살 빼기는 더 어려워진다.
2. **요요현상을 줄이려면 체중감량 후에도 계속 소식을 해야 한다고 하는데, 소식을 하면 배고픔을 참기 힘들어요. 어떻게 해야 배고픔을 덜 느낄 수 있죠?**
   식사량을 줄였을 때 배고픔 신호가 나타나면 동시에 기초대사량이 떨어질 준비를 하고 있다고 볼 수 있다. 기초대사량이 떨어지면 갑상샘호르몬 분비도 감소하는데, 이 호르몬은 체내 지방 조직을 에너지원으로 이용하게 도와주므로 이 호르몬 농도가 떨어지면 체중조절에 불리하다. 끼니 거르지 않기, 조금씩 자주 먹기, 식사 중간에 오이나 당근 같은 채소를 간식으로 먹기, 물 자주 많이 마시기 등이 배고픔을 조절할 수 있는 방법이다.

자료 11-3

피부 노화를 부르는 '급'다이어트

여름 바캉스를 앞두고 원푸드 다이어트나 굶기를 감행하면서 몸매를 급조하는 사람이 늘고 있다. 연초 세운 체중감량 계획이 '작심3일'로 끝내기를 반복하다 휴가철을 앞두고는 급한 마음에 식사량을 대폭 줄이면서 S라인 몸매 만들기에 돌입한 것이다. 단시일에 이루어지는 과도한 몸무게 감량은 피부 탄력을 떨어뜨리고 피부노화를 앞당기는 등 부작용을 낳을 수 있어 주의가 필요하다.

– 중략 –

다이어트를 과도하게 하거나 몸무게를 급격하게 줄일 경우 영양 불균형이 초래되어 피부 탄력이 저하돼 주름이 생긴다. 즉, 얼굴 살이 처지면서 잔주름이 자글자글해지는 한편 몸 전체의 피부 탄력이 떨어져 몸매 라인이 무너지는 것이다. 거기에다 영양 불균형으로 신진대사가 나빠지면서 깊은 잠을 자기가 어려워져 낮에 집중력이 떨어지고 피곤해지면서 피부 건강도 나빠지는 악순환이 이어진다.

출처 : 스포츠월드(2011. 6. 22).

2. 식사장애

정상적인 식사 형태를 벗어난 비정상적인 식사(폭식, 굶기, 억지로 토하기, 마구먹기 등)를 할 때 이것을 식사장애라 한다. 대표적인 식사장애는 신경성 식욕부진 anorexia nervosa, 폭식증bulimia, 마구먹기장애binge-eating disorder가 있다.

식사장애는 남자에게서도 나타날 수 있지만 약 95%가 여자에서 발생한다. 한 사회에서의 신경성 식욕부진과 폭식증의 발생은 그 사회의 '마른 사람'에 대한 가치 기준이 어느 정도인지에 따라 달라진다. 다이어트에 대한 강박관념은 식사장애의 주요 원인이다.

1) 신경성 식욕부진

신경성 식욕부진(거식증) 환자는 스스로 음식을 거부하며 이들 중의 약 10%는 굶어 죽는다. 신경성 식욕부진 환자는 살 빼는 것에 대한 집착이 매우 강하여 먹는 것을 거부하고, 더 이상 마를 수 없음에도 더 마르기 위해 노력한다그림 11-3. 심지어 매우 배가 고픈 상태에서도 강도 높은 운동을 한다. 이들은 마치 마른 것이 인생의 전부인 것처럼 생각한다.

정상적인 여성의 경우 체지방이 체중의 20~25% 정도지만, 식욕부진 환자들은 체지방이 7~13%밖에 되지 않는다. 이들은 쉽게 감기에 걸리고 심장박동도 불규칙하며 피부가 건조하고, 혈압이 낮으며, 생식능력도 저하되어 있다. 골밀도 역시 감

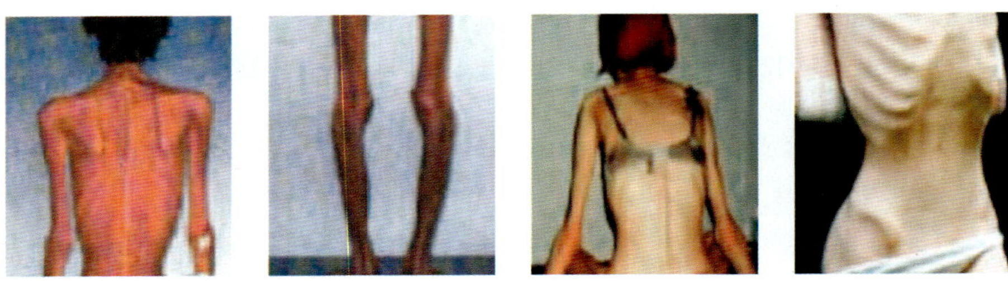

그림 11-3 신경성 식욕부진 환자의 모습

표 11-1 신경성 식욕부진을 진단하기 위한 특징

필수적인 특징
• 체중이 정상보다 15% 이상 떨어진다. • 체중증가와 체지방이 축적되는 것에 심각한 공포를 느낀다. • 왜곡된 신체상을 가지고 있어, 매우 말랐음에도 자신이 '너무 뚱뚱하다'고 느낀다. • 여성의 경우 월경불순 상태이다.
기타 일반적 특징
• 저열량 식사와 과도한 운동으로 인해 체중이 적게 나간다. • 심박동수 · 혈압 · 체온이 낮다. • 완벽주의자이다. • 어머니 또는 자매가 이 병을 가지고 있다. • 마치 폭식증 환자처럼 퍼먹기와 구토를 반복한다. • 체중과 체형에 몰두해 있다.

소하여, 10대 신경성 식욕부진 환자의 골밀도는 60대 노인보다도 낮아져 골다공증을 보이기도 한다. 신경성 식욕부진 환자의 약 50%는 폭식증의 주 증상인 퍼먹기와 구토하기를 반복하기도 한다표 11-1.

(1) 원인

신경성 식욕부진의 원인은 아직 불분명하다. 하지만 날씬한 여성을 선호하는 사회일수록 사회의 요구에 부응하기 위해 마른 체형을 가지려고 노력하고, 이것이 이 질병의 주요 원인으로 지적되고 있다.

(2) 치료

신경성 식욕부진을 완전히 빨리 치료할 수 있는 치료법은 없다. 오랜 시간에 걸쳐 전문가가 꾸준히 도와주어야 치료가 가능하다. 신경성 식욕부진 환자는 신경성 식욕부진 치료가 곧 그들의 체중증가와 연결될 것이라고 믿기 때문에 치료가 어렵다.

신경성 식욕부진 치료 프로그램에는 건강체중의 중요성에 대한 교육, 자존감을 높이고 자신의 신체상에 대해 긍정적 태도를 갖게 하기 위한 심리치료, 우울증 약 처방, 가족치료, 정상적인 식사와 운동 등이 포함된다. 신경성 식욕부진의 치료율은

자료 11-4

날씬함에 대한 사회적 기준과 식사장애

모델이나 배우들에 의해 규정되는 미의 기준은 종종 너무 마르고 건강하지 않은 체형을 선호하도록 부추긴다. 이렇게 비정상적으로 마른 체형을 아름다운 것으로 규정하는 사회에 사는 사람은 자신의 건강체중과 사회적 미의 기준이 되는 체중의 차이 속에서 괴리감을 느끼고 식사장애를 겪게 될 확률이 높다.

식사장애를 예방하기 위해서는 날씬한 것에 대한 사회문화적인 가치기준을 변화시키고 사람들(특히, 여성) 스스로 자신이 날씬하지 않다는 편견에서 벗어나야 한다. 크고 뚱뚱한 사람들도 그들의 체형과 패션에 대해 만족할 수 있게 다양한 모델이 등장하고, 건강에 적합한 체중과 체형을 가진 표준 사이즈를 제시하는 등 적극적으로 교육하는 것이 필요하다.

50% 미만이다.

신경성 식욕부진 치료 초기에는 서서히 식사량을 늘려주어 체중이 천천히 증가하도록 초점을 맞춰야 한다. 일단 이것이 성공하고 나면, 심리치료를 통해 이 병에 걸리게 된 원인을 치료하고 환자로 하여금 건강한 생활로 되돌아가는 데 필요한 방법을 찾도록 도와주어야 한다. 가족치료도 매우 중요하다. 신경성 식욕부진 환자에게 약물치료 효과는 미미하다.

2) 폭식증

폭식증의 특징은 다이어트, 폭식 그리고 체중증가를 막기 위한 구토를 반복하는 것이다그림 11-4. 다이어트는 극심한 배고픔을 느끼게 하고, 이것은 폭식으로 이어지며 또한 먹은 것을 토해내기 위한 구토로 연결된다. 폭식증 환자들은 폭식을 억제하지 못한다. 일단 먹기 시작하면 그만둘 수 없다. 폭식증 환자는 대개 구토와 함께 하제와 이뇨제를 사용한다. 하제를 반복적으로 사용하기 때문에 장운동을 위해서는 하제가 꼭 필요한, '하제 의존형'으로 변한다. 또한 이뇨제는 체내 수분 및 전해질의 균형을 깨뜨릴 수 있다.

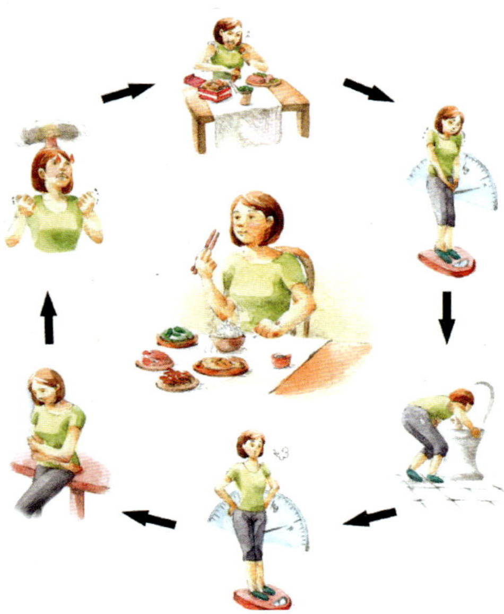

그림 11-4 폭식증의 악순환

폭식증 환자는 신경성 식욕부진 환자와는 달리 정상체중 또는 과체중인 경우도 있다. 폭식증은 신경성 식욕부진과 마찬가지로 운동선수(체조, 체급별 선수, 기수, 레슬러, 피겨 스케이트, 장거리 달리기 선수)와 발레 댄서들에서 많이 발생한다. 폭식증은 대사상의 주요 변화를 초래한다. 신체는 폭식과 굶기의 반복된 사이클에 적응되고, 무기질과 전해질의 손실이 일어난다. 침샘이 비대해지고, 반복되는 구토 때문에 위산에 노출됨으로써 치아가 부식되고 식도가 손상되어 있다표 11-2.

표 11-2 폭식증을 진단하기 위한 특징

필수적인 특징
• 적어도 3달 동안 한 주에 2회 이상 폭식한 경험이 있다. • 폭식하는 동안 먹는 것을 조절할 수 없다고 느낀다. • 폭식을 보상하고 체중증가를 막기 위해 구토, 다이어트, 굶기 또는 격심한 운동을 한다. • 체중과 체형에 대해 지나치게 집착한다.
기타 일반적 특징
• 고열량 식품을 폭식한다. • 몰래 먹는다. • 소량의 식품을 먹은 후에도 게워낸다. • 건강체중 또는 과체중이다. • 체중감량 시도 때문에 체중의 변동이 심하다. • 우울증이 있다. • 약물 중독(술, 코카인, 다이어트 약제, 신경안정제, 진정제)이 있다. • 치아 부식이 있다.

(1) 원인

폭식증의 원인은 분명치 않으나 우울증, 식품섭취조절 기전의 비정상, 폭식과 굶기의 반복 등이 원인으로 지적된다.

(2) 치료

영양상담과 심리상담을 통해 폭식과 굶기의 반복을 중단할 수 있게 도와주어야 한다. 정규적인 식사와 간식으로 폭식을 방지하는 것이 구토를 막는 데 효과적이다. 심리치료를 통해 자존감을 높여주고 건강체중과 신체상에 대한 올바른 태도를 갖게끔 해주어야 한다. 대개 항우울제가 같이 처방된다.

3) 마구먹기장애

마구먹기장애 환자는 과체중 또는 비만인 경향이 있으며, 약 1/3이 남성이다. 폭식증 환자와 마찬가지로 순식간에 수천 칼로리의 식품을 먹어치우며, 과식 후에 속

쓰림과 우울증을 경험한다. 6개월 이상 한 주에 2번 정도 과식을 경험하면 마구먹기장애로 진단한다. 폭식증과 달리 과식은 하지만 먹은 후 토해내지 않으며 하제, 이뇨제를 복용하지 않고 먹은 후 체중조절을 위해 과도한 운동을 하지도 않는다표 11-3.

표 11-3 마구먹기장애를 진단하기 위한 특징

- 매우 많은 양의 식품을 순식간에 먹어 치운다.
- 6개월 이상 한 주에 2회 이상 과식을 한 경험이 있다.
- 스스로 과식한다.
- 과식을 조절하지 못하며 과식하는 동안 먹는 것을 그만둘 능력이 없다.
- 과식하고 난 후 심한 자책감과 죄의식 및 우울증을 경험한다.
- 구토, 굶기, 과도한 운동 또는 기타 과식을 보상할 만한 행동은 없다.

(1) 원인

스트레스, 우울증, 분노, 기타 다른 부정적인 감정들이 마구먹기장애를 유발하는 원인이라고 할 수 있다.

(2) 치료

마구먹기장애 환자의 치료는 비정상적인 식사와 심리적인 치료에 중점을 둔다. 환자에게 식사일지를 쓰게 하고, 과식하게 되는 상황을 지적하며, 감정과 상황 그리고 각 식사 상황에 대한 생각을 기록하도록 한다. 이런 정보들을 통해 과식을 유발하는 상황을 밝혀내고 그것을 방지하기 위한 행동수정을 해나간다. 개인 또는 그룹으로 상담을 받게 하고, 정상적인 식사와 배고픔의 신호, 그리고 식사계획에 대한 영양상담을 받도록 한다. 때로는 항우울제 처방이 필요하다.

자료 11-5

여자 운동선수와 식사장애

여자 운동선수에서 식사장애, 월경불순, 나이보다 낮은 골밀도 등은 흔히 나타나는 특징으로서 ACSM(미국대학스포츠의학회)에서는 이를 여자 운동선수의 세 가지 증후(the female athletes triad)라고 명명했다. 특히, 외모가 중요시되는 종목의 여자 운동선수에서 식사장애 발생률이 높다. 최근 대학의 여자 운동선수들을 대상으로 한 연구에서 수영선수의 15%, 체조선수의 62%, 모든 종목 운동선수의 32%에서 식사장애 패턴이 나타났다. 여자 운동선수들은 식사장애뿐만 아니라 월경불순 비율도 높다. 식사제한과 스트레스가 주원인이며, 이 때문에 에스트로겐 농도가 낮고 스트레스 호르몬 농도는 높으며 골밀도가 정상보다 더 낮다. ACSM에서는 여자 운동선수들에게 세 가지 징후에 대해 교육하여 이를 방지하기 위한 노력을 할 것을 권고하고 있다.

3. 골다공증

1) 골다공증이란?

골다공증이란 골질량의 감소와 골격기능 손상으로 쉽게 골절이 일어날 수 있는 상태를 말한다. 골다공증은 영양상태에 영향을 많이 받는 골질환으로서, 충분한 칼슘과 단백질의 섭취 등 균형 잡힌 식생활을 해야 예방 및 치료가 가능하다.

뼈는 단단하고 고정되어 변화되지 않는 기관으로 보이지만, 실제로는 끊임없이 뼈가 녹아내리고 녹은 곳에 새로운 뼈가 만들어지는 과정이 계속되고 있다. 뼈는 일단 성숙되면 만들어지는 속도보다 소실되는 속도가 빨라지면서 뼈의 소실이 일어나게 된다.

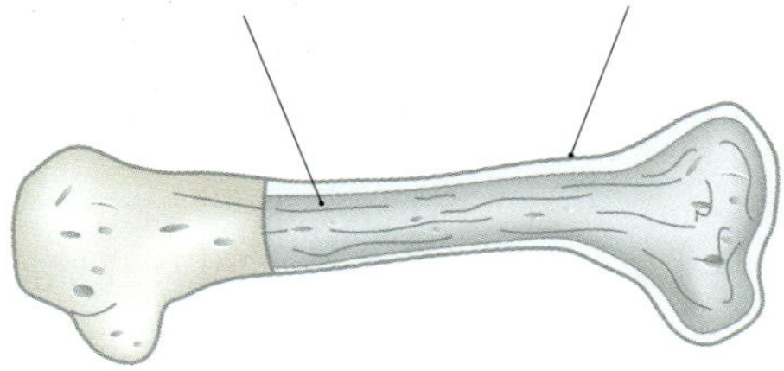

그림 11-5 뼈의 구조

뼈의 내부는 해면골로서 그물 모양의 스펀지 같은 망상조직으로 이루어

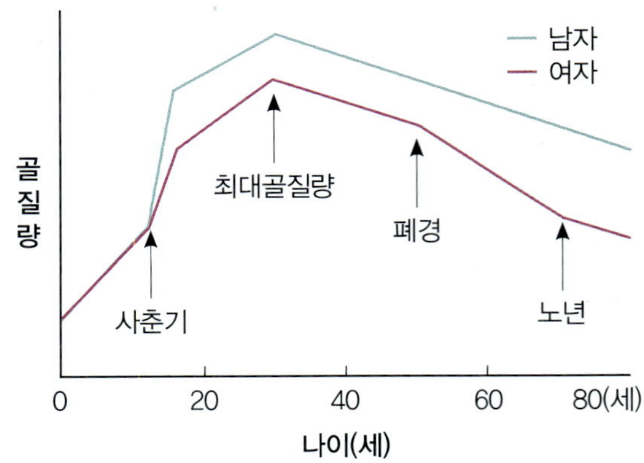

그림 11-6 나이에 따른 골질량의 변화와 최대골질량

져 있으며, 외부는 치밀골로서 치밀하고 단단한 조직으로 구성되어 있다그림 11-5. 골질량은 출생 후 30세 중반까지 증가하여 최대치에 도달했다가 그 이후 계속 감소한다그림 11-6. 골다공증은 골질량이 감소하고 뼈조직이 가늘어지며 해면골에 구멍이 생기는 현상이다그림 11-7. 따라서 골다공증의 예방을 위해서는 뼈의 소실 속도를 늦추거나 최대골질량을 높이는 것이 필요하다.

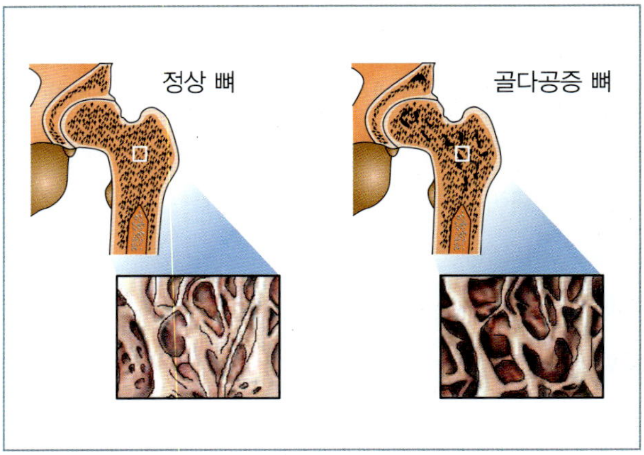

그림 11-7 정상 뼈와 골다공증 뼈

2) 골다공증의 원인

골다공증의 원인은 유전, 에스트로겐 분비 감소, 칼슘 섭취 부족, 칼슘의 체내 이용률 저하, 노인기의 칼슘 흡수 감소, 운동부족, 소화기계질환 등 다양하다표 11-4.

골다공증은 나이가 증가할수록 발생률이 증가한다. 하지만 최근에는 20~30대의 젊은 여성들에서 골감소증과 골다공증 빈도가 매우 높은데, 그 원인이 무리한 다이어트 때문이라는 충격적인 결과가 보고되었다.

표 11-4 골다공증 위험요인

요인	골다공증 위험요인
성별	여성 > 남성
인종	백인, 동양인 > 흑인
연령	연령 증가
호르몬	에스트로겐 감소, 테스토스테론 감소, 안드로겐 결핍
신체활동	운동부족, 장기간의 병상생활, 깁스
약물	제산제, 스테로이드, 테트라사이클린, 항경련제, 갑상샘호르몬제
체격과 체중	왜소한 체격, 저체중, 뼈가 가늘고 체중이 적게 나가는 경우
식생활	칼슘과 비타민 D 섭취 부족, 식이섬유 과다 섭취, 커피, 알코올, 흡연
질병	갑상샘기능항진증, 당뇨병, 만성신부전, 만성설사 및 장관흡수장애, 부갑상샘기능항진증, 만성폐쇄성폐질환, 위절제, 반신불수

출처 : 김화영 외(2016) ; 장문정 외(2003) ; Mahan LK & Escott-Stump S(1996).

3) 골다공증의 유형

(1) 제1형 골다공증

폐경 후 나타나는 골다공증으로 폐경 후 10~15년이 경과된 여성에게서 나타난다. 주로 뼈의 망상조직에서 발생하며 뼈의 통증, 척추 압박과 만곡, 키의 감소 등이 나타난다표 11-5.

표 11-5 골다공증의 종류와 특징

구분	제1형	제2형
발병 시기	폐경기 이후	노년기
발병 원인	폐경으로 인한 에스트로겐 감소	노화현상을 포함한 복합요인
발병 대상	주로 여성*	여성과 남성
발생 부위	뼈의 망상조직	뼈의 망상조직 및 외층
골절 부위	척추, 팔목	척추, 대퇴부 등 모든 뼈

* 남성호르몬 분비량이 적은 남자도 제1형 골다공증이 생길 수 있다.

출처 : Riggs BL & Melton LJ(1986).

(2) 제2형 골다공증

노인성 골다공증으로 남녀 노인에게서 발생하며 망상조직과 치밀골의 소실이 일어나고 엉덩이와 손목의 골절이 자주 발생한다.

4) 골다공증의 예방과 치료

골다공증은 일단 발병하면 치료가 어렵기 때문에 예방이 중요하다. 35세 이전까지는 골질량이 증가하기 때문에 어릴 때부터 바른 생활습관과 영양섭취를 통해 골질량을 최대한 증가시켜야 한다.

(1) 골다공증 예방을 위한 식생활

뼈의 성장과 유지를 위해서는 칼슘 외에도 충분한 열량, 단백질, 인, 비타민 D, 비타민 K 등 여러 영양소가 필요하므로 균형식을 섭취하여 이들 영양소를 균형 있게 섭취해야 한다. 또한 건강체중을 유지하는 것이 필요하다.

칼슘은 우유 · 치즈 · 분유 등의 유제품, 멸치 · 뱅어포 · 미꾸라지 등 뼈째 먹는 생선, 무청 · 쑥갓 등의 녹황색 채소에 함유되어 있다. 과량의 단백질 · 나트륨 · 카페인의 섭취는 소변으로 배설되는 칼슘 양을 증가시키므로, 칼슘 영양을 위해서는 단백질의 과다섭취를 피하고, 너무 짜게 먹지 말아야 하며, 카페인과 알코올 과다섭취를 삼가는 것이 좋다. 또한 지나치게 많은 식이섬유의 섭취는 칼슘 흡수를 방해할 수 있으므로 식이섬유는 1일 35g을 넘지 않도록 한다.

표 11-6 칼슘 흡수에 영향을 미치는 요인

구분	증가요인	감소요인
생애주기	성장기, 임신기 등 칼슘 필요량 증가 시	노년기, 폐경기 여성
호르몬	부갑상샘호르몬, 비타민 D	에스트로겐 부족, 칼시토닌 증가
식사요인	비타민 D, 유당	특정 성분 과다섭취(나트륨, 인, 피틴산, 수산, 탄닌, 식이섬유, 카페인)
신체활동	적절한 운동	운동부족

(2) 골다공증 예방을 위한 운동

규칙적인 운동으로 골다공증을 예방할 수 있다. 운동은 뼈에 칼슘 침착을 촉진하고 골격에 기계적인 충격을 주어 골격발달을 자극한다. 특히, 체중부하운동은 골격의 정상적인 발달과 유지를 위해 필수적이다. 걷기, 하이킹, 에어로빅, 스키, 자전거 타기 등이 권장되는 운동이다.

(3) 골다공증 치료를 위한 에스트로겐 요법

에스트로겐 요법은 폐경 후 골다공증 예방과 치료를 위해 가장 효과적인 방법이다. 그러나 에스트로겐은 장기적으로 복용해야 하며, 복용을 중단하면 뼈의 재흡수가 다시 시작된다. 또한 유방암, 자궁내막암, 고혈압 또는 혈관질환 환자는 사용을 금하므로 반드시 의사와 상의한 후 복용해야 한다.

미니 사전

피틴산phytate
곡류, 두류, 종실류, 견과류의 식물성식품에 많이 함유되어 있으며, 칼슘과 결합하여 불용성 염을 형성하여 배설시키므로 칼슘의 흡수를 방해한다.

수산oxalate
시금치에 상당량 함유되어 있는 물질이다. 체내에서 칼슘과 불용성 염을 형성하여 배설시키므로 칼슘의 흡수를 방해한다.

자료 11-6

골다공증 예방을 위해 적절한 칼슘 섭취가 중요한 이유

체내 칼슘의 99%는 골격과 치아를 형성하고 있고 나머지 1%가 혈액 등 세포내액 · 세포외액에 존재하면서 혈액응고, 근육의 수축 및 이완, 심장의 규칙적인 박동, 신경흥분과 자극전달, 효소 활성화 등 생명현상과 관련된 중요한 역할을 담당한다. 따라서 혈중 칼슘 농도는 9~11mg/dL 범위 내에서 항상성을 유지해야 하는데, 이것은 뼈에 저장되어 있는 칼슘과 소장과 신장에서 칼슘 흡수 및 재흡수를 조절함으로써 유지된다. 골격은 혈중 칼슘 농도에 따라 언제든지 뼈에 있는 칼슘을 용출시켜서 혈중 칼슘 농도조절에 기여하므로 '역동적인 저장고' 역할을 한다. 만일 혈중 칼슘 농도가 정상보다 낮아지면 부갑상샘에서 부갑상샘호르몬(parathyroid hormone, PTH)이 분비되어 뼈에서 칼슘 용출을 증가시켜 혈중 칼슘 농도를 정상수준으로 높이므로 골질량이 감소한다. 그러므로 골다공증을 예방하기 위해서는 적절한 칼슘 섭취를 통해 혈중 칼슘 농도가 낮아지지 않도록 하는 것이 중요하다.

4. 변비

배변의 횟수가 적고 힘든 경우를 변비라고 한다**자료 11-7**. 3일 이상 배변을 하지 않으면 변이 굳어지고 배변이 어려워지며 배변 때 통증을 동반하기도 한다. 모든 나

자료 11-7

의학적 변비 진단

- 주 2회 이하의 배변, 배변의 양이 35g 이하
- 배변의 25% 이상에서 매우 힘이 들 경우
- 배변의 25% 이상에서 굳은 변을 보는 경우
- 배변의 25% 이상에서 배변 후에 뒤가 묵직한 경우

이 중 2가지 이상의 증상이 있으면서, 증상이 3개월 이상인 경우

이에서 발생하나 노인에게 특히 많으며, 그 정도와 기간은 사람에 따라 다르다. 다이어트를 위해 지나치게 소식을 하거나 반복적으로 하제를 남용하면 변비의 발생빈도가 높아진다.

1) 변비의 종류

(1) 기질성 변비

대장암, 장유착증, 탈장 등과 같이 몸에 이상이 있어 변비가 되는 경우로서 병의 원인을 제거하면 변비는 저절로 낫게 된다.

(2) 기능성 변비

몸에 별다른 이상이 없는데도 대장의 기능에 이상이 생겨 변비가 되었을 때를 말한다.

- 이완성 변비 : 장의 기능이 저하되거나 대변 자체에 문제가 생겨 생기는 변비이다. 다이어트로 인한 변비는 대부분이 이완성(상습성) 변비이다.
- 경련성 변비 : 대장 내 내용물의 이동이 늦어져서 나타나는 변비이다. 주로 정신적 · 심리적 요인에 의해 발생한다.
- 직장형 변비 : 직장까지 내려온 변이 직장에서 배출하는 과정에 장애가 있어서 변비가 생기는 것이다. 분만 또는 노화현상으로 인해 발생하기 쉽다.

2) 변비의 원인

- 부적당한 식사 : 너무 소량의 식사를 하는 것, 채소와 과일 등 식이섬유의 섭취 부족, 그리고 수분섭취의 부족은 변비를 유발한다. 또한 과량의 커피, 과량의 지방, 과도한 육식, 정제된 식품, 알코올, 식이섬유가 적은 가공식품의 섭취도 변비의 원인이다.

- 운동부족 : 운동량이 부족하면 배변을 원활하게 하지 못한다.
- 나쁜 배변습관 : 변을 너무 오래 자주 참으면 배변감이 둔해지고 결국에는 변비가 된다.
- 과다한 약물 복용 : 하제를 습관적으로 먹는 경우, 제산제 · 항경련제 · 항우울제 · 안정제 · 철보충제 · 마약류 등을 과다하게 복용한 경우도 변비가 될 수 있다.
- 기타 : 임신, 갑상샘기능저하증 등의 호르몬 불균형, 근육 이상, 신경장애 또는 장구조의 이상에 의해서 변비가 되기도 한다.

3) 변비의 개선

변비 자체는 심각한 질병은 아니다. 다만 오래 계속되면 치질로 발전할 수 있고 출혈, 통증을 동반하기도 한다. 대부분의 변비는 잘못된 식생활 등 생활습관을 교정함으로써 예방과 치료가 가능하다. 다음은 변비 중 가장 발생빈도가 높은 이완성 변비를 개선하기 위한 방법이다.

(1) 식사요법

① 식이섬유를 충분히 섭취한다

하루 20~35g의 식이섬유 섭취를 권장한다. 쌀밥 대신 보리, 현미, 수수, 율무, 콩 등의 잡곡을 이용하고 매끼 채소, 해조류, 버섯 반찬을 충분히 섭취한다. 생과일을 하루 1회 이상 섭취한다. 식이섬유 섭취가 불충분한 경우에는 식이섬유 보충제를 활용할 수 있다. 그러나 지나친 양의 식이섬유 섭취는 체내 철, 칼슘 등 미량 영양소의 이용률을 저하시킬 수 있으므로 주의한다.

② 물을 충분히 섭취한다

하루 8잔 이상의 물 섭취를 권장한다. 특히, 식이섬유 섭취 시에는 물을 함께 충분히 섭취하도록 한다.

③ 식이섬유가 적게 함유된 가공식품의 섭취를 주의한다

인스턴트식품이나 가공식품에는 식이섬유가 적게 함유된 경우가 많다. 가공식품보다는 생채소나 생과일 등 신선식품을 섭취하도록 한다.

④ 적절한 지방의 섭취는 오히려 변비 해소에 도움이 된다

지방 식품에 함유된 지방산은 장점막을 자극하여 장운동을 촉진하는 기능이 있다. 따라서 다이어트를 위해 극심한 저지방 식이를 하는 경우 변비가 되기 쉽다.

(2) 운동요법

유산소운동(걷기, 조깅, 달리기, 수영)과 스트레칭은 장운동을 도와주고 심리적 안정감을 준다. 그러므로 규칙적인 운동은 변비 개선에 도움이 된다.

(3) 약물요법

식사요법으로 4~6주 관리에도 효과가 없을 경우 약물요법을 고려해 볼 수 있다. 이때 반드시 전문의와 상의해서 처방을 받는다. 각종 건강식품과 민간요법은 반드시 주의해서 실시한다.

자료 11-8

변비 개선을 위한 생활습관

- 변의를 참지 말자 : 변의를 느껴도 계속 참게 되면 직장이 확장 상태에 적응하여 더 많은 대변이 고이게 되고 변비가 악화된다.
- 아침식사 후 배변하는 습관을 기른다 : 밤사이 비워진 위에 음식물이 들어가면 반사적으로 대장이 수축되어 연동운동이 일어나 변의를 느끼게 된다. 위 · 대장 반사가 가장 활발한 시기가 아침식사 후인데, 이때를 배변 시기로 정한다.
- 변기에 오래 앉아 있지 말자 : 배변 시 오래 시간 앉아 있는 것은 오히려 직장을 확장시키는 원인이 된다.
- 발밑에 보조 받침대를 둔다 : 좌변기 이용 시 대퇴부와 골반에 무리가 가지 않도록 발밑에 보조 받침대를 두는 것도 변비 개선에 도움이 된다.

5. 빈혈

1) 다이어트와 빈혈

빈혈은 헤모글로빈과 적혈구의 감소로 혈액의 산소운반능력이 저하되어 저산소 상태가 되는 것을 말한다. 빈혈의 원인은 영양성과 비영양성으로 구분해 볼 수 있다.

적혈구와 헤모글로빈 합성을 위해서는 철, 엽산, 비타민 B_{12}, 단백질, 비타민 C가 필요하며, 그 외에도 구리, 비타민 A, 비타민 E, 니아신, 비타민 B_6, 비타민 B_2 및 비타민 B_1이 관여한다. 이들 영양소의 결핍으로 빈혈이 생겼을 때 이를 영양성 빈혈이라고 한다. 무리한 다이어트를 한 경우 영양결핍으로 영양성 빈혈이 생기기 쉽다표 11-7.

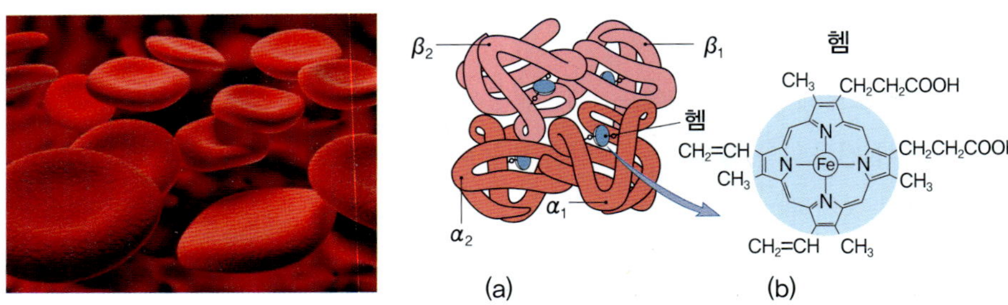

적혈구 헤모글로빈

그림 11-8 적혈구와 헤모글로빈의 구조

자료 11-9

빈혈의 형태학적 분류

- 적혈구 크기에 따른 분류 : 거대적혈구(macrocytic) 빈혈, 정상적혈구(normocytic) 빈혈, 소적혈구(microcytic) 빈혈
- 헤모글로빈 농도에 따른 분류 : 저색소성(hypochromic) 빈혈, 정상색소성(normochromic) 빈혈

표 11-7 무리한 다이어트로 생기기 쉬운 영양성 빈혈

원인 영양소	빈혈의 형태학적 유형	기전
철	저색소성-소적혈구성 빈혈	철 이용률 감소
엽산, 비타민 B_{12}	거대적혈구성 빈혈	DNA 합성 감소로 전구세포의 세포분열은 느려지는 반면, 세포질의 발달은 정상적으로 이루어져 세포의 거대화가 일어남
구리	저색소성-소적혈구성 빈혈	헴 합성을 위한 철 이용률 감소
비타민 E	용혈성 빈혈	적혈구 막의 손상

2) 다이어트로 생기기 쉬운 영양성 빈혈

(1) 철결핍성 빈혈

적혈구의 수명이 약 120일이므로 매일 약 1%의 적혈구가 새로 합성된다. 이때 필요한 철은 약 25mg이다. 신체 내에 들어온 철은 신체 내에서 쉽게 배설되지 않고 계속 재사용되며, 적혈구 또는 상피세포가 손실될 때만 철이 손실된다. 체내 철의 약 70%는 헤모글로빈 합성에 쓰이고 약 27%는 페리틴 또는 헤모시더린 형태로 간 · 비장 · 골수에 저장되며, 나머지는 미오글로빈과 철 함유효소의 합성에 사용된다.

① 원인

무리한 다이어트와 채식 위주의 식사로 인해 철 섭취 부족 시 철결핍성 빈혈이 생길 수 있다. 특히, 철 필요량이 많은 성장기 청소년과 가임기 여성이 영양밀도가 낮고 영양이 불균형한 식사로 다이어트를 하는 경우 철결핍성 빈혈이 생기기 쉽다.

② 증상

철결핍성 빈혈 시 운동 및 작업수행 능력 감소, 피곤, 식욕감퇴, 이식증(특히, 얼음을 먹음), 성장장애, 면역능력 감소 등이 나타난다.

③ 치료

철 결핍 시 Fe^{2+}ferrous 형태의 철 보충제를 섭취하는 것이 좋다. 약물치료와 더불어 간, 쇠고기, 달걀노른자, 콩, 녹황색 채소 등 철이 많이 함유된 식품을 섭취한다.

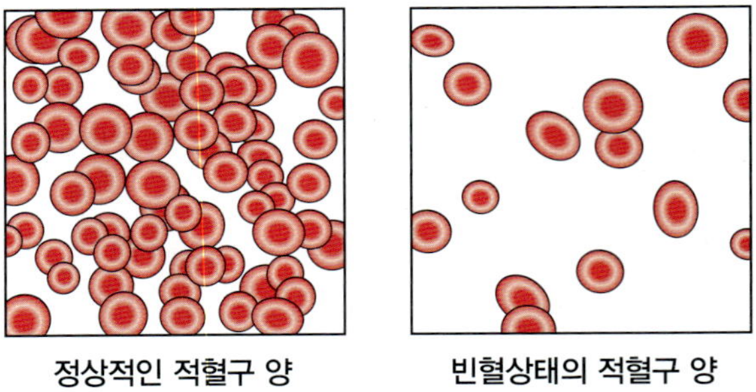

그림 11-9 정상상태와 빈혈상태의 적혈구 양

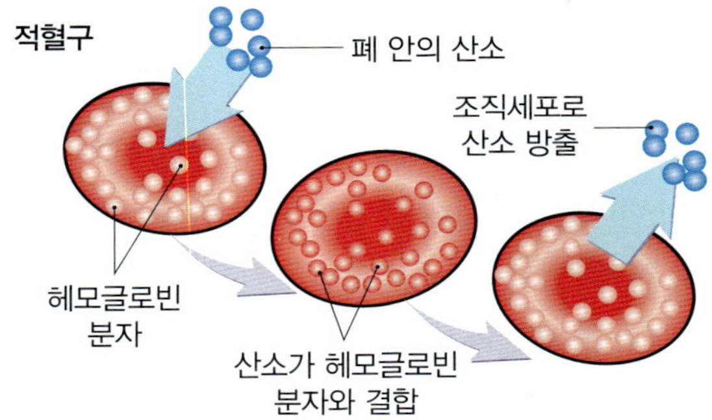

그림 11-10 적혈구 안의 헤모글로빈이 산소를 운반하는 모습

포인트 잡기 11-1

철은 2가지 유형이 있다! : 헴철과 비헴철

헴철	• 헤모글로빈 또는 미오글로빈 안에 들어 있는 철을 말한다. • 비헴철보다 10배 이상 흡수가 잘된다. • 육류에 들어 있는 철 중 약 40%가 헴철로 되어 있다. • 쇠고기, 돼지고기, 내장, 닭고기, 생선, 굴 등에 많이 함유되어 있다.
비헴철	• 헴에 들어 있지 않은 철을 말하며 헴철보다 흡수가 잘 안 된다. • 채소, 달걀, 유제품에 함유된 철은 모두 비헴철이다.

포인트 잡기 11-2

철결핍성 빈혈일 때 무얼 먹을까?

- 흡수가 잘되는 헴철 섭취를 위하여 쇠고기, 돼지고기, 닭고기, 내장, 생선을 충분히 섭취한다.
- 녹황색 채소는 비헴철이긴 하지만 철을 많이 함유하고 있으므로 충분히 섭취한다.
- 비타민 C는 철 흡수를 도우므로 충분히 섭취한다.
- 철 흡수를 방해하는 수산염, 인산염, 탄산염, 피틴산, 식이섬유가 들어 있는 식품(주로 채소)의 섭취를 제한한다.
- 식후에 바로 커피, 녹차를 마시면 철 흡수를 방해하므로 주의한다.
- 철 보충제를 먹을 때는 공복에 먹는 것이 좋다.

(2) 비타민 B_{12} 결핍성 빈혈

비타민 B_{12} 결핍 시 거대적혈구성 빈혈의 일종인 악성빈혈이 생긴다.

① 원인

악성빈혈의 원인은 비타민 B_{12}의 흡수에 꼭 필요한 내적인자intrinsic factor가 부족해서 생기는 경우가 대부분이다. 그러나 무리한 채식 위주 다이어트의 경우 장기간 비타민 B_{12} 섭취량이 낮아서 비타민 B_{12} 결핍성 빈혈이 생길 가능성이 높다.

② 증상

악성빈혈은 혈액뿐만 아니라 소화기계와 말초신경계 및 중추신경계에도 영향을 미치므로 엽산결핍성 빈혈과 구별되며 기억력 감퇴, 환각, 신경계 손상이 나타날 수 있다.

③ 치료

무리한 다이어트로 비타민 B_{12} 결핍성 빈혈이 생긴 경우 비타민 B_{12}가 풍부한 간, 고기, 달걀, 우유・유제품을 충분히 섭취하도록 한다. 내적인자 부족이 원인인 경우에는 50~1,000 μg/일의 비타민 B_{12}를 1~2주 동안 근육주사 또는 피하주사로 보충해 준다. 또는 내적인자 없이도 섭취한 비타민 B_{12}의 약 1%는 확산에 의해서도 흡수되므로 과량의 비타민 B_{12}를 경구 투여한다.

(3) 엽산결핍성 빈혈

엽산은 비타민 B_{12}와 마찬가지로 핵산과 단백질 합성에 관여하므로 엽산 결핍 시 적혈구 단백질 합성이 제대로 되지 않아 커다란 크기의 미성숙한 적혈구(거대적혈구)가 만들어진다.

① 원인

엽산 결핍의 원인은 불량한 식사, 알코올의존증, 엽산 요구량 증가(임신, 유아 등)가 주요 원인이다.

② 증상

피곤, 호흡곤란, 혀 궤양, 설사, 기억력 감퇴, 식욕상실, 체중감소 등이다.

③ 치료

엽산은 열에 쉽게 파괴되므로 생과일, 채소, 과일주스 등을 섭취하는 것이 좋다.

(4) 기타 영양성 빈혈

① 단백질 · 열량 부족으로 인한 빈혈

단백질은 헤모글로빈과 적혈구 형성에 필요하다. 단백질 결핍 시 혈량은 정상이고 헤모글로빈 농도와 적혈구 수가 감소하므로 마치 철결핍성 빈혈과 비슷한 증세를 보인다. 무리한 다이어트로 인한 단백질 · 열량 부족은 흔히 볼 수 있는 현상이며 이로 인한 빈혈의 가능성도 크다.

② 비타민 E 결핍성 빈혈

비타민 E가 결핍되면 적혈구막이 산화적 손상을 입어 용혈될 수 있다. 지나친 저지방 식사로 다이어트를 하거나, 특히 비타민 E 함유량이 높은 식물성 기름의 섭취가 장기간 부족한 경우 비타민 E 결핍으로 인한 용혈성 빈혈의 위험이 커진다.

③ 구리결핍성 빈혈

구리는 헤모글로빈 합성에 필요하다. 세룰로플라스민ceruloplasmin은 구리를 함유한 단백질로서 철을 저장소에서 혈액으로 이동시키는 역할을 한다. 구리가 부족하면 철 저장량이 정상인 상태에서도 철이 방출되지 못해 혈중 철 농도가 감소하고 헤모글로빈 수준이 감소한다. 정상 헤모글로빈 합성에 필요한 구리의 양은 보통의 식사로 충분히 공급될 만큼 매우 적으므로, 정상적인 식사를 하는 경우 구리결핍성 빈혈에 걸릴 위험은 거의 없다. 그러나 무리한 다이어트로 영양 불균형이 심한 경우 구리결핍성 빈혈의 위험이 있다.

CHAPTER 11 다 시 보 기

: 요요현상

체중감량 후에 일어나는 체중 재증가현상을 말한다. 요요현상을 방지하기 위해서는 극단적인 다이어트를 피하고 체중감량 후에도 감량된 체중을 유지할 수 있도록 식사요법, 운동요법, 행동수정요법을 생활화해야 한다.

: 식사장애

정상적인 식사 형태를 벗어난 비정상적인 식사(폭식, 굶기, 억지로 토하기, 마구먹기 등)를 할 때 이것을 식사장애라 한다. 다이어트에 대한 강박관념은 식사장애의 주요 원인으로서 신경성 식욕부진, 폭식증, 마구먹기장애 등을 유발할 수 있다.

: 골다공증

주로 해면골의 골질량이 감소해 쉽게 골절이 일어날 수 있는 상태로서, 부적절한 체중감량 시 부작용으로 나타날 수 있다.

: 변비

배변 횟수가 적고 힘든 경우를 변비라 하며, 체중감량을 위해 지나치게 소식을 하거나 반복적으로 하제를 남용하면 변비 발생빈도가 높아진다.

: 빈혈

헤모글로빈 또는 적혈구의 감소로 조직에 산소운반이 감소된 상태를 말하며, 무리한 다이어트로 철을 비롯한 여러 영양소 결핍 시 빈혈이 생길 수 있다.

CHAPTER 11 연 구 문 제

01 다음 중 요요현상에 대한 설명 중 틀린 것은?

① 체중감량 후 일어나는 체중 재증가 현상을 말한다.
② '다시 돌아온다'는 뜻의 필리핀 말에서 유래되었다.
③ 감량된 체중을 6개월 정도 유지하면 요요현상을 방지할 수 있다.
④ 무리한 다이어트 후 인체의 방어기전으로 기초대사량이 떨어지면서 발생한다.

02 다음 중 식사장애와 각 증상에 대한 설명 중 틀린 것은?

① 거식증 – 음식 거부
② 폭식증 – 하제 사용
③ 마구먹기장애 – 반복적 구토
④ 이식증 – 흙, 분필, 얼음 등 비식품 물질 일상적 섭취

03 다음 중 골다공증에 대한 설명 중 틀린 것은?

① 나이가 들수록 골다공증 위험이 증가한다.
② 뼈의 외부에 있는 치밀골부터 구멍이 생기기 시작한다.
③ 칼슘과 비타민 D의 섭취가 부족하면 골다공증이 발생할 수 있다.
④ 골질량이 감소해 쉽게 골절이 일어날 수 있는 상태를 골다공증이라고 한다.

04 다음 중 변비에 대한 설명 중 틀린 것은?

① 다이어트로 인한 변비는 대부분 경련성 변비이다.
② 배변 횟수가 적어지고 배변이 힘든 경우를 변비라고 한다.
③ 다이어트 등으로 지나친 소식을 하면 변비가 생기기 쉽다.
④ 적절한 지방섭취는 장점막을 자극해서 장운동을 촉진하기 때문에 변비에 좋다.

05 다음 중 철결핍성 빈혈에 대한 설명 중 틀린 것은?

① 무리한 다이어트로 철이 부족할 때 생길 수 있다.
② 육류에 많은 헴철이 흡수율이 높아 빈혈 예방에 효과적이다.
③ 거대적혈구성 빈혈로 신경계 이상을 동반하는 악성빈혈이 발생한다.
④ 철결핍성 빈혈의 증상은 운동이나 작업수행능력의 감소와 피곤 등이 있다.

정답 1. ③ 2. ③ 3. ② 4. ① 5. ③

CHAPTER 12

유행 다이어트 바로 알기

시작하며 생각하기

올바른 다이어트 방법은 단순히 체중이 줄어드는 것뿐만 아니라 감량된 체중이 그대로 유지되도록 해주어야 한다. 유행 다이어트는 전자의 요건은 충족시켜 주지만 후자의 요건은 절대로 충족시킬 수 없다. 유행 다이어트는 다이어트 이후에 빠진 살이 다시 찔 가능성이 높을 뿐만 아니라 건강에도 매우 해롭다. 유행 다이어트 방법에 대해 살펴보자.

CHAPTER 12

1. 유행 다이어트의 정의
2. 유행 다이어트의 종류

1. 유행 다이어트의 정의

유행 다이어트fad diet는 단기간에 쉽게 살을 뺄 수 있다고 하여 일순간에 유행이 되는 다이어트 방법을 통칭하는 용어이다. 이미 유행했던 다이어트 방법은 수십 종류가 넘고 끊임없이 새로운 유행 다이어트가 등장한다. 유행 다이어트가 오래 지속적으로 실행되지 못한 이유는 무엇보다도 그것이 건강에 해롭고 다이어트 중단 후에 요요현상이 심하다는 사실이 금방 입증됐기 때문이다. 그럼에도 사람들은 새로운 유행 다이어트에 또 다시 몰입한다. 그 이유는 무엇일까? 그것은 유행 다이어트의 특징이 체중감량 효과가 빠르고 비교적 따라하기 쉽다는 점 때문이다. 빨리 살을 빼기를 원하는 성급한 사람들에게 유행 다이어트는 넘어가기 쉬운 유혹인 것이다.

자료 12-1

유행 다이어트임을 알 수 있는 방법

- 개인의 특성은 상관없이 누구나 무조건 체중감량을 할 수 있다고 선전하는 다이어트
- 영양적으로 균형이 맞지 않거나 극단적인 저열량 식사를 권장하는 다이어트
- 식품보다는 용액 형태의 제품을 사용하는 다이어트
- 정상적인 식사보다 보충제나 약제의 사용을 권장하는 다이어트
- 특정한 음식이나 기구에 의존하는 다이어트
- 프로그램 초기에 비싸고 장기적인 프로그램 비용을 지불하도록 하는 다이어트
- 체중감량으로 인해 나타날 수 있는 위험을 설명해 주지 않고 장기적인 성공 효과를 제시하지 못하는 다이어트

2. 유행 다이어트의 종류

1) 극단적인 열량제한 다이어트

(1) 단식

단식fasting은 굶는 것으로서 칼로리가 있는 모든 음식물은 섭취하지 않으면서, 생수, 녹차 등 칼로리가 없는 음료수만 마시는 다이어트 방법이다. 사전 준비가 필요 없고 방법이 단순하며 체중이 급격히 감소하는 점이 장점이다. 반면, 단식 중단 후 요요현상이 바로 일어나며 체중감량 후 체중증가 단계에서 오히려 체지방이 전보다 더 증가하게 된다. 또한 케톤증, 저혈압, 통풍, 담석증 등의 부작용이 우려된다.

(2) 초저열량 다이어트

초저열량 다이어트very low calorie diet는 1일 200~800kcal의 열량만을 섭취하는 다이어트 방법이다. 체중 1kg당 1g의 단백질을 먹고, 지방은 전혀 먹지 않으며, 탄수화물은 단백질을 절약해 줄 수 있는 수준보다도 적게 먹는다. 식사는 주로 살코기, 생선, 껍질 제거한 닭고기 등 매우 제한된 종류의 음식과 분말 형태의 조제식사를 한다. 단기간에 체중이 급속히 감소하지만 최대 사망에까지 이르는 부작용이 나타날 수 있다. 케톤체 증가로 인한 통풍, 혈청 콜레스테롤 증가로 인한 담석증 등의 발생 위험이 높으며 두통 · 신경질 · 변비 · 설사 · 피부건조 · 빈혈 · 생리불순 등의 증상이 흔히 나타난다. 또한 추위에 예민해지고 피로를 쉽게 느낀다.

2) 고단백 · 저탄수화물 다이어트

고단백 · 저탄수화물 다이어트는 탄수화물의 섭취를 극단적으로 제한하면서 단백질과 지방은 제한 없이 마음껏 섭취하는 방법이다. 주로 육류 단백질을 섭취하게 되므로 포화지방산과 콜레스테롤의 섭취량도 함께 많아지게 된다. 이러한 식사를 할 경우 체내에서 과량의 케톤체가 생성되며 이것은 식욕을 억제하는 효과가 있다.

앳킨스 다이어트(황제 다이어트)와 덴마크식 다이어트가 이에 속한다.

장점은 초기에 빨리 체중감소가 나타나며 케톤체에 의한 식욕 억제 효과 때문에 공복감이 비교적 적다는 것이다. 반면, 비타민, 무기질 등의 영양불량 상태가 오기 쉽고 케톤증, 체액의 산성화, 혈중 요산 증가, 메스꺼움, 피로, 탈수 등이 나타날 수 있다. 고단백질 식사와 함께 포화지방산과 콜레스테롤 섭취가 많아져 심혈관계질환 위험이 증가한다. 또한 이 다이어트는 쉽게 싫증이 나서 오래 지속하기 힘들며 식품비가 많이 드는 것도 단점이다.

(1) 앳킨스 다이어트

앳킨스 다이어트Atkins diet는 미국인 의사 앳킨스가 1970년대에 고안한 방법으로 가장 인기 있던 유행 다이어트 중의 하나이다표 12-1. 우리나라에서는 황제 다이어트라는 이름으로 더 많이 알려졌다. 이 다이어트는 2주간 육류와 기름진 음식을 마음껏 먹으면서 체중을 줄일 수 있다고 선전하였다. 2010년에는 'The New Atkins for a New You'라 불리는 새로운 앳킨스 다이어트가 발표되었다. 이것은 오리지널 앳킨스 다이어트에 비해 건강에 좋은 지방의 섭취와 신선한 채소과 과일의 섭취 및 운동을 더 강조하고 있으나 케톤증의 문제는 여전하며 장기적으로 불안전한 것은 마찬가지이다.

표 12-1 앳킨스 다이어트 – 4단계

단계	내용
1단계	도입 단계로서 최대 20g의 탄수화물 섭취만 허용(전분이 함유된 채소, 과일, 곡류, 빵 금지)하여 케톤증이 유발된다.
2단계	체중감소 지속기로서 식이섬유가 풍부한 채소(탄수화물)를 조금씩 증량시키면서 섭취한다.
3, 4단계	유지기로서 감량된 체중이 유지되는 선에서 탄수화물 섭취를 증가시킨다. 체중증가가 일어날 수 있는 어떤 식품도 피한다.
• 마음대로 먹을 수 있는 음식 : 육류, 생선, 달걀, 치즈, 채소 • 절대 먹지 말아야 할 음식 : 밥, 밀가루, 감자, 고구마, 당근, 미역, 다시마, 김, 바나나, 사과, 배 등 탄수화물이 들어 있는 음식	

(2) 덴마크식 다이어트

덴마크식 다이어트는 덴마크 국립병원에서 치료식으로 개발된 식단에서 유래한 것으로, 일주일치 식단을 2주 동안 2번 반복하게 구성되어 있다. 달걀과 채소 등의 고단백 · 저탄수화물 식품 위주로 구성되어 있으나, 앳킨스 다이어트보다 탄수화물 제한이 심하지 않다표 12-2. 2주 후에 7~12kg의 체중감량을 선전하나 다이어트 후에 요요현상이 심하다. 허용된 식품의 종류가 제한적이고 모든 요리에 소금을 넣지 않고, 채소 샐러드도 레몬즙이나 식초만으로 양념하며, 커피는 블랙으로 마셔야 하는 등 음식 맛이 없어 실행하기 힘들다.

표 12-2 덴마크 다이어트 식단의 예

아침	점심	저녁
삶은 달걀 3개, 자몽 1개, 모닝빵 1개, 블랙커피 1잔	삶은 달걀 3개, 토스트 1장, 채소 샐러드(토마토, 셀러리, 양상추, 레몬즙), 블랙커피	삶은 달걀 3개, 자몽 1개, 블랙커피 1잔

3) 저탄수화물 다이어트

저탄수화물 다이어트는 고단백 · 저탄수화물 식사와 마찬가지로 단백질 섭취량이 높은 편이나 탄수화물 섭취량은 좀 더 많다. 일반적으로 서양식에서 적정 탄수화물 열량비는 40~50%를 말하며, 50~60%는 고탄수화물, 39% 이하는 저탄수화물 식사로 분류한다. 이 다이어트는 고단백 식사를 주로 하면서 하루에 한 끼 정도 소량의 탄수화물 섭취를 허용한다. 즉, 케톤증이 일어나지 않을 정도의 저탄수화물 식사를 권장한다. 혈당지수가 낮은 식품을 섭취하고 단순당, 과일, 빵, 파스타, 시리얼, 감자, 고구마, 스낵, 카페인의 섭취는 철저히 제한한다. 대표적으로 존 다이어트가 있다.

(1) 존 다이어트

존 다이어트zone diet는 미국인 의사 배리 시어즈Barry Sears가 고안한 방법으로 '탄

수화물 : 단백질 : 지방' 열량비를 '40 : 30 : 30%'로 할 때 혈당을 조절하는 인슐린과 글루카곤 호르몬의 균형이 가장 좋은 범위zone에 있게 된다는 것이다.

하루 3끼 식사와 2번의 간식을 먹는데, 매 식사의 간격을 5시간 이내로 하고 공복감을 느끼기 전에 식사를 한다. 곡류와 과일류의 섭취를 제한하며, 탄수화물은 채소(토마토, 당근)와 콩을 통해 섭취한다. 저지방 살코기 육류, 생선, 두부, 저지방 유제품, 채소류 및 견과류 섭취를 권장한다. 반면, 파스타, 빵, 밥, 국수, 떡, 감자, 고구마, 바나나, 멜론, 수박, 과일주스의 섭취는 금한다.

(2) 사우스 비치 다이어트

사우스 비치 다이어트South Beach Diet는 미국 심장병전문의 애거스톤Agatston이 과체중 심장병 환자를 위해 고안한 다이어트 방법이다. 앳킨스나 존 다이어트보다는 탄수화물 제한이 덜하며 저혈당지수 식품의 섭취를 권장한다표 12-3.

표 12-3 사우스 비치 다이어트 식단 – 3단계

단계	내용
1단계	• 도입기로 2주간 탄수화물 제한식이를 하여 3.5~6kg을 감량하는 단계이다. • 하루 3끼의 식사와 간식을 배고픔이 없어질 때까지만 먹도록 한다.
2단계	• 이어 2주간 1단계의 식단과 함께 특수 식단과 요리법을 따라야 한다. • 이 기간에 0.5~1kg/주의 체중이 감량된다.
3단계	평소대로 생활하면서 건강한 식품을 먹고 체중을 유지하도록 하는 단계이다.
• 허용 식품 : 고기, 생선, 치킨, 칠면조, 조개류, 무지방 치즈, 달걀, 견과류, 샐러드, 채소 등	

(3) 데이 미라클 다이어트

데이 미라클 다이어트day miracle diet는 혈액의 인슐린 농도를 일정하게 유지하여 탄수화물에 대한 갈망을 줄이고자 하는 다이어트 방법이다. 저혈당지수 식품의 섭취를 권장한다. 또한 많이 씹어야 삼킬 수 있는 식품은 혈당을 천천히 높여주는 효과가 있으므로 사과, 셀러리 등을 간식으로 권장한다표 12-4. 더불어 매일 스트레칭과 걷기 등의 운동을 권장한다.

표 12-4 데이 미라클 다이어트 식단

끼니	식단
아침	통곡빵, 달걀흰자
간식	사과, 셀러리
점심	오후 1시 이전 단백질과 채소가 풍부한 식사
간식	오후에 1~2회 간식
저녁	오후 8시 이전 단백질과 채소가 풍부한 식사

(4) 슈거 버스터즈 다이어트

슈거 버스터즈 다이어트sugar busters diet는 30~40% 탄수화물 식사로서 단백질 식품 위주로 구성되며, 혈당지수가 높은 식품은 제한하는 다이어트 방법이다. 즉, 단순당, 정크푸드, 쿠키, 케이크, 과자, 아이스크림, 감자, 흰빵, 밥, 알코올, 수박, 옥수수, 바나나, 파스타, 당근의 섭취를 제한한다.

(5) 혈당지수 다이어트

미니 사전

혈당지수
glycemic Index, GI
- 저혈당지수 ≤ 55
- 중혈당지수 56~69
- 고혈당지수 ≥ 70

혈당지수 다이어트glycemic index diet는 혈당지수가 낮은 식품으로 열량 제한 식사를 하는 방법이다. 튀김, 단 음식, 가공식품의 섭취를 제한한다. 같은 식품이라도 조리하거나 으깬 것은 혈당지수가 높아지므로 날것으로 먹기를 권장한다. 앞에서 소개한 사우스 비치 다이어트도 일종의 혈당지수 다이어트이다.

4) 고탄수화물 · 저지방 다이어트

고탄수화물 · 저지방 다이어트는 지방 섭취량을 줄이고 설탕과 감미료를 제한하며 대신 과일, 채소, 곡류 등의 고탄수화물 식품의 섭취를 늘린 것이다. 대표적으로 스즈키 다이어트, 죽 다이어트가 여기에 속한다.

이것은 식이섬유를 다량 섭취함으로써 포만감을 얻을 수 있으며 한국인의 식습관에 적합하고 경제적이라는 장점이 있다. 반면, 식단이 고정되어 있어 싫증나기 쉽고, 단백질 부족 및 비타민과 무기질의 불균형 등 영양 불균형 상태가 되기 쉬우며, 장기간 실시하면 골다공증, 빈혈 등의 위험이 있다.

(1) 스즈키 다이어트

일본의 스즈키 소노코가 개발한 다이어트 방법으로 탄수화물이 풍부한 식사를 하루 1,000~1,100kcal 정도 섭취하는 다이어트이다표 12-5. 비교적 열량 제한이 덜하여 기초대사량 유지에 도움이 되고, 쌀밥을 주식으로 하므로 우리 식생활과도 친숙하다.

표 12-5 스즈키 다이어트 식단

끼니	식단
식전	일어나자마자 다시마물 1컵 마심(다시마 1조각을 24시간 물 1컵에 담가 우려낸 물)
아침	밥 1공기, 콩자반 1큰술, 조미하지 않은 김, 된장국(미역 조금), 채소조림 1작은술
점심	밥 1공기, 콩자반 1큰술, 조미하지 않은 김, 채소조림 1작은술, 해조류 1작은술
간식	찐빵 또는 단팥죽, 커피(설탕 1작은술), 양갱 1조각 중 하루에 1개씩 골라 먹음
저녁	밥 1공기, 콩자반 1큰술, 일품요리(연어구이, 대구탕, 기름 뺀 닭백숙 중 1가지)
• 제한식품 : 유제품, 지방, 수분이 너무 많은 음식, 식품첨가물이 든 음식	

(2) 비버리힐스 다이어트

비버리힐스 다이어트Beverly Hills diet는 1981년 주디 마젤Judy Mazel이 만든 것으로, 할리우드 연예인들이 많이 하는 다이어트라 하여 유명해졌다. 황제 다이어트와는 반대로 동물성 단백질과 지방의 섭취는 극도로 제한하면서 대신 탄수화물과 식물성 단백질 위주로 섭취한다표 12-6.

단기간 내 체중감량 효과가 크다. 그러나 이 다이어트는 하루 약 800kcal의 위험한 저열량식으로서, 단백질을 비롯한 많은 영양소가 결핍되어 있고, 다이어트 중단 후 금세 체중이 원상 복귀된다.

표 12-6 비버리힐스 다이어트 식단

끼니	식단
아침	서양자두(프룬) 230g
점심	딸기 무제한
저녁	구운 감자

• 허용 식품 : 채소, 과일, 밥, 빵, 국수, 감자, 고구마, 저지방 우유 및 유제품, 녹차, 홍차, 블랙커피
• 제한식품 : 쇠고기, 돼지고기, 닭고기, 햄, 소시지, 베이컨, 버터, 크림빵, 케이크, 생선, 새우, 오징어

(3) 죽 다이어트

죽 다이어트는 영양 밀도가 낮은 탄수화물 위주의 각종 죽만을 먹어 결국 열량 제한으로 체중을 감량하는 것이다. 이 방법은 단백질과 비타민 및 무기질의 결핍이 우려된다. 단백질 보충을 위해 닭가슴살, 흰살생선, 유제품, 두부 등을 첨가한 죽을 활용할 수 있다.

(4) 쿠키 다이어트

쿠키 다이어트cookie diet는 1975년 내과의사 시걸Siegal이 개발하였다. 밀가루, 단백질파우더, 콩, 달걀, 우유에 향(오트밀, 건포도, 초콜릿, 블루베리, 바나나, 코코넛 중 1가지)을 첨가해 만든 쿠키로 다이어트를 하는 방법이다. 하루 6개의 쿠키를 먹어 500kcal를 섭취하고, 저녁(생선 또는 닭고기 170g, 저지방 드레싱을 한 채소 샐러드 2컵)으로 300kcal를 섭취하여 하루 총 800kcal를 섭취한다. 이것은 간편하다는 장점이 있지만, 영양소 결핍의 우려가 크며 요요현상도 나타날 수 있다.

5) 원푸드 다이어트

원푸드 다이어트One food diet는 한 가지 식품만을 계속 섭취하는 것을 말한다표 12-7. 하루 종일 또는 하루에 한 끼 이상 한 종류의 식품만을 계속 섭취함으로써 전체적인 음식 섭취량과 에너지 섭취량을 감소시켜 체중이 빠지게 하는 것이다. 매우 단순하여 준비가 간편하고 실행하기가 쉬운 장점이 있다. 그러나 단조로워 오래 지속하기 힘들고 영양 불균형이 오기 쉬우며 감량된 체중을 유지하기도 힘들다.

표 12-7 원푸드 다이어트의 예

식품군	식품
과일	사과, 포도, 자몽
채소	토마토, 양배추, 오이, 당근, 셀러리
곡류	감자, 강냉이, 벌꿀, 건빵
단백질	우유, 요구르트, 두부, 치즈, 검은콩, 달걀

6) 기타 유행 다이어트

(1) 아사이베리 다이어트

아사이베리acai berry는 아마존의 팜 나무 열매이다그림 12-1. 페리콘Perricone 박사가 오프라 윈프리 쇼에 나와서 항산화 효과가 큰 식품이라고 소개하면서 주목받기 시작했다. 아사이베리 다이어트는 저열량식에 아사이베리를 첨가한 제품을 섭취하는 다이어트이다.

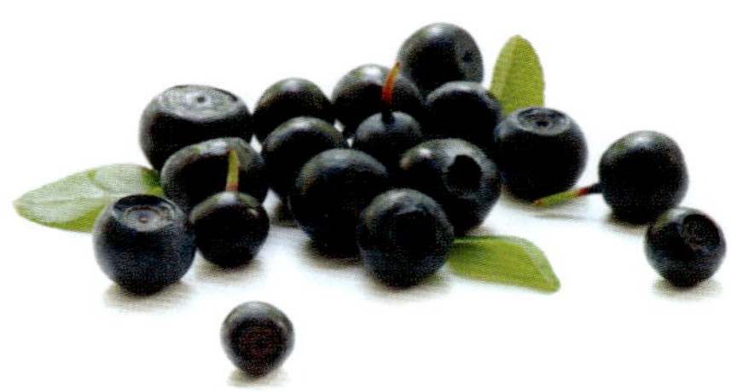

그림 12-1 아사이베리

아사이베리는 블루베리와 적포도주보다도 항산화력이 커서 아사이베리 다이어트를 하면 체중감량뿐만 아니라 활력을 증가시킬 수 있다고 주장한다. 그러나 아직 이 다이어트의 체중감량 효과는 불확실하며, 생활습관을 변화시키도록 격려하는 다이어트 방법도 아니고 단시간 내에 급속한 체중감량을 주장하고 있지만 검증되지 않았으며 아사이베리 값도 비싸다.

(2) 3일 다이어트

3일 다이어트는 가장 유명한 단기 유행 다이어트 중 하나이다표 12-8. 단기간에 체중감량에 도달할 수 있으나 대부분은 다시 정상 식사패턴으로 복귀하면 금방 다시 체중이 원상 복귀된다. 장기간 이 다이어트를 하는 것은 건강에 해롭다.

표 12-8 3일 다이어트 식단

구분	1일차(870kcal)	2일차(1,149kcal)	3일차(859kcal)
아침	• 커피 또는 홍차(0kcal) • 자몽 1/2개 또는 주스(41kcal) • 토스트 1쪽 + 땅콩버터 1큰술(178kcal)	• 커피 또는 홍차(0kcal) • 달걀 1개(78kcal) • 토스트 1쪽(83kcal) • 바나나 1개(105kcal)	• 커피 또는 홍차(0kcal) • 크래커 5쪽(70kcal) • 체더치즈 1온스(100kcal) • 사과 소 1개(52kcal)
점심	• 참치 1/2컵(100kcal) • 토스트 1쪽(83kcal) • 커피 또는 홍차(0kcal)	• 커피 또는 홍차(0kcal) • 2% 코티지치즈 1컵(203kcal) • 크래커 5쪽(70kcal)	• 커피 또는 홍차(0kcal) • 구운 달걀 1개(78kcal) • 토스트 1쪽(83kcal)
저녁	• 살코기 85g(94kcal) • 완두콩 1컵(34kcal) • 당근 1컵(52kcal) • 바닐라아이스크림 1컵(288kcal) • 커피 또는 홍차(0kcal)	• 커피 또는 홍차(0kcal) • 쇠고기 소시지 또는 핫도그 2개(300kcal) • 당근 1/2컵(26kcal) • 바나나 1개(105kcal) • 브로콜리 또는 양배추 1컵(35kcal) • 바닐라아이스크림 1/2컵(144kcal)	• 커피 또는 홍차(0kcal) • 참치 1컵(200kcal) • 콜리플라워 1컵(23kcal) • 멜론 1컵(57 kcal) • 바닐라아이스크림 1/2컵(144kcal)

(3) 팔레오 다이어트

팔레오 다이어트Paleo diet는 로렌 코데인Loren Cordain이 주창한 다이어트로 일명 원시인 다이어트라고도 부른다표 12-9. 코데인의 주장에 따르면, 과거 수백만 년 동안 아주 천천히 발달해 오던 인류의 식사가 농업활동과 산업혁명을 거치면서 식품가

표 12-9 팔레오 다이어트 7일 식단

끼니	식단
아침	시금치와 버섯이 들어간 오믈렛
오전 간식	신선한 베리
점심	구운 연어, 다량의 각종 채소 샐러드와 아마씨유 드레싱
오후 간식	구아카몰리(guacamole), 생 당근과 셀러리
저녁	구운 닭고기, 데친 브로콜리, 토마토 샐러드
저녁 간식	구운 호두 시나몬 애플

• 허용 식품 : 구석기시대 원시인들이 먹었던 과일, 채소, 육류
• 제한 식품 : 가공식품, 설탕, 소금, 곡류, 콩류, 유제품, 커피, 알코올, 감자(원시시대와 유전적 · 영양적으로 너무 다르기 때문)

미니 사전

구아카몰리guacamole
아보카도를 으깬 것에 양파, 토마토, 고추 등을 섞어 만든 멕시코 요리

공 및 저장 기술이 급격히 발전함에 따라 전에는 안 먹던 곡물 및 가공식품을 많이 먹게 되었고, 이 때문에 우리 건강이 손상되어 현대 질병의 원인이 되었다는 것이다. 코데인은 인간 유전자는 농업 시작 전 인류 조상의 식사에 적합하게 적응되었으므로 과거 수렵 시절의 동굴 거주인처럼 먹어야 한다고 주장한다.

팔레오 다이어트는 곡류와 정제된 탄수화물, 유제품의 섭취를 제한하고 과일, 채소, 육식만을 허용한다. 팔레오 다이어트는 일종의 고단백 식사로서 식욕을 감소시키고 대사를 증진시키며 근육단백질 손실을 방지하는 장점이 있다. 그러나 팔레오 다이어트는 지나치게 제한적인 다이어트로서 외식과 사회활동에 제약이 많으며 끝없는 인내가 필요하다. 사실 현대인이 구석기시대 원시인들이 먹던 것처럼 먹는 것은 불가능하다.

(4) 메이요 클리닉 다이어트

메이요 클리닉 다이어트Mayo Clinic diet는 이름 때문에 오해의 소지가 큰데, 이것은 메이요 클리닉의 공식적인 다이어트가 아니다. 메이요 클리닉 다이어트는 일종의 유행 또는 말도 안 되는 다이어트의 일종으로서 자몽을 기본으로 하여 다량의 샐러

표 12-10 메이요 클리닉 다이어트 식단

끼니	식단
아침	자몽 1/2개 또는 자몽주스 115g(무가당), 달걀 2개, 베이컨 2쪽
점심	자몽 1/2개 또는 자몽주스 115g(무가당), 고기(무제한), 샐러드(드레싱 종류 무방)
저녁	자몽 1/2개 또는 자몽주스 115g(무가당), 고기(무제한, 생선으로 대체 가능), 채소(녹색 · 황색 · 적색 채소를 버터에 볶거나 다른 향신료로 조리)
취침 전 간식	토마토주스 1잔 또는 무지방우유 1잔

드와 단백질, 약간의 탄수화물 섭취를 권장한다표 12-10. 10주 안에 23~25kg의 감량을 주장한다. 12일간 지속하고 2일간 중단하는 사이클을 계속한다.

이 다이어트에서 권장하는 바에 의하면, 고기는 배불러서 더 이상 못 먹을 때까지 먹고, 지방으로 전환될 수 있는 당류와 전분은 완벽하게 제한하며, 대신 지방은 지방 연소를 도우므로 많이 먹도록 한다. 심지어 버터에 볶은 식품을 섭취하고 채소를 먹을 때도 버터를 일상적으로 섭취하라고 권장한다. 또한 자몽은 연소과정에서 촉매제로 작용하므로 많이 먹으라고 한다.

(5) 양배추 수프 다이어트

양배추 수프 다이어트cabbage soup diet는 일종의 7일 식사계획으로서, 짧은 시간에 체중감량을 목표로 한다표 12-11. 이것은 애초에 Sacred Heart Hospital에서 수술환자의 체중감량을 촉진할 목적으로 고안된 다이어트로서 장기 적용은 적합하지 않다.

양배추 수프 다이어트는 체중감량 속도가 빠르고, 고열량의 정크푸드를 먹던 식습관을 변화시킬 수 있는 장점이 있다. 또한 양배추, 브로콜리, 콜리플라워 등의 채소는 암을 예방하는 효과도 있다. 그러나 양배추 수프는 너무 단조롭고, 고염 섭취 및 영양 불균형의 문제가 있다. 또한 이 다이어트에는 단백질, 칼슘, 기타 필수지방산이 부족하여 장기간 적용이 어렵다. 양배추 수프 다이어트에 의한 체중감량 효과는 저열량 식사이기 때문이지 양배추 수프의 어떤 기적적인 효과가 아니다.

표 12-11 양배추 수프 7일 식단

날짜	식단
1일차	양배추 수프 + 과일(바나나 제외)
2일차	양배추 수프 + 채소(저녁으로는 구운 토마토 + 버터, 감자는 제한)
3일차	양배추 수프 + 과일과 채소
4일차	양배추 수프 + 바나나 6개 이하 + 무지방우유
5일차	양배추 수프 + 토마토 6개 + 고기 또는 생선 450g 이하
6일차	양배추 수프 + 고기(쇠고기) + 채소
7일차	양배추 수프 + 현미, 과일주스, 채소
• 양배추 수프 조리법 : 양파 대 6개, 고추 2개, 토마토 1 또는 2캔, 셀러리 1줄기, 양배추 1/2통, 양파 수프 믹스 1봉지, 고형 부용(bouillon) 1~2조각, V8 캔 주스 4.2L, 조미료(소금, 후추, 파슬리, 커리, 마늘분말 등) • 제한식품 : 빵, 당 함유 음료, 알코올	

(6) 혈액형 다이어트

혈액형 다이어트blood type diet는 다다모D'Adamo 박사가 시작한 다이어트로, 과학적 근거하에 만들어졌다고 주장하나 증명되지 않았다표 12-12. 왜냐하면 대사와 인슐린민감성 등은 혈액형이 아니라 식사에 의해 결정되는 요인이며, 혈액형이 같은 사람도 매우 다른 대사를 보이기 때문이다. 이 다이어트에 의해 살이 빠진다면 혈액형 때문이 아니라 기본적으로 건강 식단이기 때문이다.

표 12-12 혈액형 다이어트에서 주장하는 혈액형별 권장 식단

혈액형	식단
O	• 저탄수화물 식사, 고단백 식사, 저유제품 식사 권장 • 아보카도, 브라질 견과류, 오렌지 섭취 제한 • 열심히 운동할 것을 권장
A	• 적색육을 피하고 생선과 채소를 많이 먹도록 권장 • 유제품 섭취는 줄이고, 운동은 가볍게 할 것
B	닭고기와 베이컨 제한. 쇠고기와 유제품, 생선, 과일, 채소 섭취 권장
AB	A와 B형 식사를 혼합

(7) 자몽 다이어트

자몽에는 식이섬유와 비타민 C가 다량 함유되어 있다. 하지만 자몽을 체중감량 프로그램의 유일한 기초로 사용하는 것은 무모한 짓이다. 많은 자몽 다이어트 식단은 자몽 섭취와 함께 초저열량식을 기본으로 한다. 자몽 다이어트의 식단과 원리는 메이요 클리닉 다이어트표 12-10와 거의 비슷하다.

(8) 액상 아미노 다이어트

액상 아미노 다이어트liquid amino diet는 다이어트 제제에 아미노산을 조합한 액체 'Amino Diet Plus'를 이용한 다이어트 방법이다표 12-13. 이 다이어트의 창시자는 각각의 성분이 대사를 증진시키고 체지방 연소를 향상시키며 간 · 갑상샘 · 소화 기계 기능을 강화하는 기능이 있다고 주장한다. 이 액체를 사용하여 하루에 세 번의 식사와 두 번의 간식으로 혈당지수가 낮은 식사를 한다. 다이어트 시작 전 이틀 간의 준비기에 달걀, 유제품, 올리브유, 아보카도와 견과류를 먹는다. 또한 오메가-3 어유

표 12-13 액상 아미노 다이어트– 3단계

단계	내용
1단계	• 주 체중감소 기간으로서 하루 1,000kcal 정도를 섭취한다. • 살코기, 콩, 채소, 과일, 건강에 좋은 지질과 액상 아미노산을 섭취하여 혈당지수가 낮게 유지한다. • 이 기간은 감량 목표체중에 따라 최소 30~90일간 유지한다. 90일 이후에도 더 체중감량을 원하면 2단계를 마친 후 다시 1단계로 돌아올 수 있다.
2단계	• 3주 동안 시행하는데, 신체가 단식 모드로 전환되는 것을 방지하는 것이 목적이다. 이 기간에는 액상 아미노산을 복용하지 않는다. • 하루 섭취 열량은 1,500kcal까지 허용되며, 먹을 수 있는 식품이 조금 다양해진다. 1단계의 식사에 약간의 전곡류와 오트밀을 더 먹을 수 있다.
3단계	• 마지막 단계로 감소된 체중과 건강한 생활습관을 유지하는 기간이다. • 서서히 당류와 전분 섭취량을 원하는 만큼 늘려나갈 수 있다.
• 허용 식품 : 닭가슴살, 참치, 새우, 게, 쇠고기, 달걀, 코티지치즈, 요구르트, 단백질 분말, 두부, 검은콩, 오트밀, 전곡빵, 코코넛, 아보카도, 아몬드, 땅콩버터, 아스파라거스, 시금치, 양상추, 양배추, 콜리플라워, 토마토, 사과, 딸기, 블루베리, 코코아 분말, 사과식초	

보충제를 복용한다. 아미노산 용액은 1단계에서만 복용하며 비타민 보충제, 어유 캡슐, 단백질 보충제는 세 단계 모두 복용한다.

빠른 체중감량이 가능하나 극단적인 제한식이로서 많은 식품을 제한하고 비현실적인 체중감량에 대한 기대를 갖게 한다. 무엇보다도 아미노산 용액의 다이어트 효과가 과학적으로 입증되지 않았으며 가격 또한 매우 비싸다.

(9) 스카스데일 다이어트

스카스데일 다이어트Scarsdale diet는 1970년대에 유행했던 저지방·고단백 다이어트로서 탄수화물의 섭취를 제한하고, 반드시 정해진 식품을 정해진 분량만큼, 정해진 끼니에 먹도록 고안되었다표 12-14. 하루 8컵의 물이나 다이어트 소다를 마시며 소금, 후추, 레몬, 식초, 간장, 토마토케첩 등의 조미료 사용이 허용된다.

표 12-14 스카스데일 다이어트 식단

날짜	아침	점심	저녁
1일차	커피 또는 차(인공감미료 이용) + 자몽 1/2개	육류(쇠고기 또는 닭고기 살코기, 생선) + 토마토 샐러드	구운 생선 + 토마토 양상추 샐러드 + 자몽 또는 멜론
2일차	커피 또는 차(인공감미료 이용) + 자몽 1/2개	과일 샐러드 + 커피	빵을 제외한 햄버거 + 조리된 채소
3일차	커피 또는 차(인공감미료 이용) + 자몽 1/2개	참치 샐러드 + 자몽 또는 멜론	살코기로 만든 폭찹 + 채소 샐러드 + 커피
4일차	커피 또는 차(인공감미료 이용) + 자몽 1/2개	달걀 2개 + 코티지치즈 + 삶은 호박 + 토스트 1쪽 + 커피	껍질 제거한 닭 + 시금치
5일차	커피 또는 차(인공감미료 이용) + 자몽 1/2개	치즈 + 시금치 + 토스트 1쪽	구운 생선 + 조리한 채소 또는 채소 샐러드 + 토스트 1쪽
6일차	커피 또는 차(인공감미료 이용) + 자몽 1/2개	과일 샐러드 + 커피	구운 닭(껍질 제거) + 토마토·양상추 샐러드 + 자몽 또는 멜론
7일차	커피 또는 차(인공감미료 이용) + 자몽 1/2개	치킨 + 토마토·양상추 샐러드 + 자몽 또는 멜론	쇠고기 살코기 + 샐러드 + 커피

(10) 대사 다이어트

대사 다이어트metabolism diet는 일종의 7일 다이어트로서 대사를 증진시키기 위해 고안되었다표 12-15. 이 다이어트에 따르면 특정 식품을 특정 시간에 특정한 양을 먹으면 대사를 증진시켜 체중을 감량할 수 있다는 것이다. 하루 4컵 이상의 물을 마신다. 모든 음식에 허브, 소금, 후추, 레몬, 식초, 우스터소스, 간장, 겨자와 케첩을 넣어 먹을 수 있다.

표 12-15 대사 다이어트 식단

날짜	아침	점심	저녁
1일차	블랙커피 또는 홍차(인공감미료* 1~2봉지)	삶은 달걀 2개 + 익힌 시금치 1컵	스테이크 170g + 양상추 · 셀러리 샐러드
2일차	블랙커피 또는 홍차(인공감미료* 1~2봉지) + 크래커	양상추 · 셀러리 샐러드 + 170g 스테이크	햄 220~280g
3일차	블랙커피 또는 홍차(인공감미료* 1~2봉지) + 크래커	삶은 달걀 2개 + 완두콩 1컵 + 토마토	햄 220~280g + 완두콩 · 토마토 샐러드 2컵
4일차	블랙커피 또는 홍차(인공감미료* 1~2봉지) + 크래커	삶은 달걀 1개 + 당근 1컵	호상요구르트 1개 + 모차렐라치즈 28g + 과일 샐러드
5일차	블랙커피 또는 홍차(인공감미료* 1~2봉지) + 크래커 + 레몬주스	생선살 튀김 + 토마토 샐러드	스테이크 1/2인분 + 채소 샐러드
6일차	블랙커피 또는 홍차(인공감미료* 1~2봉지)	껍질 제거한 닭고기 구이	삶은 달걀 2개 + 당근 1컵
7일차	홍차	스테이크 1/2인분, 과일 1/2개	일상식

* 인공감미료 : Sweet N Low 또는 Equal

CHAPTER 12 다 시 보 기

유행 다이어트는 단기간 내에 쉽게 체중이 감량된다고 주장하는 특징이 있으며 실제로 실행 초기에는 체중감량 효과가 있다. 그러나 유행 다이어트로 체중을 감량한 경우 금세 요요현상이 생기며 장기적으로 봤을 때 효과가 없고 건강에도 매우 해롭다.

유행 다이어트의 종류

유행 다이어트의 종류		다이어트 원리 및 방법
극단적인 열량 제한 다이어트	단식	칼로리가 있는 모든 음식물 제한
	초저열량 다이어트	200~800kcal/일의 열량 섭취
고단백 · 저열량 다이어트	앳킨스 다이어트	• 육류와 지질만 섭취 • 탄수화물은 제한 • 케톤증 유발
	덴마크식 다이어트	• 달걀 · 채소 섭취 권장 • 앳킨스 다이어트보다는 탄수화물 제한이 덜함
저탄수화물 다이어트	존 다이어트	탄수화물 : 단백질 : 지방 열량비 = 40 : 30 : 30%
	사우스 비치 다이어트	저혈당지수 식품 섭취를 강조
	데이 미라클 다이어트	저혈당지수 식품 섭취를 강조
	슈거 버스터즈 다이어트	• 30~40% 탄수화물 식사 • 단백질 식품 권장 • 고혈당지수 식품 제한
	혈당지수 다이어트	저혈당지수 식품 + 열량 제한 식사
고탄수화물 · 저지방 다이어트	스즈키 다이어트	고탄수화물 식사로 1,000~1,100kcal/일 섭취
	비버리힐스 다이어트	800kcal/일의 저열량식 단백질과 지질 섭취 제한
	죽 다이어트	각종 죽만 먹어 열량 제한
	쿠키 다이어트	식사로 다이어트 쿠키 섭취
원푸드 다이어트		한 가지 식품만을 계속 섭취

: 기타 유행 다이어트의 종류

다이어트 종류	원리
아사이베리 다이어트	저열량식에 아사이베리를 첨가한 다이어트
3일 다이어트	가장 유명한 단기 유행 다이어트 중 하나
팔레오 다이어트	원시인이 먹던 것처럼 먹는 다이어트
메이요 클리닉 다이어트	자몽을 기본으로 한 고단백 다이어트
양배추 수프 다이어트	양배추 수프를 기본으로 한 저열량 다이어트
혈액형 다이어트	혈액형별로 다른 식사와 운동을 권장하는 다이어트
자몽 다이어트	자몽을 위주로 한 초저열량 다이어트로 메이요 클리닉 다이어트와 거의 같음
액상 아미노 다이어트	다이어트 제제에 아미노산을 조합한 액체를 이용한 다이어트
스카스데일 다이어트	저지방/고단백 다이어트로서 정해진 식품을 정해진 분량만큼 정해진 끼니에 먹도록 하는 다이어트
대사 다이어트	일종의 7일 다이어트로서 대사를 증진시키는 다이어트

CHAPTER 12 연구문제

01 다음 중 유행 다이어트에 대한 설명 중 틀린 것은?

① 요요현상이 적은 편이다.
② 비교적 따라하기 쉬운 편이다.
③ 개인의 특성을 고려하지 못한다.
④ 단기간 체중감량 효과가 빠르다.

02 다음 중 유행 다이어트에 대한 설명 중 틀린 것은?

① 극단적으로 탄수화물을 제한하면 배뇨 과다가 발생한다.
② 초저열량 다이어트는 혈청 콜레스테롤 농도를 감소시킨다.
③ 단식은 케톤증, 저혈압, 통풍, 담석증 등의 부작용을 일으킨다.
④ 고탄수화물 · 저지방 다이어트는 장기적으로 실시하면 빈혈 위험이 높아진다.

03 다음 중 유행 다이어트에 대해 잘못 짝지은 것은?

① 스즈키 다이어트 – 원푸드 다이어트
② 존 다이어트 – 저탄수화물 다이어트
③ 죽 다이어트 – 고탄수화물 · 저지방 다이어트
④ 앳킨스 다이어트 – 고단백 · 저탄수화물 다이어트

04 다음 중 존 다이어트에 대한 설명 중 틀린 것은?

① 곡류와 과일류 섭취를 제한한다.
② 미국인 의사 베리 시어즈가 고안한 다이어트 방법이다.
③ '탄수화물 : 단백질 : 지방'의 비율을 '40 : 30 : 30%'으로 구성한다.
④ 갑상샘호르몬의 균형이 가장 좋은 범위(zone)에 있는 다이어트 방법이다.

05 다음 중 고단백 · 저탄수화물 다이어트의 특징이 아닌 것은?

① 비타민, 무기질 등 영양불량 상태가 오기 쉽다.
② 탄수화물 섭취를 제한하면서 소변 분비가 줄어든다.
③ 케톤체에 의한 식욕 억제 효과로 공복감이 적은 편이다.
④ 종류로는 앳킨스 다이어트(황제 다이어트), 덴마크 다이어트 등이 있다.

정답 1. ① 2. ② 3. ① 4. ④ 5. ②

APPENDIX

부록

부록 1 우리나라 아동의 체질량지수(BMI) 백분위수

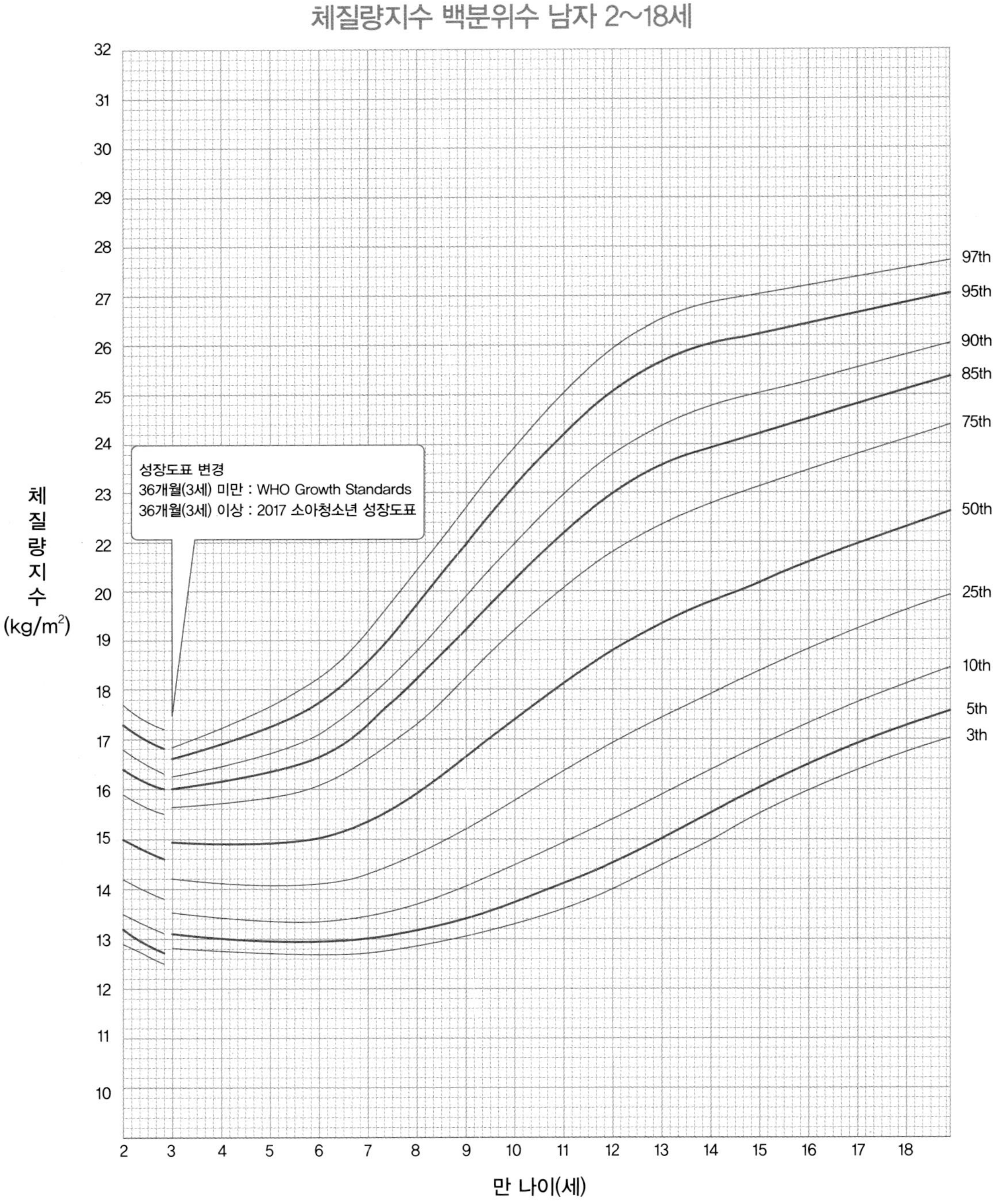

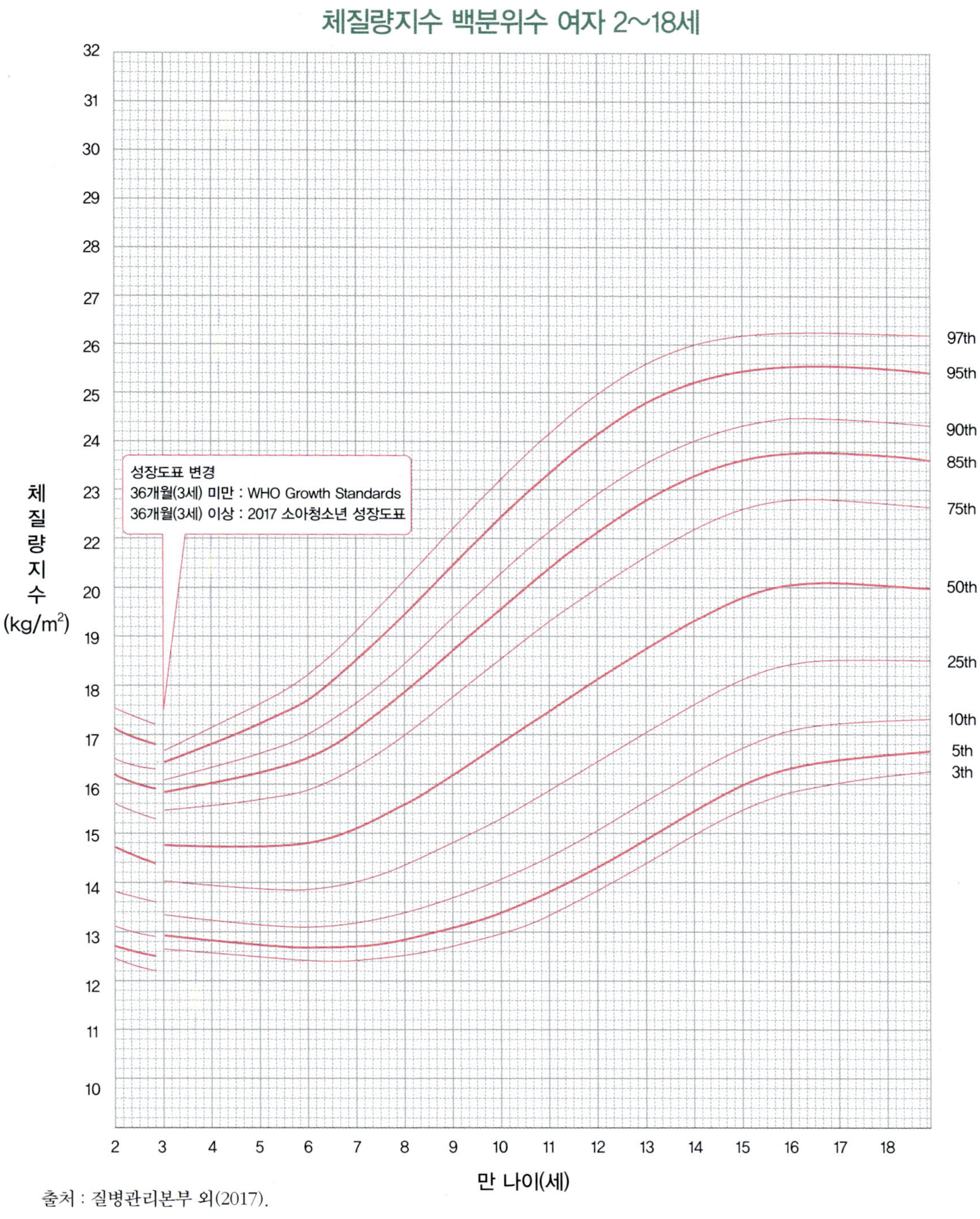

출처 : 질병관리본부 외(2017).

부록 2 우리나라 아동의 신장별 체중 50 백분위수

신장별 체중 50 백분위수 남자 0~18세

신장(cm)	남아(0~23개월)	신장(cm)	남아(0~23개월)	신장(cm)	남아(0~23개월)	신장(cm)	남아(0~23개월)
45	2.4	62	6.5	79	10.3	96	14.1
45.5	2.5	62.5	6.7	79.5	10.4	96.5	14.3
46	2.6	63	6.8	80	10.4	97	14.4
46.5	2.7	63.5	6.9	80.5	10.5	97.5	14.5
47	2.8	64	7.0	81	10.6	98	14.6
47.5	2.9	64.5	7.1	81.5	10.7	98.5	14.8
48	2.9	65	7.3	82	10.8	99	14.9
48.5	3.0	65.5	7.4	82.5	10.9	99.5	15.0
49	3.1	66	7.5	83	11.0	100	15.2
49.5	3.2	66.5	7.6	83.5	11.2	100.5	15.3
50	3.3	67	7.7	84	11.3	101	15.4
50.5	3.4	67.5	7.9	84.5	11.4	101.5	15.6
51	3.5	68	8.0	85	11.5	102	15.7
51.5	3.6	68.5	8.1	85.5	11.6	102.5	15.9
52	3.8	69	8.2	86	11.7	103	16.0
52.5	3.9	69.5	8.3	86.5	11.9	103.5	16.2
53	4.0	70	8.4	87	12.0	104	16.3
53.5	4.1	70.5	8.5	87.5	12.1	104.5	16.5
54	4.3	71	8.6	88	12.2	105	16.6
54.5	4.4	71.5	8.8	88.5	12.4	105.5	16.8
55	4.5	72	8.9	89	12.5	106	16.9
55.5	4.7	72.5	9.0	89.5	12.6	106.5	17.1
56	4.8	73	9.1	90	12.7	107	17.3
56.5	5.0	73.5	9.2	90.5	12.8	107.5	17.4
57	5.1	74	9.3	91	13.0	108	17.6
57.5	5.3	74.5	9.4	91.5	13.1	108.5	17.8
58	5.4	75	9.5	92	13.2	109	17.9
58.5	5.6	75.5	9.6	92.5	13.3	109.5	18.1
59	5.7	76	9.7	93	13.4	110	18.3
59.5	5.9	76.5	9.8	93.5	13.5		
60	6.0	77	9.9	94	13.7		
60.5	6.1	77.5	10.0	94.5	13.8		
61	6.3	78	10.1	95	13.9		
61.5	6.4	78.5	10.2	95.5	14.0		

* 2세 미만(0~23개월)의 신장은 누운 키로 측정, 2세(24개월) 이상의 신장은 선 키로 측정

신장(cm)	남아(24~35개월)	신장(cm)	남아(24~35개월)	신장(cm)	남아(24~35개월)	신장(cm)	남아(24~35개월)
65	7.4	82	11.0	99	15.1	116	20.8
65.5	7.6	82.5	11.1	99.5	15.2	116.5	21.0
66	7.7	83	11.2	100	15.4	117	21.2
66.5	7.8	83.5	11.3	100.5	15.5	117.5	21.4
67	7.9	84	11.4	101	15.6	118	21.6
67.5	8.0	84.5	11.5	101.5	15.8	118.5	21.8
68	8.1	85	11.7	102	15.9	119	22.0
68.5	8.2	85.5	11.8	102.5	16.1	119.5	22.2
69	8.4	86	11.9	103	16.2	120	22.4
69.5	8.5	86.5	12.0	103.5	16.4		
70	8.6	87	12.2	104	16.5		
70.5	8.7	87.5	12.3	104.5	16.7		
71	8.8	88	12.4	105	16.8		
71.5	8.9	88.5	12.5	105.5	17.0		
72	9.0	89	12.6	106	17.2		
72.5	9.1	89.5	12.8	106.5	17.3		
73	9.2	90	12.9	107	17.5		
73.5	9.3	90.5	13.0	107.5	17.7		
74	9.4	91	13.1	108	17.8		
74.5	9.5	91.5	13.2	108.5	18.0		
75	9.6	92	13.4	109	18.2		
75.5	9.7	92.5	13.5	109.5	18.3		
76	9.8	93	13.6	110	18.5		
76.5	9.9	93.5	13.7	110.5	18.7		
77	10.0	94	13.8	111	18.9		
77.5	10.1	94.5	13.9	111.5	19.1		
78	10.2	95	14.1	112	19.2		
78.5	10.3	95.5	14.2	112.5	19.4		
79	10.4	96	14.3	113	19.6		
79.5	10.5	96.5	14.4	113.5	19.8		
80	10.6	97	14.6	114	20.0		
80.5	10.7	97.5	14.7	114.5	20.2		
81	10.8	98	14.8	115	20.4		
81.5	10.9	98.5	14.9	115.5	20.6		

신장(cm)	남아(3~18세)	신장(cm)	남아(3~18세)	신장(cm)	남아(3~18세)
90	13.2	124	24.9	158	50.3
91	13.4	125	25.4	159	51.1
92	13.7	126	26.0	160	52.0
93	13.9	127	26.6	161	52.8
94	14.2	128	27.2	162	53.7
95	14.5	129	27.8	163	54.5
96	14.7	130	28.4	164	55.4
97	15.0	131	29.1	165	56.3
98	15.2	132	29.7	166	57.2
99	15.5	133	30.4	167	58.2
100	15.8	134	31.1	168	59.1
101	16.0	135	31.8	169	60.0
102	16.3	136	32.6	170	60.9
103	16.6	137	33.3	171	61.8
104	16.9	138	34.0	172	62.6
105	17.2	139	34.8	173	63.4
106	17.6	140	35.6	174	64.2
107	17.9	141	36.4	175	65.0
108	18.2	142	37.2	176	65.8
109	18.6	143	37.9	177	66.6
110	18.9	144	38.7	178	67.5
111	19.2	145	39.6	179	68.4
112	19.6	146	40.4	180	69.3
113	20.0	147	41.2	181	70.2
114	20.4	148	42.0	182	71.1
115	20.7	149	42.9	183	72.0
116	21.1	150	43.7	184	72.9
117	21.5	151	44.6	185	73.8
118	22.0	152	45.4	186	74.7
119	22.4	153	46.3		
120	22.8	154	47.1		
121	23.3	155	47.9		
122	23.8	156	48.7		
123	24.3	157	49.5		

신장별 체중 50 백분위수 여자 0~18세

신장(cm)	여아(0~23개월)	신장(cm)	여아(0~23개월)	신장(cm)	여아(0~23개월)	신장(cm)	여아(0~23개월)
45	2.5	62.5	6.5	80	10.1	97.5	14.4
45.5	2.5	63	6.6	80.5	10.2	98	14.5
46	2.6	63.5	6.7	81	10.3	98.5	14.6
46.5	2.7	64	6.9	81.5	10.4	99	14.8
47	2.8	64.5	7.0	82	10.5	99.5	14.9
47.5	2.9	65	7.1	82.5	10.6	100	15.0
48	3.0	65.5	7.2	83	10.7	100.5	15.2
48.5	3.1	66	7.3	83.5	10.9	101	15.3
49	3.2	66.5	7.4	84	11.0	101.5	15.5
49.5	3.3	67	7.5	84.5	11.1	102	15.6
50	3.4	67.5	7.6	85	11.2	102.5	15.8
50.5	3.5	68	7.7	85.5	11.3	103	15.9
51	3.6	68.5	7.9	86	11.5	103.5	16.1
51.5	3.7	69	8.0	86.5	11.6	104	16.2
52	3.8	69.5	8.1	87	11.7	104.5	16.4
52.5	3.9	70	8.2	87.5	11.8	105	16.5
53	4.0	70.5	8.3	88	12.0	105.5	16.7
53.5	4.2	71	8.4	88.5	12.1	106	16.9
54	4.3	71.5	8.5	89	12.2	106.5	17.1
54.5	4.4	72	8.6	89.5	12.3	107	17.2
55	4.5	72.5	8.7	90	12.5	107.5	17.4
55.5	4.7	73	8.8	90.5	12.6	108	17.6
56	4.8	73.5	8.9	91	12.7	108.5	17.8
56.5	5.0	74	9.0	91.5	12.8	109	18.0
57	5.1	74.5	9.1	92	13.0	109.5	18.1
57.5	5.2	75	9.1	92.5	13.1	110	18.3
58	5.4	75.5	9.2	93	13.2		
58.5	5.5	76	9.3	93.5	13.3		
59	5.6	76.5	9.4	94	13.5		
59.5	5.7	77	9.5	94.5	13.6		
60	5.9	77.5	9.6	95	13.7		
60.5	6.0	78	9.7	95.5	13.8		
61	6.1	78.5	9.8	96	14.0		
61.5	6.3	79	9.9	96.5	14.1		
62	6.4	79.5	10.0	97	14.2		

신장(cm)	여아(24~35개월)	신장(cm)	여아(24~35개월)	신장(cm)	여아(24~35개월)	신장(cm)	여아(24~35개월)
65	7.2	82	10.7	99	14.9	116	21.1
65.5	7.4	82.5	10.8	99.5	15.1	116.5	21.3
66	7.5	83	10.9	100	15.2	117	21.5
66.5	7.6	83.5	11.0	100.5	15.4	117.5	21.7
67	7.7	84	11.1	101	15.5	118	22.0
67.5	7.8	84.5	11.3	101.5	15.7	118.5	22.2
68	7.9	85	11.4	102	15.8	119	22.4
68.5	8.0	85.5	11.5	102.5	16.0	119.5	22.6
69	8.1	86	11.6	103	16.1	120	22.8
69.5	8.2	86.5	11.8	103.5	16.3		
70	8.3	87	11.9	104	16.4		
70.5	8.4	87.5	12.0	104.5	16.6		
71	8.5	88	12.1	105	16.8		
71.5	8.6	88.5	12.3	105.5	16.9		
72	8.7	89	12.4	106	17.1		
72.5	8.8	89.5	12.5	106.5	17.3		
73	8.9	90	12.6	107	17.5		
73.5	9.0	90.5	12.8	107.5	17.7		
74	9.1	91	12.9	108	17.8		
74.5	9.2	91.5	13.0	108.5	18.0		
75	9.3	92	13.1	109	18.2		
75.5	9.4	92.5	13.3	109.5	18.4		
76	9.5	93	13.4	110	18.6		
76.5	9.6	93.5	13.5	110.5	18.8		
77	9.6	94	13.6	111	19.0		
77.5	9.7	94.5	13.8	111.5	19.2		
78	9.8	95	13.9	112	19.4		
78.5	9.9	95.5	14.0	112.5	19.6		
79	10.0	96	14.1	113	19.8		
79.5	10.1	96.5	14.3	113.5	20.0		
80	10.2	97	14.4	114	20.2		
80.5	10.3	97.5	14.5	114.5	20.5		
81	10.4	98	14.7	115	20.7		
81.5	10.6	98.5	14.8	115.5	20.9		

신장(cm)	여아(3~18세)	신장(cm)	여아(3~18세)	신장(cm)	여아(3~18세)
88	12.3	123	24.0	158	50.9
89	12.6	124	24.5	159	51.6
90	12.9	125	25.1	160	52.4
91	13.1	126	25.6	161	53.2
92	13.4	127	26.1	162	53.9
93	13.6	128	26.7	163	54.6
94	13.9	129	27.3	164	55.3
95	14.2	130	27.9	165	56.0
96	14.4	131	28.5	166	56.8
97	14.7	132	29.1	167	57.6
98	15.0	133	29.7	168	58.3
99	15.2	134	30.4	169	59.1
100	15.5	135	31.0	170	59.9
101	15.8	136	31.7	171	60.7
102	16.1	137	32.3	172	61.4
103	16.4	138	33.0		
104	16.7	139	33.6		
105	17.0	140	34.3		
106	17.4	141	35.0		
107	17.7	142	35.8		
108	18.0	143	36.6		
109	18.3	144	37.4		
110	18.7	145	38.3		
111	19.0	146	39.2		
112	19.4	147	40.2		
113	19.8	148	41.3		
114	20.1	149	42.3		
115	20.5	150	43.3		
116	20.9	151	44.4		
117	21.3	152	45.4		
118	21.7	153	46.4		
119	22.2	154	47.4		
120	22.6	155	48.3		
121	23.1	156	49.2		
122	23.6	157	50.1		

출처 : 질병관리본부 외(2017).

참고문헌

국내 서적

김형설 옮김. **비만학**. 군자출판사. 2005.

김화영, 강명희, 양은주, 이현숙. **영양판정**. 교문사. 2016.

대한비만학회 소아비만 위원회 편저. 소아 청소년 비만관리 지침서. 2006.

대한비만학회. 임상비만학의 최신지견 –대사증후군–. 2002.

대한비만학회편. **임상비만학**(2판). 고려의학. 2001.

박태선, 김은경. **현대인의 생활영양**(개정판). 2011.

보건복지부, 질병관리본부. 2016 국민건강통계. 2017.

보건복지부, 한국영양학회. 한국인 영양소 섭취기준. 2015.

손숙미, 이종호, 임경숙, 조윤옥. **다이어트와 건강**(2판). 교문사. 2017.

손숙미, 임현숙. 김정희, 이종호, 서정숙, 손정민. **임상영양학**(개정판). 교문사. 2011.

송경희, 손정민, 김희선, 한성림, 이애랑, 김순미, 김현주, 홍경희, 라미용. **식사요법**(개정판). 파워북. 2012.

이경영, 신윤아. **다이어트 운동생리학**. 파워북. 2015.

이경영, 이병주. **다이어트 퍼스널 트레이닝**. 싸이프레스. 2012.

이미숙, 이선영, 김현아, 정상진, 김원경, 김현주. **임상영양학**. 파워북. 2012.

이상선, 정진은, 강명희, 신동순, 정혜경, 장문정, 김양하, 김혜영, 김우경 역. **영양과학**. 지구문화사. 2008.

이연숙, 임현숙, 장남수, 안홍석, 김창임, 김기남, 신동미. **생애주기영양학**(4판). 교문사. 2017.

장남수, 권오란. 김선효, 김우경, 김혜영, 신동순, 이현숙, 장문정, 정혜경. **여성과 맞춤영양**. 교문사. 2011.

한국다이어트프로그래머협회. **다이어트 프로그래머**. 인디북. 2010.

홍희옥, 맹원재. **현대인의 식생활과 건강**(개정신판). 건국대학교출판부. 2011.

국내 소책자, 리플릿 등

국민건강보험공단. 2017 비만백서. 2017.

대한가정의학회, 보건복지부, 질병관리본부. 관절염 예방과 관리를 위한 6대 생활 수칙.

대한비만학회. 비만치료 지침 2012. 2012.

미국인을 위한 식사지침. 2000.

보건복지부, 농림축산식품부, 식품의약품안전처. 국민 공통 식생활 지침. 2016.

보건복지부, 중앙암등록본부. 2015년 국가암등록통계. 2017.

서초보건소. Waist Size Story 리플릿.

질병관리본부, 대한소아과학회. 2017 소아청소년 성장도표. 2017.

한국지질 · 동맥경화학회 치료지침제정위원회. 이상지질혈증 치료지침(제3판). 2015.

국내 논문

김용성. 비만클리닉에서 시행하는 체지방측정법. **대한비만학회지, 11**(1): 1–5. 2002.

김은경, 이기열, 손태열. 신체계측을 이용한 각종 체지방량 추정식의 타당성 평가. **한국영양학회지, 23**(2): 93–107. 1990.

박경애. 경남 일부 대학생들의 스마트폰 중독이 식습관, 생활습관 및 식행동에 미치는 영향. **대한영양사협회학술지, 23**(4): 408–430. 2017.

성연아. 비만, 불임과 다낭난소증후군. 대한비만학회 2008년도 제16차 연수강좌, pp. 223–228. 2008.

이영호. 행동치료를 통한 식습관 고치기. 제11회 춘계비만학회 연수강좌, 2005.

이우재. Metabolic interaction between adipose tissue and skeletal muscle in insulin resistance. 2009년 대한비만학회 춘계학술대회 및 제 18회 연수강좌, pp. 60–64. 2009.

정찬희. 효과적인 비만치료를 위해 알아야 할 지식: 비만이 질병을 일으키는 기전. 2009 대한비만학회 춘계학술대회 및 제18회 연수강좌, pp. 21–27. 2009.

한국보건산업진흥원. 다이어트 관련 기능성평가체계 구축 최종보고서. 2003.

한지혜. Abdominal Fat CT 제대로 이해하기. 2006년 제13회 대한비만학회 연수강좌, pp. 13–19. 2006.

국내 신문자료, 보도자료

'깡마른 모델 NO!' 거식증 경계 나선 패션계…연예계는? 연합뉴스. 2017. 9. 8.

뚝딱 식사 … 비만 · 고지혈증↑. 연합뉴스. 2012. 8. 22.

만성질환자 꾸준히 늘어… 성인 3명 중 1명 이상 비만 · 고혈압. 헬스조선. 2017. 11. 7.

美 성인 '10명 중 4명' 비만… 비만율 고공행진. 다음뉴스. 2017. 10. 13.

송년회 후유증 '통풍' 올해는 무사할 수 있을까? 메디팜스투데이. 2017. 12. 11.

10명 중 9명, "난 뚱뚱해"… 외모지상주의가 낳은 비극. 아시아경제. 2017. 11. 7.

영화관 가면 찾는 팝콘 · 콜라, '설탕 폭탄'을 사셨군요. 헬스조선. 2018. 1. 4.

적정체중유지로 고혈압, 당뇨병, 예방 가능. 질병관리본부 보도자료. 2011. 11. 11.

초 · 중 · 고생 신체발달, 건강검진 등 표본분석 결과 발표. 교육부 보도자료. 2016. 2. 25.

피부노화를 부르는 '급'다이어트. 스포츠월드. 2011. 6. 22.

국내 홈페이지

국가건강정보포털홈페이지. http://health.cdc.go.kr

국가통계포탈홈페이지. http://kosis.kr

대한고혈압학회홈페이지. http://www.koreanhypertension.org

대한당뇨병학회홈페이지. http://www.diabetes.or.kr

대한비만학회홈페이지. http://www.kosso.or.kr

스타벅스홈페이지. http://www.istarbucks.co.kr

인제대학교 스트레스센터. http://www.stresscenter.co.kr

질병관리본부홈페이지. http://cdc.go.kr

한국지질 · 동맥경화학회홈페이지. http://www.lipid.or.kr

외국 서적

Byrd-Bredbenner C, Moe G, Beshgetoor D, Berning J. *Wardlaw's Perspectives in Nutrition*. McGrawHill. 2013.

Donatelle RJ, Davis LG. *Access to Health*. Allyn and Bacon. 2000.

Fryer JH. *Biological Aspects of Aging*. Columbia University Press. 1962.

Mahan LK, Escott-Stump S. *Krause's Food, Nutrition & Diet Therapy*. Saunders. 1996.

Sizer FS, Whitney EN. *Nutrition Concepts and Controversies*. Wadsworth. 1994.

Truswell AS. *ABC of Nutrition*. British Medical Journal. 1992.

외국 소책자, 리플릿 등

Center for Disease Control. Disease Prevention and Health Promotion Unit. Atlanta. 1989.

OECD. How's life? 2017: Measurable well-being. 2017.

Uniliver Health Institute Symposium Series. Weight Management. pp. 7–15. Netherland.

WHO. Obesity preventing and the global epidemic–report of a WHO consultation on obesity. 1997.

외국 논문

Ernsberger P. Obesity in hazardous to your health negative. Diabetes in Medicine, 2: 102–137. 1989.

Hurley BF, Nemeth PM, Martin WH, Hagberg JM, Dalsky GP, Holloszy JO. Muscle triglyceride utilization during exercise : effect of training. J Appl Physiol, 60(2): 562–567. 1986.

Kasama K. et al. IFSO–APC consensus statements 2011. Obes Surg, 22(5): 677–684. 2012.

Kelesidis I, Kelesidis T, Mantzoros CS. Adiponectin and cancer: a systematic review. Br J Cancer, 94(9): 1221–1225. 2006.

Lee CD, Blair SN, Jackson AS. Cardiorespiratory fitness, body composition, and all–cause and cardiovascular disease mortality in men. Am J Clin Nutr, 69(3): 373–380. 1999.

National Institutes of Health. The practical guide; Identification, evaluation, and treatment of overweight and obesity in adults. National Institutes of Health, 00–4084. 2000.

Pavlou KN, Krey S, Steffee WP. Exercise as an adjunct to weight loss and maintenance in moderately obese subjects. Am J Clin Nutr, 49(5 suppl): 1115–1123. 1989.

Riggs BL, Melton LJ. Involutional Osteoporosis. N Engl J Med, 314(26): 1676–1686. 1986.

van Aggel–Leffssen DP, Saris WH, Hul GB, van Baak MA. Short–term effects of weight loss with or without low–intensity exercise training in fat metabolism in obese men. Am J Clin Nutr, 73(3): 523–531. 2001.

Wing RR, Phelan S. Long term weight loss maintenance. Am J Clin Nutr, 82(1 suppl): 222S–225S. 2005.

Zuti WB, Golding LA. Comparing diet and exercise as weight reduction tools. Physician and Sports Medicine, 4: 49–53. 1976.

찾아보기

ㅈ

ㅊ

저자소개

김선효
공주대학교 기술가정교육과 교수

이현숙
동서대학교 식품영양학전공 교수

이경영
서울대학교 대학원 체육교육학과 운동생리학 박사
한국다이어트프로그래머협회 회장

이옥희
용인대학교 식품영양학과 교수

다이어트와 건강체중 개정판

2013년 4월 15일 초판 발행
2018년 3월 20일 개정판 발행

지은이 | 김선효 · 이현숙 · 이경영 · 이옥희
발행인 | 유제구
발행처 | 파워북
주 소 | 경기도 고양시 일산동구 호수로 358-25
동문타워2차 529호
전 화 | (02) 730-1412
F A X | (031) 908-1410
등 록 | 1997. 1. 31 제 2014-000067호
편 집 | 북스북스(hynho3196@nate.com)

정가 22,000원
ISBN 978-89-8160-332-8 (93590)